Kohlhammer

Münchner Reihe Palliative Care
Palliativmedizin – Palliativpflege – Hospizarbeit

Band 20

Schriftleitung

Prof. Dr. med. Gian Domenico Borasio (federführend)
Prof. Dr. med. Monika Führer (federführend)
Prof. Dr. med. Dr. phil. Ralf Jox (federführend)
Prof. Dr. rer. biol. hum. Maria Wasner (federführend)

Prof. Dr. med. Johanna Anneser
Dipl.-Psych. Urs Münch
Dipl.-Soz.-Päd. Dipl.-Theol. Josef Raischl
Prof. Dr. theol. Traugott Roser
Prof. Dr. rer. biol. hum. Henrikje Stanze

Eine Übersicht aller lieferbaren und im Buchhandel angekündigten Bände der Reihe finden Sie unter:

 https://shop.kohlhammer.de/muenchner-reihe-palliative-care

Die Herausgeber

Josef Raischl ist Theologe und Sozialpädagoge sowie fachlicher Leiter und Vorstand des Christophorus Hospiz Vereins e. V. München.

Gregor Sattelberger ist Gesundheits- und Krankenpfleger und Leiter des ambulanten Hospiz-/Palliative-Care-Teams des Christophorus Hospiz Vereins e. V. München.

Prof. Dr. phil. Werner Schneider ist Professor für Soziologie an der Universität Augsburg.

Josef Raischl
Gregor Sattelberger
Werner Schneider
(Hrsg.)

Zuhause sterben

Grundlagen –
Praxiserfahrungen –
Perspektiven

Verlag W. Kohlhammer

Dieses Werk einschließlich aller seiner Teile ist urheberrechtlich geschützt. Jede Verwendung außerhalb der engen Grenzen des Urheberrechts ist ohne Zustimmung des Verlags unzulässig und strafbar. Das gilt insbesondere für Vervielfältigungen, Übersetzungen und für die Einspeicherung und Verarbeitung in elektronischen Systemen.

Pharmakologische Daten verändern sich ständig. Verlag und Autoren tragen dafür Sorge, dass alle gemachten Angaben dem derzeitigen Wissensstand entsprechen. Eine Haftung hierfür kann jedoch nicht übernommen werden. Es empfiehlt sich, die Angaben anhand des Beipackzettels und der entsprechenden Fachinformationen zu überprüfen. Aufgrund der Auswahl häufig angewendeter Arzneimittel besteht kein Anspruch auf Vollständigkeit.

Die Wiedergabe von Warenbezeichnungen, Handelsnamen und sonstigen Kennzeichen berechtigt nicht zu der Annahme, dass diese frei benutzt werden dürfen. Vielmehr kann es sich auch dann um eingetragene Warenzeichen oder sonstige geschützte Kennzeichen handeln, wenn sie nicht eigens als solche gekennzeichnet sind.

Es konnten nicht alle Rechtsinhaber von Abbildungen ermittelt werden. Sollte dem Verlag gegenüber der Nachweis der Rechtsinhaberschaft geführt werden, wird das branchenübliche Honorar nachträglich gezahlt.

Dieses Werk enthält Hinweise/Links zu externen Websites Dritter, auf deren Inhalt der Verlag keinen Einfluss hat und die der Haftung der jeweiligen Seitenanbieter oder -betreiber unterliegen. Zum Zeitpunkt der Verlinkung wurden die externen Websites auf mögliche Rechtsverstöße überprüft und dabei keine Rechtsverletzung festgestellt. Ohne konkrete Hinweise auf eine solche Rechtsverletzung ist eine permanente inhaltliche Kontrolle der verlinkten Seiten nicht zumutbar. Sollten jedoch Rechtsverletzungen bekannt werden, werden die betroffenen externen Links soweit möglich unverzüglich entfernt.

1. Auflage 2025

Alle Rechte vorbehalten
© W. Kohlhammer GmbH, Stuttgart
Gesamtherstellung: W. Kohlhammer GmbH, Heßbrühlstr. 69, 70565 Stuttgart
produktsicherheit@kohlhammer.de

Print:
ISBN 978-3-17-044349-5

E-Book-Formate:
pdf: ISBN 978-3-17-044350-1
epub: ISBN 978-3-17-044351-8

Inhalt

Verzeichnis der Autoren und Autorinnen 9

Geleitwort 17
von Paul Herrlein

Zur Einführung 21
Josef Raischl, Gregor Sattelberger und Werner Schneider

A   Grundlagen

1 **Das Private als ambivalenter Ort für das Lebensende – eine soziologische Perspektive** 29
Stephanie Stadelbacher

2 **Der Wunsch zuhause zu sterben – Bedeutung und Implikationen für Forschung und Praxis aus gesundheitswissenschaftlicher Perspektive** 42
Sabine Pleschberger und Gabriele Müller-Mundt

3 **Zuhause als sozialräumliche Kategorie – konzeptionelle Überlegungen aus der Sozialen Arbeit** 55
Christian Schütte-Bäumner, Ingo Neupert, Sabine Meier und Christopher Southernwood

4 **Altern und Sterben in Migrationskontexten – Herausforderungen für eine kultursensible Hospizarbeit** 67
Ferya Banaz-Yaşar und Hacı-Halil Uslucan

B   Praxis

5 **Türen öffnen – aus der Perspektive der Sozialen Arbeit** 83
Annette Rabben-Storch und Gunda Stegen

Inhalt

6	»Den eigenen Tod sterben« – Biografie und Sterben .... *Martina Kasper*	92
7	Ehrenamtliche Sterbebegleitung – Qualität der Beziehungsarbeit in Nähe und Distanz .... *Josef Raischl und Birgit Reindl*	100
8	Letzte Gespräche – Beobachtungen zur Kommunikation am Ende des Lebens .... *Elisabeth Scheib und Michael Clausing*	111
9	Advance Care Planning – Vorausplanung von Behandlungsentscheidungen..................................... *Sabine Petri*	117
10	Meine Dinge, mein Raum – Wohnen und Privatheit erhalten *Gregor Sattelberger*	127
11	Laienpflege durch Familie und Freunde – Herausforderungen und Chancen .... *Jessica Kauffmann*	137
12	Zum Handeln befähigen – ein Krisenplan für »erwartbar Unerwartetes« .... *Gregor Sattelberger*	151
13	Befähigung von An-/Zugehörigen und Fachdiensten .... *Annette Becker-Annen und Kerstin Hummel*	162
14	Sterben zuhause – eine Orientierungshilfe .... *Josef Hell*	173
15	Spiritualität und Alltagsrituale .... *Norbert Kuhn-Flammensfeld*	185
16	Wenn der Tod zuhause anklopft… – Die »Zwischenzeit« vom Tod bis zur Bestattung bewusst gestalten .... *Cornelia Rommé*	192
17	Ethik in der Häuslichkeit: Aspekte – Bedarfe – Rahmungen .. *Birgitta Behringer*	201
18	Kooperation, Koordination und Vernetzung .... *Heike Beck und Josef Raischl*	209

| 19 | Technik und die hospizliche Haltung im ambulanten Bereich – Chancen und Grenzen | 217 |

Christiane Weck und Stefan Lorenzl

C Perspektiven

| 20 | Kompetenzentwicklung für das hospizlich-palliative Handeln im Privaten | 227 |

Anne Gruber und Erika Koch

| 21 | Von Buddies in Caring Communities – Palliative Care zuhause neu denken | 243 |

Julia Strupp, Alina Kasdorf und Raymond Voltz

| 22 | Perspektiven einer Redomestizierung des Sterbens unter technischen Bedingungen | 259 |

Arne Manzeschke

| 23 | Perspektiven für eine hospizlich-palliative Versorgungslandschaft von morgen | 273 |

Katja Goudinoudis und Josef Hell

| 24 | Zur Finanzierbarkeit des Sterbens zuhause | 281 |

Rochus Allert

D Zum Abschluss

Ausblick 295

Josef Raischl, Gregor Sattelberger und Werner Schneider

Verzeichnis der Autoren und Autorinnen

Prof. em. Dr. Rochus Allert
Professor für Betriebswirtschaftslehre
Katholische Hochschule Nordrhein-Westfalen, Fachbereich Gesundheitswesen
Wörthstr. 10, D-50668 Köln
r.allert@t-online.de

Dr. rer. nat. Ferya Banaz-Yaşar
Koordinatorin Hospizarbeit, Trauerbegleiterin (BVT), Diplom Biologin, Heilpraktikerin, Hospizarbeit
Universitätsklinikum Essen
Hufelandstr. 55, D-45147 Essen
ferya.banaz-yasar@uk-essen.de und banazyasar@gmail.com

Heike Beck
Sozialpädagogin (B. A.), Palliative-Care-Fachkraft, Leitung Hospizdienst DaSein e. V.
Hospizdienst DaSein e. V.
Karlstraße 55, D-80333 München
h.beck@hospiz-da-sein.de

Annette Becker-Annen
Palliative Care (M. Sc.), Geschäftsführerin Landesverband SAPV Bayern, Palliative-Care-Pflegefachkraft, Koordinationsfachkraft § 39a SGB V, Case Managerin im Sozial- und Gesundheitswesen (DGCC), Fachreferentin SAPV der DGP LV Bayern, Stellv. Vorstandsvorsitzende BAG-SAPV
Landesverband SAPV Bayern e. V.
Westenstraße 3, D-85111 Adelschlag
annette.becker@sapv-bayern.de und annbeck@t-online.de

Dr. med. Birgitta Behringer
Fachärztin für Allgemeinmedizin, spezielle Palliativmedizin, Medizinethik, ambulantes Ethikkomitee Bochum e. V.
Haus- und palliativmedizinische Praxis
Am Heerbusch 3, D-44894 Bochum
behringer.b@web.de

Michael Clausing
Fachreferent für Bildung beim Institut für Bildung und Begegnung des CHV
Systemischer Berater, Supervisor und Mediator (DGSF)
Effnerstr. 93, D-81925 München
michael@clausing-muenchen.de

Katja Goudinoudis
Palliative Care (MAS), Geschäftsleitung JAKOBUS Rosenheim (Hospizverein, SAPV, Netzwerk), Sprecherin der DGP-Landesvertretung Bayern
JAKOBUS Rosenheim
Innaustrasse 11, D-83026 Rosenheim
k.goudinoudis@gmail.com und katja.goudinoudis@jakobus-sapv-rosenheim.de

Anne Gruber
Dipl. Berufspäd. für Gesundheits- und Pflegewissenschaften, Gesundheits- und Krankenpflegerin, Palliative Care, freiberufliche Trainerin für Palliative Care und Gestaltpädagogik, Koordinatorin in der ambulanten Hospizarbeit
anne.gruber@posteo.de

Josef Hell
Facharzt für Anästhesie, Palliativmedizin, SAPV-Team
Christophorus Hospiz Verein e.V. München
Effnerstr. 93, D-81925 München
hell@chv.org und josef.hell@gmx.net

Paul Herrlein
Soziologe (M. A.), Geschäftsführer St. Jakobus Hospiz – ambulante Palliativversorgung, Saarbrücken, Vorsitzender der LAG Hospiz Saarland e.V. und stv. Vorsitzender des Deutschen Hospiz und PalliativVerbandes e.V. DHPV
St. Jakobus Hospiz gemeinnützige GmbH
Eisenbahnstrasse 18, D-66117 Saarbrücken
paul.herrlein@stjakobushospiz.de und paul.herrlein@web.de

Kerstin Hummel
Soziale Arbeit (B. A.), Koordinationsfachkraft § 39a SGB V, Vorstandsmitglied Christophorus Hospiz Verein e.V. München, Geschäftsführung Christophorus Hospiz Verwaltungs GmbH
Christophorus Hospiz Verein e.V. München
Effnerstraße 93, D-81925 München
hummel@chv.org

Dr. Alina Kasdorf
Rehabilitationswissenschaften (M. A.), wissenschaftliche Mitarbeiterin am Zentrum für Palliativmedizin
Universitätsklinik Köln
Kerpener Str. 62, D-50937 Köln
alina.kasdorf@uk-koeln.de

Dipl. Soz. päd. Martina Kasper
Koordinationsfachkraft § 39a SGB V, Ambulantes Hospiz- und Palliative Care-Team
Christophorus Hospiz Verein e. V. München
Effnerstr. 93, D-81925 München
kasper@chv.org

Jessica Kauffmann
Palliative Care (M. Sc.), Koordinationsfachkraft § 39a SGB V, Palliative-Care Pflegefachkraft
Leitung Ambulante Hospizbegleitung und Palliativberatung
St. Vinzenz-Hospiz Augsburg e. V.
Zirbelstr. 23, D-86154 Augsburg
jessica.kauffmann@bistum-augsburg.de

Erika Koch
Palliative Care (M. Sc.), Gesundheits- und Krankenpflegerin
Leitung Hospizakademie Annabrunn
St.-Anna-Str. 22, 84570 D-Polling
erika.koch@annahospiz.de
und
Koordinatorin Vilsbiburger Hospizverein
Kremplsetzerweg 5a, 84137 D-Vilsbiburg
erika-koch@gmx.de

Norbert Kuhn-Flammensfeld
Pastoralreferent, Supervisor, Geistlicher Begleiter, Leiter des Teams Spirituelle Bildung im Erzbischöflichen Ordinariat München, Vorsitzender im Jakobus Hospizverein e.V. für Stadt und Landkreis Rosenheim
Max-Josefs-Platz 12a, 83022 Rosenheim
nkuhn@eomuc.de

Prof. Dr. med. Stefan Lorenzl
Univ.-Prof. für Palliative Care (Univ. Salzburg), Dipl. Pall. Med. (Univ. Cardiff), Chefarzt Neurologie und Palliativmedizin, Krankenhaus Agatharied, Co-Leitung, Institut für Palliative Care, PMU Salzburg
Krankenhaus Agatharied
Norbert-Kerkel-Platz, D-83734 Hausham
stefan.lorenzl@khagatharied.de
und
PMU Salzburg
Strubergasse 21, A-5020 Salzburg
stefan.lorenzl@pmu.ac.at

Prof. Dr. theol. habil. Arne Manzeschke
Professor für Ethik und Anthropologie, Leiter des Instituts für Pflegeforschung, Gerontologie und Ethik (IPGE), Leiter der Fachstelle für Ethik und Anthropologie im Gesundheitswesen der Ev.-Luth. Kirche in Bayern an der Evangelischen Hochschule Nürnberg
Evangelische Hochschule Nürnberg
Bärenschanzstr. 4, D-90429 Nürnberg
arne.manzeschke@evhn.de

Prof. Dr. Sabine Meier
Soziologin, Professorin für Soziale Arbeit und Teilhabe mit dem Schwerpunkt Sozialraum und soziale Teilhabe an der Hochschule RheinMain, Fachbereich Sozialwesen
Hochschule RheinMain
Bleichstraße 3, D-65183 Wiesbaden
sabine.meier@hs-rm.de

Dr. PH Gabriele Müller-Mundt
Soziologin (M. A.), bis Ende 2024 wissenschaftliche Mitarbeiterin, ab 2025 assoziiertes Mitglied des Instituts für Allgemeinmedizin und Palliativmedizin der Medizinischen Hochschule Hannover (MHH)
Medizinischen Hochschule Hannover
Carl-Neuberg-Straße 1, D-30625 Hannover
mueller-mundt.gabriele@mh-hannover.de

Prof. Dr. rer. medic. Ingo Neupert
Dipl. Sozialpädagoge, Professor für Theorien und Methoden Gesundheitsbezogener Sozialer Arbeit an der Hochschule RheinMain, Fachbereich Sozialwesen
Hochschule RheinMain
Bleichstr. 3, D-65183 Wiesbaden
ingo.neupert@hs-rm.de

Dr. rer. biol. hum Sabine Petri
Palliative Care (MAS), Juristin, Fachreferentin Ethikberatung Caritasverband München (bis 2024)
Caritasverband München
Hirtenstr. 4, D-80335 München
ms.petri@web.de

Univ.-Prof. Dr. Sabine Pleschberger, MPH
Stiftungsprofessur Pflegewissenschaft, Zentrum für Public Health
Medizinische Universität Wien
Kinderspitalgasse 15/1/144, A-1090 Wien
sabine.pleschberger@meduniwien.ac.at

Annette Rabben-Storch
Dipl. Soz. päd. (FH), Koordinationsfachkraft § 39a SGB V, Ambulantes Hospiz- und Palliative-Care-Team, Christophorus Hospiz Verein e. V. München (bis 2023)
Veit-Pogner-Str. 37, D-81927 München
rabben-storch@gmx.de

Josef Raischl
Dipl. Theol., Dipl. Soz.päd., Autor, Referent
Fachliche Leitung und Vorstandsmitglied Christophorus Hospiz Verein e. V. München (bis 2024)
Egerer Str. 17a, D-85221 Dachau
josef.raischl@t-online.de

Birgit Reindl
Dipl. Soz. päd., Systemische Therapeutin (SG), Koordinationsfachkraft § 39a SGB V
Ambulantes Hospiz- und Palliative Care-Team
Christophorus Hospiz Verein e. V. München
Effnerstraße 93, D-81925 München
reindl@chv.org

Cornelia Rommé
Dipl. Theol., Koordinationsfachkraft § 39a SGB V, Ambulantes Hospiz- und Palliative Care-Team, Trauerbegleiterin
Christophorus Hospiz Verein e. V. München
Effnerstr. 93, D-81925 München
romme@chv.org

Gregor Sattelberger
Gesundheits- und Krankenpfleger, Palliativfachkraft, Dipl. Pflegewirt (FH), Palliative Care (MAS), Leitung Ambulantes Hospiz- und Palliative-Care-Team
Christophorus Hospiz Verein e. V. München
Effnerstr. 93, D-81925 München
sattelberger@chv.org

Elisabeth Scheib
Gesundheits- und Krankenpflegerin, Palliativfachkraft im stationären Christophorus Hospiz München, Kursleitung DGP, Bildungsreferentin im Christophorus Hospiz Institut für Bildung und Begegnung
Christophorus Hospiz München
Effnerstr. 93, D-81925 München
und
Christophorus Hospiz Institut für Bildung und Begegnung
Effnerstr. 93, D-81925 München
scheib@chv.org

Prof. Dr. phil. Werner Schneider
Dipl. Soziologe, Professor für Soziologie, Philosophisch-Sozialwissenschaftliche Fakultät
Universität Augsburg
Universitätsstr. 10, D-86159 Augsburg
werner.schneider@phil.uni-augsburg.de

Prof. Dr. phil. Christian Schütte-Bäumner
Dipl. Pädagoge, Dipl. Sozialpädagoge, Professor für Theorien und Methoden Sozialer Arbeit mit der Fokussierung auf gesundheitsbezogene, klinische Aspekte der Sozialen Arbeit, Fachbereich Sozialwesen
Hochschule RheinMain
Bleichstraße 3, D-65183 Wiesbaden
christian.schuette-baeumner@hs-rm.de

Christopher Southernwood
Studentische Hilfskraft, Fachbereich Sozialwesen
Hochschule RheinMain
Bleichstraße 3, D-65183 Wiesbaden
christopher.southernwood@hs-rm.de

Dr. phil. Stephanie Stadelbacher
Soziologin (M. A.), wissenschaftliche Mitarbeiterin an der Professur für Soziologie
Universität Augsburg
Universitätsstraße 10, D-86159 Augsburg
stephanie.stadelbacher@phil.uni-augsburg.de

Gunda Stegen
Erziehungswissenschaften (M. A.), Fachbereich kultursensible Begleitung, Bildung und Vernetzung
Christophorus Hospiz Verein München e. V.
Effnerstr. 93, D-81925 München
stegen@chv.org

Priv.-Doz. Dr. Dr. Julia Strupp
Bereichsleitung Versorgungsforschung & Palliative Care am Zentrum für Palliativmedizin
Universitätsklinik Köln
Kerpener Str. 62, D-50937 Köln
julia.strupp@uk-koeln.de

Prof. Dr. Haci Halil Uslucan
Dipl. Psychologe, M. A., Professor für Moderne Türkeistudien und Integrationsforschung an der Universität Duisburg-Essen, wissenschaftlicher Leiter des Zentrums für Türkeistudien und Integrationsforschung, Fakultät für Geisteswissenschaften
Universität Duisburg-Essen
Universitätsstraße 12, D-45141 Essen
haci-halil.uslucan@uni-due.de
www.uslucan.de

Prof. Dr. med. Raymond Voltz
Dipl. Pall. Med. (Cardiff), Direktor des Zentrums für Palliativmedizin
Universitätsklinik Köln
Kerpener Str. 62, D-50937 Köln
raymond.voltz@uk-koeln.de

Dr. med. univ. Christiane Weck
Oberärztin Palliativmedizin, Fachärztin für Neurologie
Krankenhaus Agatharied
Norbert Kerkel Platz, 83734 D-Hausham
christiane.weck@khagatharied.de
und
Wissenschaftliche Mitarbeiterin
Institut für Palliative Care, Paracelsus Medizinische Privatuniversität
Strubergasse 21, A-5020 Salzburg
christiane.weck@pmu.ac.at

Geleitwort

von Paul Herrlein

Zur Hospizbewegung als soziale Bewegung gehören diejenigen Menschen und Organisationen, die sich der Hospizidee in besonderem Maße verbunden und verpflichtet fühlen. Die Hospizidee wiederum baut auf Grundsätzen auf, zu denen insbesondere das Sterben zuhause als zentrale Zielperspektive der Hospizarbeit und Palliativversorgung gehört. Diese Zielperspektive reiht sich beispielsweise ein in die Leitsätze des Deutschen Hospiz- und Palliativverbandes (DHPV): Es geht in der Hospizarbeit und der Palliativversorgung immer um die Bedürfnisse und Rechte schwerstkranker und sterbender Menschen, einschließlich ihrer Zugehörigen. Sterben wird als Teil des Lebens begriffen, als Leben vor dem Tod. Im Zentrum stehen hierbei die Würde des Menschen am Lebensende sowie die Erhaltung der Autonomie und der bestmöglichen Lebensqualität, und zwar in körperlicher, sozialer, emotionaler und spiritueller Hinsicht. Die Hospizidee folgt einem lebensbejahenden Leitgedanken, der die Beihilfe zur Selbsttötung und Tötung auf Verlangen ausschließt. Einer ihrer Grundsätze ist, dass zur Hospizarbeit und Palliativversorgung der Dienst Ehrenamtlicher gehört, die wiederum als wesentlicher Teil der für Hospizarbeit und Palliativversorgung notwendigen und typischen multidisziplinären Teams verstanden werden. Sterbebegleitung, zu der auch die erforderliche Trauerbegleitung gehört, ist somit nie nur eine rein professionalisierte Aufgabe, sondern stellt eine gesamtgesellschaftliche Aufgabe dar, die jeden und jede angeht und bei der sich jeder und jede bürgerschaftlich engagieren kann.

Das Sterben zuhause ist nach diesem Grundverständnis das zentrale Leitprinzip für die Strukturierung von Hospizarbeit und Palliativversorgung. Es geht um das Sterben in der eigenen Wohnung oder dem eigenen Haus oder wenigstens um das Sterben in der gewohnten Umgebung, wenn es z. B. um Menschen geht, die in Pflegeheimen oder Einrichtungen der Eingliederungshilfe leben. Wenn jedoch eine palliative Versorgung zuhause nicht oder nur begrenzt möglich ist, sollen voll- und teilstationäre Einrichtungen in Form von Hospizen und Palliativstationen zur Verfügung stehen. Dabei ist der Anspruch an diese Versorgungsformen, dass sie für die Schwerstkranken und Sterbenden eine vertraute und vertrauensvolle Umgebung schaffen, die z. B. auch durch Raumkonzepte, die sich an häuslichen Wohnformen orientieren, gewährleistet werden soll. Alle Einrichtungen der Hospiz- und Palliativversorgung in ihren vielfältigen Gestaltungsformen sind damit wichtige Bausteine im bestehenden Gesundheits- und Sozialsystem. Sie tragen wesentlich zur kontinuierlichen Versorgung schwerkranker Menschen bei und bedürfen von daher der erforderlichen Absicherung im sozialen Leistungsrecht.

Bekräftigt wird dieser Anspruch durch Ergebnisse von Umfragen[1], die besagen, dass die meisten Menschen ihre letzte Lebenszeit zuhause verbringen und auch zuhause sterben wollen. In diesem Wunsch enthalten ist, dass das eigene Haus, die eigene Wohnung oder wenigstens die eigenen vier Wände üblicherweise den Lebensmittelpunkt bilden – mithin also ein Ort des Rückzugs und der Selbstbestimmung, der besonderen Schutz genießt. Im Hinblick auf das Grundrecht auf Freizügigkeit kann grundsätzlich jeder frei wählen, wo er zuhause ist, und zwar bis zu seinem Lebensende. Daher ist das Ideal von ›zuhause sterben‹ untrennbar mit der Autonomie und Selbstbestimmung schwerkranker und sterbender Menschen verbunden. Es ist ein Grundrecht, an dem sich nicht nur die Hospizbewegung, sondern auch die Gesamtgesellschaft und mit ihr das Gesundheits- und Sozialsystem auszurichten haben.

Die Wirklichkeit sieht jedoch anders aus. Die meisten Menschen sterben in Institutionen, insbesondere in Krankenhäusern und Pflegeheimen, nur ca. 20% sterben in der eigenen Wohnung.[2] Der für Sozialleistungen wichtige Grundsatz »ambulant vor stationär« wird in der Organisation des Gesundheits- und Sozialsystems und vor allem beim Leistungsrecht nur allzu häufig nicht oder zu wenig beachtet. So werden z.B. in Deutschland die meisten pflegebedürftigen Menschen noch immer zuhause von Angehörigen gepflegt, die jedoch in den vielfältigen gesetzgeberischen Maßnahmen kaum beachtet werden. Zudem wird Hospizarbeit in der öffentlichen Wahrnehmung vor allem in stationären Hospizen erbracht; ambulante Hospizdienste sind oftmals nicht bekannt. Selbst die Teams der spezialisierten ambulanten Palliativversorgung (SAPV), die explizit den Auftrag haben, den Rechtsanspruch auf Freizügigkeit am Lebensende und damit die Versorgung zuhause selbst bei hohem Leidensdruck zu gewährleisten, sind immer noch zu wenig bekannt.

Es ist daher sehr zu begrüßen, dass mit diesem wichtigen und umfassenden Sammelband die zentrale Zielperspektive von Hospizarbeit und Palliativversorgung in den Blick genommen wird. Gerade vor den aktuellen gesellschaftlichen und sozialpolitischen Herausforderungen – Fachkräftemangel, demografische Entwicklung, Kostensteigerungen und fehlende Einnahmen – ist diese mehr als notwendig, um das Kernanliegen der Hospizbewegung nicht aus den Augen zu verlieren und Orientierung zu geben für die Ausgestaltung des Gesundheits- und Sozialsystems. Darüber hinaus leistet dieser Sammelband einen wertvollen Beitrag zur Vorstellung von Konzepten für die Weiterentwicklung der Hospizarbeit und Palliativversorgung, die dem ›Zuhause sterben‹ Rechnung tragen und Impulse für die so dringend notwendige Stärkung setzen. Denn in der Hospizbewegung wie in der Gesellschaft

---

1 Vgl. DHPV: www.dhpv.de/files/public/Presse/2022_BevBefragung_2022_Ergebnisse_lang. pdf (zuletzt abgerufen am 09.12.2024)
2 Vgl. Statistisches Bundesamt: www.destatis.de/DE/Themen/Gesellschaft-Umwelt/Bevoelke rung/Sterbefaelle-Lebenserwartung/Publikationen/Downloads-Sterbefaelle/statistischer-be richt-sterbefaelle-tage-wochen-monate- https://www.destatis.de/DE/Themen/Gesellschaft-Umwelt/Bevoelkerung/Sterbefaelle-Lebenserwartung/Publikationen/Downloads-Sterbefael le/statistischer-bericht-sterbefaelle-tage-wochen-monate-aktuell-5126109.html (zuletzt abgerufen am 16.02.2024), und George W. (2023). Der Einfluss des Anthropozäns auf das Sterben in Deutschland 2045. In W. George & K. Weber (Hrsg.), *Wie werden wir in Zukunft sterben?* (S. 217–248). Psychosozial-Verlag, hier S. 232.

muss immer wieder daran erinnert werden, dass zum Selbstbestimmungsrecht das Grundrecht auf Freizügigkeit bis ans Lebensende, und damit das Recht auf Sterben zuhause gehört.

Paul Herrlein
Stellvertretender Vorsitzender Deutscher Hospiz- und PalliativVerband e. V.

Zur Einführung

Josef Raischl, Gregor Sattelberger und Werner Schneider

Von Anfang an hat sich die bundesdeutsche Hospizbewegung auf eine Hospizversorgung »ohne Mauern« konzentriert und damit eher eine Struktur des Hingehens als eine Komm-Struktur verfolgt. Obwohl klar war, dass es bei verschiedenen Versorgungssituationen am Lebensende auch stationärer Versorgung bedarf, wollte man Schwerstkranke mit ihrer komplexen Symptomatik am Lebensende nicht allein der schwierigen, weil auf Heilung ausgerichteten klinischen Versorgung überlassen, sondern ihnen – so lange wie realisierbar – ein Verbleiben in der eigenen Häuslichkeit, in den eigenen »vier Wänden« ermöglichen. Eine solche Unterstützung und Hilfe im privaten Wohnraum auf den Weg zu bringen, war seit 1985 auch das Ziel des Christophorus Hospiz Vereins e. V. in München. Dabei ging es um die Beachtung der individuellen Wünsche und Bedürfnisse der Betroffenen, und damit um ein würdiges, möglichst selbstbestimmtes Leben bis zum letzten Augenblick.

Was erreicht wurde

Blickt man in die aktuelle Versorgungslandschaft, so sind hier nach wie vor insbesondere die ambulanten Hospizvereine zu nennen, die sich seit Mitte der 1980er-Jahre gegründet haben und eine qualifizierte ehren- und hauptamtliche Sterbebegleitung anbieten. Inzwischen ist eine Generation von Hospizpionier:innen »ins Land gegangen« und hat vieles entwickelt und aufgebaut. Aus ersten Erfahrungen mit mobilen, beratenden »Hospizschwestern« und Sozialarbeiter:innen entstanden im Verbund mit dem großen Engagement ehrenamtlicher, gut geschulter und begleiteter Hospizhelfer:innen bundesweit insgesamt etwa 1.500 ambulante Hospiz- und Palliativdienste, deren Leistungen von Verein zu Verein und in den verschiedenen Bundesländern variieren.[3]

Entscheidend für diese Entwicklung waren nicht zuletzt auch sozialpolitische Neuerungen. So trug z. B. die Einführung der Pflegeversicherung 1995 zu einem enormen Wachstum in der ambulanten Pflege bei. Seit 2001 hat sich die Zahl der ambulanten Pflegedienste bis 2021 um 134 % erhöht. Die Zahl der Pflegebedürftigen, die so zuhause versorgt werden konnten, ist im selben Zeitraum um 141 %

---

3 https://www.dhpv.de/zahlen_daten_fakten.html (zuletzt abgerufen am 06.03.2024).

gestiegen. Konkret können heute fünf von sechs Pflegebedürftigen zuhause versorgt werden, dabei etwa 1,05 Millionen durch bzw. mit einem ambulanten Pflegedienst. 2,55 Millionen Menschen erhalten Pflegegeld und werden überwiegend durch Angehörige versorgt, was die anhaltende Bedeutung der Angehörigenpflege deutlich macht.[4] Der Ausbau der ambulanten Versorgungsmöglichkeiten war eine Grundlage für die Verbreitung der ambulanten Hospizarbeit, die mitunter als existenziell relevantes oder auch als flankierendes Angebot immer mehr Nachfrage erfuhr. Dabei leisten je nach Ausstattung mit hauptamtlichen Mitarbeitenden einige Hospizdienste umfangreiche Beratungsarbeit, die jedoch – abhängig von den Umsetzungen des § 39a Abs. 2 SGB V auf Länderebene – nicht losgelöst von der ehrenamtlichen Arbeit finanziert wird. Je nach Angebot sind diese Dienste der allgemeinen und auch der spezialisierten Palliativversorgung (s. u.) zuzuschreiben.

In der ambulanten Versorgung sind ebenfalls qualitative Weiterentwicklungen zu verzeichnen, die ein gewünschtes Versterben in den »eigenen vier Wänden« zunehmend besser möglich machen. So bilden sich immer mehr Hausärzt:innen im Bereich der Palliativmedizin weiter.[5] 2017 wurde zudem die besonders qualifizierte, koordinierte palliativmedizinische Versorgung (BQKPMV) nach § 87 Abs. 1b Sozialgesetzbuch (SGB) V eingeführt. Sie soll als Zwischenstufe zwischen der allgemeinen und der spezialisierten ambulanten Palliativversorgung (AAPV/SAPV) dienen. Dieses Angebot ist noch wenig bekannt und wird daher vergleichsweise selten angeboten bzw. von den Patient:innen genutzt.[6]

Schließlich hat die Palliativversorgung gerade durch die 2007 im SGB V geschaffene spezialisierte ambulante Palliativversorgung (SAPV) an Fahrt aufgenommen. Innerhalb von nur 15 Jahren wurde für Schwerstkranke bundesweit ein wichtiges Versorgungsinstrument im ambulanten Sektor aufgebaut. Aktuell gibt es etwas mehr als 400 Teams in Deutschland.[7] Die SAPV fokussiert sich jedoch nur auf Menschen in der letzten Lebens-/Krankheitsphase, die eine sehr ausgeprägte Symptomlast haben, mit der ein komplexes Versorgungsproblem einhergeht. Daher bildet die Versorgung im Rahmen der allgemeinen ambulanten Palliativversorgung (AAPV) nach wie vor eine zentrale Säule der Versorgungslandschaft.

Neben dem Ausbau im ambulanten Bereich bieten auch Palliativstationen und palliativmedizinische Dienste in Krankenhäusern sowie stationäre Hospize eine Verbesserung der Versorgung. Diese Angebote sind zwar dem stationären Sektor anzurechnen, leisten aber gerade in Phasen hoher Symptomlast oder Überforderung des ambulanten Systems wichtige Unterstützung. Sie sind als »Plan B« oft allein dadurch eine stabilisierende Säule, dass sie eine Entlastung in Aussicht stellen können, auch wenn das Angebot schließlich nicht genutzt werden muss.

Insgesamt kann festgehalten werden, dass – nicht zuletzt durch die fördernden Rahmenbedingungen – die Hospizbewegung als ein erfolgreiches Beispiel bürger-

---

4 https://www.destatis.de/DE/Presse/Pressemitteilungen/2023/05/PD23_N029_23.html (zuletzt abgerufen am 06.03.2024).
5 Bis 2021 haben 14.620 Mediziner:innen die Zusatzausbildung Palliativmedizin absolviert https://www.dhpv.de/zahlen_daten_fakten.html (zuletzt abgerufen am 06.03.2024).
6 https://www.aerzteblatt.de/archiv/226338/Neue-Form-der-ambulanten-Palliativversorgung (zuletzt abgerufen am 06.03.2024).
7 https://www.dhpv.de/zahlen_daten_fakten.html (zuletzt abgerufen am 06.03.2024).

schaftlichen Engagements gelten kann. Der positive Effekt der ehrenamtlichen Arbeit ist gesellschaftlich weitestgehend anerkannt. Die Palliativversorgung hat an Qualität und Quantität zugenommen. Gesetzliche und berufspolitische Entscheidungen haben Konzepte zur Planung und institutionell-organisatorischen Ausgestaltung der Versorgung in der letzten Lebensphase gefördert. Kommunen und Regionen beschäftigen sich zunehmend mit dem Thema der »Sorgenden Gemeinschaft«. Trotz dieser Entwicklungen und Bemühungen von Seiten der Zivilgesellschaft und des Staates, eine Pflege und Versorgung bis zum Tod im häuslichen Umfeld zu ermöglichen, sterben noch immer die meisten Menschen im Krankenhaus – Menschen in der Stadt häufiger als auf dem Land. Nicht nur solche erkennbaren regionalen Schwankungen weisen darauf hin, dass es weiterer verschiedener Anstrengungen und Kräfte bedarf, um beim Sterben ein gewünschtes Verbleiben zuhause als berechtigten Wunsch oder gar Erwartung für jede:n möglichst umzusetzen.[8]

Welche Ziele verfolgt werden

Um ein Sterben zuhause für jede:n, der oder die dies wünscht, zu ermöglichen, müssen die Angebote weiter ausgebaut und die hospizlich-palliativen Kompetenzen der beteiligten Versorger:innen nachhaltig gestärkt werden. Mit dem Ausbau der ambulanten Versorgung gehen auch – aus Sicht der darin Engagierten und davon Betroffenen – sekundäre Effekte einher wie bspw. Kosteneinsparungen. Denn wenn heute von häuslicher Versorgung die Rede ist, kommt nicht nur Gesundheitsökonom:innen der Verdacht, es könnte sich auch und vor allem um Sparmaßnahmen handeln. Doch auch wenn es beim Ausbau ambulanter Strukturen ein wichtiges Element war, mit dem möglichen Abbau stationärer Betten zu argumentieren, ging es nicht nur bzw. nicht in erster Linie um Kosteneinsparungen, sondern immer auch und vor allem um Selbstbestimmung und Würde bis zum Lebensende. Dies war und ist das zentrale Ziel der ambulanten Versorgungsarbeit: dass Menschen dort sterben können, wo sie zuhause sind und ihr eigenes Leben bis zum Ende leben wollen.

Neben dem naheliegend erscheinenden Ruf nach einem weiteren Ausbau von Strukturen, Angeboten und Kompetenzen gilt es für das Erreichen dieses Ziels auch zu fragen, wie die Versorgung am Lebensende – im ambulanten und im stationären Bereich, im allgemeinen und spezialisierten Kontext – künftig gestaltet werden soll und welche Innovationen und Anpassungen es ggf. aufgrund des gesellschaftlichen Wandels braucht.

---

8 https://www.transmit.de/images/zentren/exposes/leitfaden_fuer_kommunen.pdf (zuletzt abgerufen am 06.03.2024).

Was der vorliegende Band umfasst

An diese Fragen knüpft der vorliegende Band an, der die Sorge für Schwerstkranke und Sterbende in den »eigenen vier Wänden« aus verschiedenen Professionen und Praxisperspektiven heraus umfassend beleuchten, relevante Aspekte reflektieren sowie künftige Entwicklungen ausloten soll.[9] Untergliedert in drei Teile, geht es nach Geleitwort und Einführung in Teil A um *Grundlagen* im Sinne wissenschaftlicher Fundierungen und Sichtweisen auf das Sterben zuhause. Der thematische Bogen spannt sich hier von der soziologischen Sicht auf das Private als Sterbensraum und seine verschiedenen Dimensionen über die gesundheitswissenschaftliche Perspektive auf die Frage, was hinter dem Wunsch »zuhause sterben« steht, und die Konsequenzen und Möglichkeiten des Zuhause-Seins für die Soziale Arbeit, bis hin zur kulturwissenschaftlichen Reflexion über die grundsätzliche Offenheit von Versorgungsstrukturen und deren Anpassungsbedarf.

Im umfänglichen, explizit praxisbezogenen und erfahrungsbasierten Teil B werden Beiträge gesammelt, die aus der Praxis für die *Praxis* geschrieben sind und aus unterschiedlichen Zusammenhängen und Hintergründen stammen. Dieser Teil umfasst die gesamte Phase der Begleitung und Versorgung am Lebensende: vom Kennenlernen zu Beginn bis zur Gestaltung der Phase nach dem Eintritt des Todes. Dabei werden verschiedene thematische Schwerpunkte adressiert: Ein Fokus ist das Zuhause als Wohnraum. Was kennzeichnet das Zuhause als Ort der Begleitung und Versorgung für die Praktiker:innen? Welche Herausforderungen und Möglichkeiten ergeben sich in den »eigenen vier Wänden«? Was gilt es zu beachten? Ein weiterer Fokus liegt auf den ideellen und praktischen Aspekten des Gestaltens einer patientenorientierten Praxis vor Ort. Zu nennen sind hier die Bedeutung von Biografiearbeit und Spiritualität sowie die Rolle von Kommunikation. Ein weiterer Schwerpunkt ist die personelle, organisatorische und strukturelle Dimension des Sterbens zuhause. Welche Herausforderungen und Möglichkeiten ergeben sich mit der Versorgung durch nahestehende Personen wie Familie und Freund:innen? Welche Merkmale hat die ehrenamtliche Begleitung und wie kann sie im ambulanten Bereich erfolgreich gestaltet und organisiert werden? Welche Rolle spielen multiprofessionelle Netzwerke? Ein vierter thematischer Komplex umfasst schließlich die Frage, wie die professionelle, ehrenamtliche und private Versorgung und Begleitung nachhaltig unterstützt werden können. Welche praktischen, formalen und technischen Hilfen und Hilfsmittel gibt es? Die Beiträge reichen von der Kompetenzvermittlung und Befähigung beteiligter Akteur:innen über die Bedeutung ethischer Fallgespräche zur Problembearbeitung und den Einsatz technischer Kommunikationsmöglichkeiten zur Überbrückung von personellen Versorgungsengpässen bis hin zur Versorgungsplanung mit Advance Care Planning und zur Vorsorge durch Krisenpläne. Den Abschluss bildet ein Beitrag zur Ausgestaltung der

---

9 Der vorliegende Band beschränkt sich ausschließlich auf den Erwachsenenbereich. Die Kinderhospizarbeit und palliative Pädiatrie verdienen eine eigene Behandlung, insbesondere da Kinder noch weit mehr als Erwachsene auf das Zuhause angewiesen sind.

Zeit nach dem Sterben als Abschieds- und Übergangsphase für die beteiligten An- und Zugehörigen.

Am Ende des Bandes, in Teil C, sind ausgewählte *Perspektiven* zu möglichen Aspekten und Pfaden für zukünftige Entwicklungen versammelt. Dabei wird zum einen die kompetenzorientierte Weiterentwicklung bestehender Curricula zur Aus- und Fortbildung in palliativer Versorgung und hospizlicher Begleitung erörtert. Zum anderen werden auch Innovationen in den sozio-strukturellen Merkmalen der institutionellen Versorgungslandschaft diskutiert, von über- und interorganisationalen Vernetzungen – auch über bekannte Denk- und Praxisstrukturen hinaus – bis hin zu neuen Versorgungsmodellen am Beispiel von Caring Communities und sozialen Begleiter:innen in der letzten Lebensphase. Darüber hinaus wird beleuchtet, welche Rolle der vermutlich weiter ansteigende und sich diversifizierende Technikeinsatz im ambulanten Bereich spielen wird und welche Folgen, inkl. Möglichkeiten und Grenzen, er für das Sterben zuhause haben kann. Schließlich geht es um die Finanzierbarkeit des Sterbens zuhause, die bei der Zielsetzung, das »gute« Sterben zuhause voranzubringen, ein wichtiger (Argumentations-)Baustein ist.

Verbunden mit der Hoffnung, für die Leser:innen eine interessante Lektüre mit gewinnbringenden Eindrücken und Anregungen zu bieten, möchten wir uns als Herausgeber bei allen Autor:innen aus Wissenschaft und Praxis für ihre – aus unserer Sicht – durchweg gelungenen Beiträge sowie die konstruktive Zusammenarbeit bei der Erstellung des vorliegenden Bandes bedanken. Auch bedanken wir uns für die Unterstützung bei der formalen, sprachlichen und inhaltlichen Finalisierung der Texte bei Sabine Baranowski, die durch ihr gewissenhaftes Korrekturlesen eine große Hilfe war, ebenso wie bei Stephanie Stadelbacher, die als Senior Researcherin mit dem Schwerpunkt Lebensende mit ihrer inhaltlichen Durchsicht der Beiträge für das Gesamtarrangement des Bandes wertvolle Unterstützung geleistet hat. Schließlich geht ein herzlicher Dank an die Schriftleitung der »Münchner Reihe Palliative Care«, die sich für das Vorhaben eingesetzt hat und ohne deren Unterstützung der Band nicht zustande gekommen wäre. Ebenso sei – last but not least – ein herzlicher Dank an Anita Brutler vom Kohlhammer Verlag gerichtet, die als Leiterin Projektmanagement Medizin den Sammelband von Anfang an wohlwollend, geduldig und stets mit offenen Ohren für alle Fragen und Probleme begleitet hat.

A Grundlagen

1 Das Private als ambivalenter Ort für das Lebensende – eine soziologische Perspektive

Stephanie Stadelbacher

1.1 Einleitung

Die Mehrheit der Menschen möchte zuhause sterben (DHPV, 2022). Das Zuhause steht dabei als metaphorischer Sammelbegriff für verschiedene Erfahrungen, Zuschreibungen und Erwartungen, die mit dem Zuhausesein verbunden werden. Der Wunsch, zuhause zu sterben, ist dabei in erster Linie als Vorbehalt gegen ein Sterben in öffentlichen Einrichtungen (Krankenhaus, Heim, Hospiz) zu verstehen, zugleich aber auch als Positivvorstellung eines emotional und sozial begleiteten Sterbens in vertrauter Umgebung, umgeben von nahen An- und Zugehörigen. Das Zuhause wird hier als Ort der Vertrautheit, Sicherheit, Verlässlichkeit und Selbstbestimmung referenziert – Aspekte, die gerade beim Sterben wichtig erscheinen. Hintergrund dieser Vorstellungen ist die Kritik am Sterben im Krankenhaus als unpersönliche Erfahrung, was insbesondere von der Hospiz- und Palliativbewegung problematisiert wurde. Der Gegenentwurf war das Leitbild eines subjektorientierten, bedarfs- und bedürfniszentrierten Sterbens, bei dem die Ansprüche des oder der Einzelnen[10] auf ein selbstbestimmtes, individuelles Ende des eigenen Lebens auch beim institutionellen Sterben-Machen[11] geltend gemacht werden sollen. In diesem Sinne rekurriert das Leitbild in symbolischer, sozialer und räumlicher Hinsicht auf das Private: (1) Der oder die Sterbende wird *als Person* adressiert, d. h. nicht nur in seiner oder ihrer Rolle als Patient:in oder Sterbende:r, sondern als Individuum, als leiblich-körperliches und psycho-soziales Wesen. (2) Zudem ist das Ziel die Integration des Sterbens in das Leben des oder der Betroffenen, was das Kontinuieren seiner oder ihrer *lebensweltlichen Bezüge*, in erster Linie der privatheitlichen, d. h. der Relevanzen, sozialen Beziehungen und Normalitäten von Handlungsvollzügen, Tagesabläufen, Gewohnheiten etc., erforderlich macht. (3) Und schließlich soll das Sterben dort stattfinden, wo der oder die Sterbende *zuhause* ist, in seinen oder ihren »eigenen vier Wänden«: »kein Platz sonst auf der Welt eignet sich so gut zum Sterben wie der, an dem man gelebt hat« (Kübler-Ross, zit. nach Student, 1999, S. 37). Hier wird dem oder der Sterbenden eine authentische, legitime und unhinterfragte Definitions-

---

10 An dieser Stelle möchte ich als Verfasserin darauf hinweisen, dass ich das »Gendering« sowohl aus sprachlichen als auch gesellschaftskulturellen (i. e. ideologiekritischen) Gründen ablehne und es nur auf Geheiß des Verlags anwende. Etwaige Erschwernisse der Lesbarkeit bitte ich zu entschuldigen.

11 Sterben-Machen wird in dem hier verfolgten Zusammenhang definiert als Prozess der Herstellung, Organisation und Gestaltung des Sterbens zuhause im Rahmen institutionalisierter Begleitung und Versorgung Sterbender (Schneider, 2014, S. 57 ff., 75 ff.)

und Gestaltungsmacht zuerkannt. In diesem Sinne erscheint das Zuhause als passender Ort für das »gute«, selbstbestimmte und persönliche Sterben. *Privatheit* wird damit zum »*Erfahrungsmotiv* der Sterbenden (und ihrer Angehörigen) sowie zum *Handlungsmotiv* der Sterbearbeiter«[12] (Stadelbacher, 2020, S. 412). Was das so skizzierte Leitbild praktisch bedeutet und wie es im Einzelnen in Handeln und Erfahrung übersetzt werden kann, ist damit noch nicht gesagt. Vielmehr muss für den Fall vor Ort unter den Beteiligten jeweils neu kommuniziert und ausgehandelt werden, was unter »Privatheit« und »zuhause sterben« verstanden und erwartet wird.

Mit Bezug auf die Frage, was »zuhause sterben« genau bedeutet, lässt sich auf der Grundlage ausgewählter empirischer Untersuchungen zum Sterben-Machen zuhause[13] allgemein festhalten, dass in der konkreten Praxis damit in erster Linie ein *Zuhausesein am Lebensende* verbunden wird, das an der bisherigen Normalität des Alltags anknüpft. Man will (wieder) selbst bestimmen können, wo man sich aufhält, wer einen umgibt, wie der Tag gestaltet wird sowie was man macht oder nicht macht.

> »Und das macht viele Leute auch sehr traurig, weil sie [im Krankenhaus; S. S.] so entmündigt sind, das ist einfach so. Sie müssen fast alles abgeben. Und zu Hause, sie haben ihre eigene Bettwäsche, ihre eigene Tasse, und wenn es bloß ein Glas ist oder das ist mein Köfferle, das ist mein, das ist meine Socke und ich weiß genau, wo die sind. […] Ja, und sie dürfen auch bestimmen, wer kommt und wer bleibt da. Und das ist, glaube ich, eines der größten Schätze, die sie haben.« (SAPV-Pflegekraft)

Obwohl damit auf den ersten Blick bereits umrissen scheint, was das Sterben zuhause ausmacht, bleibt doch unklar, was konkret mit dem Zuhause, mit dem Privaten, verbunden wird, welche Bedeutungen, Erfahrungen und Erwartungen damit für die Beteiligten – die Sterbenden, ihre An-/Zugehörigen, aber auch die Sterbearbeiter:innen – einhergehen. Um dem auf die Spur zu kommen, soll in einem ersten Schritt das Private aus einer soziologischen Perspektive konzeptionell genauer gefasst werden, um dann in einem zweiten Schritt anhand empirischer Befunde das Herstellen von Sterben (im Sinne des Sterben-Machens) als Privatheitserfahrung analytisch aufzuzeigen.

1.2 Das Private aus soziologischer Sicht

Eine erste allgemeine Bestimmung von Privatheit könnte lauten: »Privat meint allgemein alles, worüber man selbst entscheiden und bestimmen kann, was niemand anderen etwas angeht und was außerhalb des Zugriffs und Einblicks von

---

12 Unter Sterbearbeiter:innen sind im Folgenden die professionellen Pflegekräfte und Ärzt:innen sowie die ehrenamtlichen Sterbebegleiter:innen gemeint (Schneider, 2014, S. 67; Stadelbacher, 2017, S. 55).

13 Die empirische Datengrundlage bilden fünf qualitative Studien zu ambulanter Hospizarbeit und Spezialisierter Ambulanter Palliativversorgung (SAPV) (vgl. Stadelbacher, 2020, S. 389 ff.). Die Zitate im Text sind aus diesen Studien entnommen.

Fremden ist« (Stadelbacher, 2020, S. 2f.; vgl. auch Schneider, 2002). Ein solches Verständnis von Privatheit impliziert eine Vorstellung von Individualität und einem Verhältnis zur Gesellschaft, die einem als Allgemeines, Kollektiv(es) gegenübertritt, gegen das man seine Interessen und Relevanzen durchsetzen muss und – innerhalb jenes Privaten – auch kann. Ein solches relationales Verständnis von Privatheit ist keine anthropologische Gegebenheit, »keine Naturtatsache« (Prost, 1995, S. 17), sondern in seiner Grundidee sowie seiner spezifischen Verfasstheit eine Erfindung der Moderne.

> »Denn erst mit der im weitesten Sinne liberalen Idee einer modernen, demokratischen, kapitalistischen Gesellschaft erlangte das Private eine herausgehobene, konstitutive Bedeutung.« (Pundt, 2008, S. 230)

Privatheit, wie sie oben umschrieben wurde, ist immer schon zu denken als eine Hälfte jener dichotomen Sphärenordnung, auf der die moderne Gesellschaft aufgebaut ist, bestehend aus einer öffentlichen Sphäre, die sich durch gesellschaftsgestaltende Bereiche wie Politik, Ökonomie oder Wissenschaft definiert, und einer privaten Sphäre, die für den Einzelnen[14], seine persönlichen Bezugspersonen (i.d.R. verstanden als Familie) und seine individuelle Lebensgestaltung steht. Dabei besteht die spezifische Funktion des Privaten für die moderne, hochdifferenzierte und durchrationalisierte Gesellschaft darin, dass im Privaten – und nur dort – der Einzelne als Individuum, als ganzheitlich verstandene, einzigartige Persönlichkeit adressiert wird. »Draußen« in der öffentlichen Sphäre ist er hingegen ein anonymes, austauschbares »Rädchen in der Maschine« bzw. eine »Akte«, ein »komponentielles Ich« (Berger et al., 1975, S. 35) und ein funktionaler Rollenträger – als Arbeitnehmer, Wähler, Versicherter oder Kunde. Die Individuierung als konkretes Ich bzw. Du ist dabei für den modernen Menschen unerlässlich, da er seit dem 19. Jahrhundert (zunächst nur als Mann, seit Mitte des 20. Jahrhunderts auch als Frau) kontinuierlich aufgerufen wird, sich und sein Leben selbstbestimmt zu gestalten.

Abgesehen von den hier skizzierten, historisch gerahmten Zuschreibungen und Funktionen des Privaten gibt es in der Soziologie bislang kein Konzept von Privatheit, das ein analytisches Verständnis von Privatheit *als Gesamtzusammenhang* ermöglicht. Wenn das Private in der Soziologie thematisiert wird, dann i.d.R. in Gestalt der Paarbeziehung und Familie, die jeweils mit dem Privaten gleichgesetzt werden (exemplarisch Hahn & Koppetsch, 2011); oder es werden singuläre Aspekte wie Datenschutz im Kontext von sozialen Medien thematisiert (z.B. Beyvers et al., 2017). Damit bleibt der Blick auf das Private immer selektiv und unvollständig. Um das Private und seine gesellschaftliche Bedeutung im Verhältnis zum Nichtprivaten genauer in den Blick nehmen zu können, wird daher die folgende analytische Dimensionierung von Privatheit vorgeschlagen, die es ermöglicht, die verschiedenen Facetten, die das Private kennzeichnen, gesondert sowie im Verhältnis zueinander zu betrachten (Stadelbacher, 2020, S. 132ff., 667ff.).

---

14 In der folgenden Passage wird auf das Gendern aus sachlichen Gründen verzichtet, weil die beschriebene Sphärendichotomie in der ersten Moderne (bis Mitte des 20. Jahrhunderts) einherging mit einer Geschlechterdichotomie, die dem Mann den Platz im öffentlichen und der Frau im privaten Bereich zuwies.

1. Persönliche Privatheit: Damit wird das Private als Gegenstand und Möglichkeit für Autonomie, Freiheit und Individualität bezeichnet. Entscheidend ist hier die Erfahrung von Selbstbestimmung und die Selbstwahrnehmung als Individuum, festgemacht bspw. an der Durchsetzung eigener Bedürfnisse und Entscheidungen.
2. Körperliche Privatheit: Der Körper ist für Privatheit in Form der Intimsphäre mit der Haut als »Hülle des Selbst« relevant. Damit verbunden ist die Bedeutung des Körpers als Identitätsmedium, durch den wir uns selbst und unsere Umgebung erfahren und der damit als Mittler zwischen Selbst und Welt fungiert. Handlungsmöglichkeiten mit und durch den Körper sowie die Behandlung des Körpers durch andere sind privatheitsrelevant. Außerdem fungiert der Körper als Beziehungs- und Kommunikationsmedium, durch das wir mit anderen auf persönliche Weise in Kontakt treten.
3. Materiale Privatheit: Damit ist zum einen ein spezieller Raum als solcher gemeint, z. B. unser Wohnraum (ggf. aber auch das eigene Auto u. a.), mit dem wir Sicherheit, Vertrautheit und Gewohnheit sowie Freiheit, individuelle Entfaltung und Selbstbestimmung verbinden. Hinzu kommen weitere Dinge, die uns insbesondere in diesem Wohnraum umgeben (aber nicht nur dort): die Erinnerungsstücke, die für uns (aus welchen Gründen auch immer) wertvollen Güter und die Dinge, die wir als »identity kit« nutzen (Habermas, 1999, S. 122). Entscheidend ist hier die symbolische Aufladung des Materiellen, mit dem wir Privatheit verbinden.
4. Soziale Privatheit: Hier stehen private Beziehungen im Zentrum, die als Intimbeziehung, als Verwandtschafts- oder als Freundschaftsbeziehung zu für uns bedeutsamen Anderen Privatheit ausmachen. Mit diesen signifikanten Anderen erzeugen wir eine gemeinsam geteilte Privatheitswirklichkeit als Paar, als Familie oder als Freund:innen, die sich von anderen, nichtprivaten Beziehungen grundlegend unterscheidet. Hier adressieren wir uns wechselseitig als für den Anderen qua Persönlichkeit einzigartiges Individuum, das in seiner Ganzheitlichkeit anerkannt und wertgeschätzt wird.
5. Zeitliche Privatheit: Zeit als Dimension des Privaten umfasst die individuell verfügbare und autonom gestaltbare Zeit, die keiner fremdbestimmten Ordnung unterliegt. Wir entscheiden, wie wir diese Zeit gestalten und erfahren darüber Privatheit.

All diese Dimensionen und Facetten des Privaten sind für die Realisierung des »guten« Sterbens als subjektive, private Erfahrung relevant und werden zugleich durch das Sterben(-Machen) zuhause in ihrer Privatheitsqualität beeinflusst. Vor diesem Hintergrund soll im Folgenden das Sterben(-Machen) zuhause unter privatheitssoziologischer Perspektive genauer betrachtet werden.

1.3 Das Private und das Sterben-Machen zuhause

Wie weiter oben angedeutet, bieten das Leitbild des »guten« Sterbens und die damit verbundene *Programmatik* kein gleichsam normiertes (Umsetzungs-)*Programm* für das Handeln der Beteiligten. Daher ist die jeweilige konkrete Praxis vor Ort entscheidend dafür, ob und wie Sterben als Privatheitserfahrung realisiert wird. Welche Gesichter das Sterben-Machen als Privatheitserfahrung hat, wird nun exemplarisch – mit Fokus auf die Sterbearbeiter:innen und deren Wirken im Privaten[15] – skizziert.

1.4 Der sterbende Körper: Ausdruck des prekären Selbst und Beziehungsmediums

Wenn es um das Sterben geht, ist der Körper zwangsläufig ein bedeutsamer Dreh- und Angelpunkt. Die ihm inhärente Vulnerabilität wird gerade hier unweigerlich erfahrbar, das Körperhaben bzw. das Körper(kontrolle)verlieren drängt sich in der *Selbsterfahrung* auf und prekarisiert damit zugleich das, was das Zuhausesein ausmacht: Der kranke, sterbende Körper wird zum Hindernis für die Aufrechterhaltung einer Identität als selbstbestimmte, selbstbeherrschte, den Körper und mit ihm seine Umwelt kontrollieren könnende Person. Nicht mehr den geltenden Normen der Körperregulation oder des Körperaussehens zu entsprechen, kann mit Scham, Angst und Peinlichkeitsgefühlen einhergehen. Die alltäglichen Dinge nicht mehr tun zu können und sich nicht mehr selbst versorgen zu können, kann als Abhängigkeit von Anderen und/oder als Entfremdung des eigenen Zuhauses erfahren werden:

> »Und er konnte ja auch nochmal, er ist dann noch ein zweites Mal da sogar runtergegangen mit seinem Treppenlift, aber da saß er dann in seinem Sessel. – Und das war dann ziemlich scheiße, glaube ich, für ihn, weil er gemerkt hat: Eigentlich kann ich hier gar nichts. Ich kann hier kein Kreuzworträtsel lösen…« (Angehörige)

Insofern bildet der Körper eine Dimension der ambivalenten bis prekären Privatheitserfahrung im Sterben und fungiert zugleich als Scharnier zur Erfahrungsmöglichkeit von Privatheit in räumlich-dinglicher und sozialer Hinsicht.

Als Mittler zwischen Subjekt und Welt kann der Körper beim Sterben-Machen aber auch zentrales *Kommunikations- und Beziehungsmedium* sein. Vor dem Hintergrund des gerade Beschriebenen ist die Interaktion mit Sterbenden vor allem hinsichtlich ihrer prekären Körperlichkeit bedeutsam. Sterbearbeiter:innen verfolgen daher in der Regel einen spezifischen Umgang mit dem sterbenden Körper, der in seiner Symptomatik behandelt, ansonsten aber nicht zum Mittelpunkt des Handelns

---

15 Dabei stehen wiederum die medizinisch-pflegerischen Sterbearbeiter:innen (Pflegekräfte, Ärzt:innen) im Zentrum (für die Betrachtung mit Blick auf die ehrenamtlichen Sterbebegleiter:innen vgl. Stadelbacher, 2020).

gemacht wird. Dabei besteht vor allem für Pflegekräfte die Herausforderung darin, eine Balance aus professioneller Distanz und sozialer Nähe herzustellen. Einerseits soll für das Sicherheitsversprechen (Schneider, 2013; Stadelbacher et al., 2015), das für das Zuhausesein beim Sterben essenziell ist, die notwendige Performanz von Kompetenz und Wissen gewährleistet sein, andererseits bzw. gleichzeitig soll eine persönliche Beziehung zum Sterbenden aufgebaut werden, um das Sterben als privatheitliche Erfahrung zu rahmen. Dafür muss in der Interaktion die Versorgung des Körpers so prozessiert werden, dass der zunehmend sozial inkompatible und subjektiv identitätsgefährdende Körper als medizinisch-pflegerisch zu versorgendes Objekt im professionell-distanten Modus behandelt wird, ihm dabei bzw. dadurch jedoch nicht gleichsam »zu viel« Aufmerksamkeit im gesamten Interaktionsgeschehen zukommt. Dafür ist der klassische Pflegemodus, folglich das routinierte Arbeiten am Körper mit professioneller Distanz funktional (Dreßke, 2008). Zugleich müssen die Pflegekräfte dem Grundsatz gerecht werden, dass nicht der sterbende Körper, sondern der oder die Patient:in als Person den eigentlichen Handlungsfokus bildet, was durch eine integrative, subjektivierende Körper-Person-Praxis erreicht werden soll.

> »Es wäre also praktisch naiv, zu denken: Okay, erst müssen wir die Symptome machen und dann können wir zum psychosozialen Bereich kommen, sondern es kann genau andersrum sein? Ja, und ich denke, vieles geht ineinander über auch […] Trennen kann man es nicht.« (SAPV-Pflegekraft)

Beim hospizlich-palliativen Sterben-Machen ist damit die Körperpraxis insbesondere als Beziehungspraxis relevant für die Herstellung von Privatheit im Sterben.

1.5 Der private Raum und die Dinge: die ambivalente Wirkung von »Pflegedingen«

Ein weiterer Bereich der Privatheit beim Sterben-Machen ist der Umgang mit Räumen und Dingen. Symbolisch kann der dinglich-territoriale Wohnraum – neben dem Körper – als das »wichtigste aller Territorien« (Hamm & Neumann, 1996, S. 239) betrachtet werden. Die Wohnung ist materialisierter Ausdruck und räumlich-dingliche Erweiterung des Selbst im Sinne einer »Externalisierung des Ich«. *Räume* zuhause sind zunächst Lebensräume. Wird zuhause gestorben, müssen sie temporär in Sterberäume umgewandelt werden. Je nachdem, welchen Stellenwert der Raum im Privaten für die Betreffenden hat, kann er sich für das »gute« Sterben eignen oder nicht. So gelingt z. B. für manche die im Vordergrund stehende Integration des oder der Sterbenden in den Alltag besonders gut im Wohnzimmer als zentralen Lebensraum. Für andere gilt es hingegen in erster Linie, das räumliche Arrangement und damit das Private möglichst wenig zu irritieren und das Sterben-Machen durch dessen Verortung bspw. in einem eigenen dafür vorbereiteten Raum zwar ins Private zu integrieren, aber nicht in zentrale Räume, und nur so lange, wie das Sterben-Machen das Private nicht existenziell gefährdet. Im ersten Fall steht die Herstellung des »guten« Sterbens im Privaten im Fokus, mitunter auf Kosten des privaten Raumarrangements; im anderen Fall ist die Aufrechterhaltung des Privaten primär und soll vor einer Um- und Unordnung durch das Sterben-Machen geschützt und als Lebensraum gewahrt werden. Für Sterbearbeiter:innen bedeutet das, jedes Mal aufs Neue den für das Sterben-Machen möglichen und vorgesehenen Raum im Privaten und damit die Bedingungen des »guten« Sterben-Machens herauszufinden bzw. mit den Beteiligten auszuhandeln.

Eine besondere Rolle im Gesamtarrangement des Privaten spielen auch *Dinge* und die mit ihnen verbundene Deutungs- und Handlungspraxis. Ein beim Sterben-Machen relevantes privates »Ding« kann bspw. das Ehebett sein, das symbolisch und praktisch für die gemeinsame Beziehung, Vertrautheit und das gemeinsame Leben steht. Soll nun, wie es in vielen Fällen aus Versorgungsgründen sinnvoll erscheint, ein Pflegebett gleichsam als Konkurrenz zum Ehebett im Privatraum platziert werden, kann das die räumlich-dingliche und symbolische Ordnung des Privaten und seine Qualität als Privatraum irritieren.

> »…oft, also es kommt oft vor, dass das Pflegebett abgelehnt wird von Angehörigen und Patienten selber und die Wohnung nicht mehr umgeräumt werden darf.« (SAPV-Pflegekraft)

> »Pflegebett wollten wir nicht, weil wir gesagt haben, es soll hier so weit familiär stattfinden, so weit wie man kann. Ich will hier kein Krankenhaus haben.« (Angehöriger)

Wenn dann aber die Sterbearbeiter:innen aus fachlichen Gründen ein Pflegebett durchsetzen und dabei die Spezifik des Privaten aus dem Auge verlieren, wird das mitunter als übergriffig wahrgenommen: »das hatte dann irgendwann nix mehr mit ner Wohnung zu tun« (Angehörige). Diese Fremdbestimmung im eigenen Zuhause erscheint als unpassend, weil sie den Kern dessen, was das Zuhause ausmacht, konterkariert, nämlich – neben der Habitualität des Wohnens – vor allem die Kontrolle darüber, was zuhause passiert, wie Räume gestaltet werden und wie sich Personen in den Räumen und zu den Dingen positionieren. Wenn die Logik des Krankenhauses zuhause überhandnimmt, indem die Versorgung und die damit verbundenen räumlichen Umordnungen sowie die Pflegedinge[16] in der Wahrnehmung der Betreffenden über ihren Kopf hinweg das Private als Erfahrungsqualität verdrängen, kann das zum Abbruch des Sterben-Machens zuhause führen – nicht zuletzt, um die Auswirkungen auf die Erfahrung von (verletzter) Privatheit auch für die Weiterlebenden zu reduzieren. Die Platzierung des Pflegebetts und die damit nötige praktische Umordnung des Privatraums kann aber auch eine notwendige Maßnahme sein, um Sterben und die eigene Qualität von Privatheit vor, außerhalb und nach dem Sterben miteinander zu integrieren. Für manche Angehörigen braucht es das Pflegebett, um den vertrauten Lebensraum in einen Sterberaum zu verwandeln – und vor allem auch später, nach dem Sterben, das Private leichter wieder in einen Lebensraum zurückzuverwandeln.

---

16 Mit Pflegedingen sind Dinge aus dem institutionellen Pflegekontext gemeint, die eigens zum Sterben-Machen nach Hause kommen. Dazu gehören neben dem Pflegebett bspw. ein Toilettenstuhl oder Rollstuhl, oder auch Kanülen, Infusionsbeutel, Verbandsmaterial etc.

Auch andere fremde Pflegedinge, die mit dem Sterben nach Hause kommen, dabei aber nicht derart in die Raumordnung eingreifen, sind bedeutsam für die Erfahrung von Privatheit im Sterben-Machen. So hat bspw. die Schmerzpumpe, als ebenfalls gängiges Hilfsmittel, auch ambivalentes Potenzial für die Herstellung des privatheitlichen Sterbens. Zum einen ermöglicht sie es den Betroffenen, ein Stück Selbstbestimmung zuhause aufrechtzuerhalten, indem die Schmerzen durch eigenes Handeln (Bedienung der Schmerzpumpe) kontrollierbar werden. Auch für das Beziehungshandeln beim Sterben-Machen der Angehörigen kann die Schmerzpumpe hilfreich sein, da jene durch das Bedienen der Maschine ihre Fürsorge und ihre Rolle als Versorger:innen und Begleiter:innen demonstrieren können. Zum anderen kann das fremde Pflegeding aber auch Irritationen auslösen, bspw. wenn ein Piepsen der Pumpe zwar unmissverständlich als Handlungsaufforderung wahrgenommen wird, einen Fehler zu beheben, das dafür nötige Handlungswissen jedoch fehlt. Aus dieser Hilflosigkeit kann Unsicherheit entstehen – zumal den Betreffenden präsent ist, wie wichtig das korrekte Funktionieren der Pumpe ist. Dadurch wird die eigene Handlungsmächtigkeit im Privaten eingeschränkt; das Ding »Schmerzpumpe« befremdet das Zuhause als Ort der Kontrolle, Sicherheit und Vertrautheit.

Gerade die Verortung und materiale Realisierung des Sterben-Machens verdeutlicht die verschiedenen potenziellen Wirksamkeiten des Sterben-Machens auf das Private: entweder als Befremdung des Privaten oder als Privatisierung des Sterbens durch dessen Integration in das eigene räumliche und soziale Private. Deutlich wird hier auch, dass das Zuhause durch die verschiedenen symbolischen und praktischen Aspekte der Umordnung des Privaten kein frei einzurichtender Sterberaum ist, sondern ein bereits vorgeordneter Möglichkeitsraum, in den das Sterben mal mehr und mal weniger gut integriert werden kann. Da nicht zuletzt die räumliche Umordnung und der Einsatz von Pflegedingen zur fachlichen Versorgung in den »eigenen vier Wänden« gehören, brauchen Sterbearbeiter:innen die Fähigkeit, die eigenen professionellen Standards der medizinisch-pflegerischen Versorgung und den Anspruch, »gutes« Sterben im und mit dem Privaten umzusetzen, gegeneinander abzuwägen oder besser: miteinander zu verbinden. Das erfordert Perspektivenübernahme, Empathie und Kommunikationskompetenz, die damit zu Schlüsselqualifikationen beim Sterben-Machen zuhause werden.

1.6 Die soziale Komponente von Privatheit: wie Sterbearbeiter:innen von Fremden zu »Privatheitsagent:innen« werden

Als dritter Bereich soll die soziale Dimension des Privaten beim Sterben-Machen adressiert werden. Durch ihren spezifischen Versorgungsauftrag kommen Pflegekräfte und Ärzt:innen mit einer vorab kulturell definierten sozialen Rolle ins Zuhause, die die Basis für deren Verortung im Privaten ist und ihr Handeln dort legitimiert und strukturiert. Diese Rolle muss beim Sterben-Machen zuhause entlang des Leitbildes des »guten« Sterbens aber, gerade weil sie vorab kulturell definiert ist, »aufgebrochen« und neu gerahmt werden. Denn das klassisch medizinisch-pflegerische Rollenset mit implizitem Hierarchieverhältnis entspricht nicht der Programmatik des subjektzentrierten Sterbens, das dem Sterbenden und seinen oder ihren Angehörigen einen zentralen Stellenwert in der Beziehung zuschreibt. Zudem muss die eigene professionelle Rolle in das Privatheitssetting der Betroffenen eingebettet werden. Für beides, die Neuadressierung der Betroffenen und die Einpassung ins Private, bedienen sich Sterbearbeiter:innen eines kollektiv bekannten Sozialtypus, der die Verortung auch fremder Personen im Privaten ermöglicht: der Gastrolle (Reuter, 2002; Wierlacher, 2011).

> »Es ist sein Zuhause. Und da komme ich als Gast. Und in der Klinik ist er der Gast und ich sage, wo es bei ihm langgeht. Und das ist halt ganz ein großer Unterschied.« (SAPV-Arzt)

Für den Arbeitsalltag im Zuhause hilft die Gastrolle aber nur bedingt bzw. nur als allgemeiner Orientierungsrahmen weiter. Das Handeln in einer existenziellen Ausnahmesituation und die Beziehung zwischen Ärzt:in/Pflegekraft und Sterbenden/Angehörigen sind nicht mit dem Deutungs- und Handlungsrahmen eines Gastbesuchs abbildbar. Im konkreten Sterben-Machen wird die Funktion der Gastrolle daher als »soziale Krücke« schnell deutlich, die nur mangels Alternative herangezogen wird. In der konkreten Praxis vor Ort gestalten sich die Beziehungen daher weniger durch das Zitat jener Alternativrolle, sondern vielmehr durch die konkrete Ausgestaltung einer spezifischen Privatisierungspraxis der Sterbearbeiter:innen.

(1) Dazu gehört erstens das Beachten von *Spielregeln* im Privaten. Kommen Sterbearbeiter:innen nach Hause, werden sie mit Fragen konfrontiert, die sich in der Klinik nicht stellen würden und die sich im Kern damit beschäftigen, wie sie sich als Handelnde in das Zuhause der Betroffenen einfügen können. Konkret muss von Anfang an herausgefunden werden, welche »Spielregeln« im jeweiligen Zuhause gelten, was den Betroffenen wichtig ist, welche Räume man als Fremde:r betreten oder wie man sich bewegen darf, wo man sich hinsetzen soll usw.

> »Und ganz praktische Sachen, zum Beispiel, die meisten Familien möchten, dass man die Schuhe auszieht. Das ist, also, es kam manchmal schon ganz dumm rüber von Familien, die gesagt haben, wenn ein Hospizhelfer reingegangen ist mit den Schuhen, äh, zu sagen, ich ziehe eher mal meine Schuhe einfach aus. Ja, da kann ich schon gar nichts falsch machen. Wenn dann jemand sagt: ›Sie brauchen es nicht, lassen Sie sie doch an‹. Dann kann ich überlegen, wie ich das mache, das ist dann ein Unterschied, ob es Sommer oder Winter ist, trotzdem, das kann ganz wichtig sein.« (SAPV-Pflegekraft)

Zu den Spielregeln im Privaten gehört auch das Zeithaben.

> »Es ist eben auch wirklich notwendig. Also, wir sind bei Leuten im privaten Haushalt. Man stört die zu Hause, man hat ihr Umfeld, und dann muss man auch ihre Geschwindigkeit annehmen, wenn die Angst haben und Symptome haben, dann muss man die ja auch beruhigen und, das muss halt auch Zeit mitbringen. Dann kann halt nicht sagen ›So, ich muss schon zum Nächsten‹, sondern, muss halt erstmal in Ruhe abwarten, bis er alles erzählt hat.« (SAPV-Pflegekraft)

Von Seiten der Sterbearbeiter:innen wird bei der Versorgung nach Möglichkeit das professionelle dem privaten Zeitregime untergeordnet und an die damit verbundenen Bedürfnisse in Umfang und Gestaltung so gut es geht angepasst. Neben der faktisch verfügbaren bzw. zur Verfügung gestellten Zeit ist dafür vor allem die Darstellung der Verfügbarkeit von Zeit relevantes Privatheitshandeln (z. B. nicht demonstrativ auf die Uhr zu schauen).

Schließlich ist noch die Annahme von sog. Gegengaben als Spielregel zu nennen. Sterbende und/oder Angehörige wollen sich in ihrem Zuhause als Gestalter:innen und aktiv-selbstbestimmte Akteur:innen darstellen und erfahren können. Um sich nicht nur als passive Hilfeempfänger:innen oder Bittsteller:innen wahrzunehmen oder zu Dank verpflichtet zu sein, soll den Sterbearbeiter:innen etwas »zurückgegeben« werden. Das kann z. B. eine Einladung zum gemeinsamen Kaffeetrinken oder das Anbieten eines Getränks sein. Dabei rekurrieren auch die Sterbenden und ihre Angehörigen auf die oben genannte Gast(geber)rolle. Die Einladung ist somit eine Form der praktischen und symbolischen Integration des Sterben-Machens und des oder der Sterbearbeiter:in ins Private und sollte als solche nicht unterschätzt werden.

(2) Ein zweiter Aspekt der Privatisierungspraxis ist die *personenbezogene Kommunikation* mit dem oder der Patient:in, aber auch den Angehörigen. Dabei ist die diffuse, gleichsam thematisch nach vielen Seiten hin offene Kommunikation in Form der Unterhaltung genauso wichtig wie das fachliche Ärzt:in-Patient:in-Gespräch. Hierbei hat sowohl das banale Alltägliche als auch relevantes Privates aus der eigenen Biografie Platz. Eine in diesem Sinne umfassende privatheitliche Kommunikation (re-)produziert den oder die Sterbende:n und/oder Angehörige:n als Person mit eigenen Themen, Relevanzen, Erfahrungen und Geschichten. Sie können sich im Austausch mit dem oder der Sterbearbeiter:in als Individuum präsentieren und werden von diesem als solches anerkannt. Diese Form der Kommunikation dient zum einen dazu, die Betroffenen kennenzulernen und eine gemeinsame Basis zu schaffen.

> »In der Begleitung kann ich nur qualitativ hochwertig arbeiten, wenn ich den Menschen kenne.« (SAPV-Pflegekraft)

Zum anderen ermöglicht eine solche themenoffene, diffuse personenbezogene Kommunikation selbst, das Sterben-Machen als Privatheitserfahrung zu gestalten. Sie rahmt die Beziehung zwischen Sterbearbeiter:in und Sterbendem:r/Angehörigem:r als relevante persönliche Beziehung im Sterben-Machen und -Erfahren. Für die hospizlich-palliative Privatheitskommunikation, die nicht zuletzt auch auf eine wechselseitige Beziehung zwischen den Beteiligten abstellt, ist auch die personenbezogene Kommunikation *über und mit dem:der Sterbearbeiter:in* wichtig. Kommunikation soll Interaktion sein, was ein kommunikatives Geben und Nehmen beinhaltet. Dazu gehört auch, dass Sterbearbeiter:innen ggf. über Persönliches und Privates sprechen. Dann erzählen sie von ihrer Familie, ihren Hobbies, ihren Vorlieben.

> »Na ja, ich denke mir, in manchen Familien oder bei manchen Patienten sind wir ja so die kleine Familie, so. Und da erzählt man dann halt doch mal ein bisschen mehr und gehört das auch dazu so.« (SAPV-Pflegekraft)

Dabei geht es nicht in erster Linie um die Pflegekraft selbst, sondern um die mit der offenen, diffusen Kommunikation transportierte Rolle des oder der Sterbenden, der oder die nicht nur einseitig als Hilfeempfänger:in, sondern auf Augenhöhe adressiert wird (vgl. analog dazu die Funktion der Kaffeeeinladung).

> »Und es kann durchaus Momente geben, die auch den Patienten sagen, heute war ich mal für Schwester xy da, heute habe ich der aber mal auf die Beine geholfen, das kann wiederum auch Stolz bei dem Patienten auslösen.« (SAPV-Pflegekraft)

Da die wechselseitig ausgerichtete Kommunikation kein Bestandteil der etablierten professionellen Rollenbilder der Sterbearbeiter:innen ist, müssen auch dafür erst noch bzw. immer wieder geeignete Formen gefunden werden. Es gilt, in der Situation das jeweils passende Verhältnis von Nähe und Distanz sowie von Selbst- und Fremdthematisierung zu finden. Dabei unterscheidet sich der »Privatisierungsgrad« der Sterbearbeiter:innen je nach Dienstkultur, professionellem Selbstverständnis und intersubjektiver Beziehungsgestaltung.

Die beispielhaft skizzierten Privatisierungspraktiken der Sterbearbeiter:innen dienen allesamt einem Zweck: der Integration des Sterben-Machens sowie der Sterbearbeiter:innen als Personen im Privaten der Betroffenen im Sinne einer privatheitlichen Beziehungserfahrung. Gelingt dies, werden Sterbearbeiter:innen von Fremden mitunter zu »herzlichen Helfer:innen«, »Freund:innen auf Zeit« oder »Quasi-Familie«.

> »Aber dann waren wir eine Familie, die Schwestern gehörten zur Familie.« (Angehörige)

Zusammenfassend zeigt sich, dass die Um- und Übersetzung des Leitbildes des »guten« Sterben-Machens in die Praxis für die Sterbearbeiter:innen eine durchaus komplexe Angelegenheit sein kann, für die es (noch?) keine institutionalisierten Handlungs- und Beziehungsmuster gibt. Die Privatisierung des Sterbens tangiert dabei unterschiedlichste Privatheitsdimensionen: den oder die Sterbende:n sowie die Angehörigen als Personen mit Selbstbestimmungs- und Gestaltungsanspruch, den Körper des oder der Sterbenden als Identitäts- und Beziehungsmedium, Räume und Dinge als Materialisierungen des Privaten, Beziehungen und Interaktionen als soziale Ausgestaltung von Privatheit bis hin zur Erfahrung von Zeit, die hier als Medium für Selbstbestimmung und privatheitliche Interaktion fungiert. Wie genau das privatheitliche Sterben-Machen in diesen Bezügen umgesetzt wird, ist dabei eine Frage der inter-/subjektiven Aushandlung von Möglichkeiten und Grenzen sowie der Adaption der eigenen professionellen Rolle an die Logiken des Privaten.

1.7 Fazit: Zuhause sterben als ambivalente Erfahrung

Abschließend soll noch einmal explizit die Ambivalenz des Sterben-Machens zuhause thematisiert werden. Die Empirie zeichnet ein mehrschichtiges Bild der Erfahrungen des Sterbens und Sterben-Machens in den »eigenen vier Wänden«. Mit der eingangs referenzierten Konnotation des Zuhauseseins am Lebensende mit Alltagsnormalisierung, Selbstbestimmung und sozialer Einbettung, mit dem die Betroffenen das Sterben zuhause in erster Linie verbinden, ist bereits die grundlegende Ambivalenz des zuhause Sterbens bzw. Sterben-Machens angelegt, die sich auch in den Daten zeigt. Als zentraler Grund kann hier die Gleichzeitigkeit des Ungleichzeitigen genannt werden – das Private soll durch das Sterben-Machen zuhause möglichst kontinuiert werden und ändert sich gerade dadurch in seiner Qualität unweigerlich. Denn im Laufe des Sterbeprozesses muss Sterben zunehmend als eigenlogischer Krankheitsprozess zur bestehenden Privatheit ins Verhältnis gesetzt werden. Dabei kann es zu Passungsproblemen zwischen dem Sterben und dem Privaten kommen, wenn bspw. der eigene Körper zum Identitätsirritator wird, die Raumordnung verändert oder die eigenen Dinge infrage gestellt werden (Ehebett) und in Konkurrenz zu fremden (Pflege-)Dingen treten oder Fremde und ihr Wirken im eigenen Zuhause verortet werden müssen. Zudem garantiert das Private kein »gutes« Sterben im Sinne eines selbstidenten, schmerzfreien Abschieds vom eigenen Leben in den »eigenen vier Wänden« und im Kreis der Familie, was in der Rückschau der Betroffenen mitunter als »romantisierte« Vorstellung entschleiert wird. Gerade das Sterben zuhause kann auch mit Angst, Unsicherheit und Sorge verbunden sein, nicht nur trotz, sondern wegen seiner Verortung im Privaten, das auf das Sterben nicht vorbereitet ist und nicht sein soll. Die Spannungen zwischen den Erwartungen, wie es zuhause sein würde, und der Realität des Sterben-Erfahrens beinhalten deshalb potenzielle Unsicherheits-, Friktions- und Frustrationserfahrungen sowohl auf der Seite des oder der Sterbenden als auch seiner oder ihrer Angehörigen. Daher kann sich der vermeintlich paradoxe Effekt einstellen, dass *gerade, weil* das Sterben-Machen zuhause stattfindet, es erschwert wird. Es fehlt – durchaus beabsichtigt – der institutionell erzwungene Bruch zwischen normalem Leben im Sinne eines »weiter so« und den Herausforderungen und der Eigenlogik des Lebensendes. Dies kann dann nicht nur zu »befremdlichen« Sterbeerfahrungen führen, sondern ggf. auch zu einem Bruch *mit* dem Privaten *im* Privaten, in und mit dem die Angehörigen weiterleben müssen. Die Sterbearbeiter:innen nehmen dabei eine ebenfalls ambivalente Rolle ein: Sie fungieren als »Bruchmanager:innen« des Sterbens im Privaten, indem sie bei der Bewältigung der Herausforderungen zuhause unterstützen und das Sterben im Privaten ermöglichen – und zugleich wirken sie als »Brüchegenerator:innen« des Privaten im Sterben, indem sie als Fremde und durch ihr Handeln eigene Brüche mit dem Privaten im Privaten erst erzeugen. Auf welcher Seite der Wirksamkeitsakzent aus der Perspektive der Betroffenen liegt, hängt mit deren wahrgenommener Passung von Sterben-Machen und Privatheit zusammen. Insgesamt ist das Sterben-Machen zuhause als ein empirisches Experimentierfeld zu betrachten, das vor dem Hintergrund des komplexen Auftrags, »gutes« Sterben zu ermöglichen, und der ambivalenten Wirksamkeiten empirisch offen ist.

Literatur

Berger, P. L., Berger, B., & Kellner, H. (1975). *Das Unbehagen in der Modernität.* Campus.
Beyvers, E., Helm, P., Henning, M., et al. (2017). *Räume und Kulturen des Privaten.* Springer VS.
DHPV. (2022): Sterben in Deutschland – Wissen und Einstellungen zum Sterben. Repräsentative Umfrage der Forschungsgruppe Wahlen Telefonfeld GmbH. https://www.dhpv.de/presseinformation/wie-deutsche-ueber-das-sterben-denken.html (zuletzt abgerufen am 19.12.2023).
Dreßke, S. (2008). Identität und Körper am Lebensende. Die Versorgung Sterbender im Krankenhaus und im Hospiz. *Psychologie und Gesellschaftskritik, 32*(2/3), 109–129.
Habermas, T. (1999). *Geliebte Objekte. Symbole und Instrumente der Identitätsbildung.* Suhrkamp.
Hahn, K., & Koppetsch, C. (2011). *Soziologie des Privaten.* VS Verlag für Sozialwissenschaften.
Hamm, B., & Neumann, I. (1996). *Siedlungs-, Umwelt- und Planungssoziologie.* Leske + Budrich.
Prost, A. (1995). Grenzen und Zonen des Privaten. In P. Ariès & G. Duby (Hrsg.), *Geschichte des privaten Lebens,* Bd. 5: Vom ersten Weltkrieg zur Gegenwart (S. 15–151). S. Fischer.
Pundt, C. (2008). *Medien und Diskurs. Zur Skandalisierung von Privatheit in der Geschichte des Fernsehens.* transcript.
Reuter, J. (2002). *Ordnungen des Anderen. Zum Problem des Eigenen in der Soziologie des Fremden.* transcript.
Schneider, W. (2002). Von der familiensoziologischen Ordnung der Familie zu einer Soziologie des Privaten. *Soziale Welt, 53*(4), 375–395.
Schneider, W. (2013). Mehr als Symptomkontrolle: »Wirksamkeit« in der SAPV. In G. D. Borasio, W.-B. Niebling & P. C. Scriba (Hrsg.), *Evidenz und Versorgung in der Palliativmedizin. Medizinische, psychosoziale und spirituelle Aspekte* (S. 97–110). Deutscher Ärzte-Verlag.
Schneider, W. (2014). Sterbewelten. Ethnographische (und dispositivanalytische) Forschung zum Lebensende. In M. W. Schnell, W. Schneider & H. Kolbe (Hrsg.), *Sterbewelten. Eine Ethnographie* (S. 51–138). Springer VS.
Stadelbacher, S. (2017). Das Lebensende als Randgebiet des Sozialen? Zur Praxis des ›guten‹ Sterbens zuhause am Beispiel der ambulanten Hospiz- und Palliativarbeit. In N. Jakoby & M. Thönnes (Hrsg.), *Zur Soziologie des Sterbens. Aktuelle theoretische und empirische Beiträge* (S. 49–70). Springer VS.
Stadelbacher, S. (2020). *Soziologie des Privaten in Zeiten fortgeschrittener Modernisierung. Eine Analyse am Beispiel des Sterbens zuhause.* Springer VS.
Stadelbacher, S., Eichner, E., & Schneider, W. (2015). Praxis der spezialisierten ambulanten Palliativversorgung. *Klinische Sozialarbeit – Zeitschrift für psychosoziale Praxis und Forschung, 11*(1), 8–10.
Student, J.-C. (1999). *Das Hospiz-Buch.* Lambertus.
Wierlacher, A. (2011). Gastlichkeit und Kulinaristik. Zur Begründung einer kulinaristischen Gastlichkeitsforschung. In A. Wierlacher (Hrsg.), *Gastlichkeit. Rahmenthema der Kulinaristik* (S. 5–28). LIT Verlag.

2 Der Wunsch zuhause zu sterben – Bedeutung und Implikationen für Forschung und Praxis aus gesundheitswissenschaftlicher Perspektive

Sabine Pleschberger und Gabriele Müller-Mundt

2.1 Einführung

Menschen, die sich wünschen, ein Sterben zuhause zu ermöglichen, ist seit den Anfängen der Hospizbewegung ein zentrales Ziel von Hospizarbeit und Palliativversorgung (Heller et al., 2013). Gesundheitspolitisch wird im deutschsprachigen Raum die Leitidee »ambulant vor stationär« auch am Lebensende aufrechterhalten. Vor diesem Hintergrund erfahren der Auf- und Ausbau von Angeboten der spezialisierten ambulanten Palliativversorgung (SAPV) und die Förderung der allgemeinen ambulanten Palliativversorgung (AAPV) auch aktuell hohe Aufmerksamkeit (Radbruch et al., 2022; für die Entwicklung in Österreich: GÖG, 2014; Schleicher et al., 2018).

Diese Bemühungen korrespondieren mit Ergebnissen bevölkerungsbezogener Befragungen, wonach die meisten Menschen zuhause sterben möchten: Zumindest jede:r zweite beantwortete auch in der jüngsten repräsentativen Befragung des Deutschen Hospiz- und PalliativVerbands (DHPV) die Frage so, während nur 3 % das Krankenhaus und 1 % das Pflegeheim wählten (DHPV, 2022).[17] Dies steht im Widerspruch zu den Statistiken zum tatsächlichen Sterbeort, wonach die meisten Menschen in Institutionen, insbesondere in Krankenhäusern, sterben (Dasch & Zahn, 2021). Dies wirft die Frage auf, ob es sich hier um ein Systemversagen handelt, oder ob die Frage nach individuellen Wünschen und ebenso die Zielsetzung der Versorgung am Lebensende einer Relativierung oder zumindest einer differenzierten Betrachtung bedarf? Eine solche soll in diesem Beitrag auf Basis internationaler Forschungsbefunde und unter Rückgriff auf eigene Forschungsergebnisse erfolgen. Aus diesen Ausführungen sollen abschließend Konsequenzen für die Versorgung sterbender Menschen und ihrer Angehörigen gezogen werden.

---

17 Die Frage lautete: »Wenn ich bald sterben müsste, möchte ich in … sterben« (DHPV, 2022).

2.2 Wo sterben die meisten Menschen? – Entwicklungen und Trends

Aktuell ereignet sich in Deutschland und Österreich nur jeder vierte bis fünfte Todesfall zuhause (Baumgartner, 2020, 2021; Dasch & Zahn, 2021). Dasch und Zahn (2021) haben auf Basis von 38.954 ausgewerteten Todesbescheinigungen aus drei Regionen in NRW die größte Sterbeortstudie in Deutschland vorgelegt, in der Entwicklungen der Sterbeorte im Zeitverlauf für die Jahre 2001, 2011 und 2017 untersucht wurden. Demnach stellte das Krankenhaus weiterhin mit mehr als der Hälfte (51,8 %) aller Sterbefälle den häufigsten Sterbeort dar. Das häusliche Umfeld (21,3 %) rangiert an zweiter Stelle, das Pflegeheim mit 20,4 % an dritter Stelle. Palliativstationen (6,2 %) und Hospize (4,8 %) verzeichnen den größten Zuwachs, stetig angestiegen ist ebenso der Anteil an Sterbefällen in Pflegeheimen in dem Vergleichszeitraum (Dasch & Zahn, 2021).

Entsprechende Analysen werden meist durch Schätzungen zu *zukünftigen Trends* ergänzt. Diese setzen allerdings voraus, dass bekannt ist, welche Faktoren den Ort des Sterbens in welchem Ausmaß beeinflussen. Auf Basis einer systematischen Analyse von Forschungsarbeiten zu Menschen mit Krebserkrankungen entwickelten Gomes und Higginson (2006) ein Modell von Einflussfaktoren, das von Tang und Chen (2012) in einem Update fortgeschrieben und um einen Aspekt (Punkt 7, s. u.) erweitert wurde. Es umfasst 17 Faktoren, die in sieben Gruppen kategorisiert wurden und teilweise einander beeinflussen: (1) individuelle Faktoren, (2) krankheitsbezogene Faktoren, (3) persönliche Einstellung, (4) soziale Unterstützung, (5) Umweltfaktoren, (6) gesellschaftliche Faktoren sowie (7) Inanspruchnahme von Dienstleistungen. Deutlich wird darin, dass persönliche Einstellungen und Wünsche der Beteiligten in Bezug auf den Sterbeort ebenso eine Rolle spielen wie gesundheitssystemische Rahmenbedingungen oder die jeweilige Todesursache (z. B. ist der Anteil an Sterbefällen zuhause bei Menschen mit einer Krebserkrankung höher). Über die Zusammenhänge der einzelnen Faktoren ist jedoch noch relativ wenig bekannt, und zur Relevanz einzelner Faktoren gibt es divergente Studienergebnisse (Funk et al., 2022).

Prognosen sind daher schwierig, wenngleich eine anhaltende Institutionalisierung des Sterbens angesichts des stetigen Ansteigens der Lebenserwartung als wahrscheinlich angesehen werden kann. Je mehr sich das Sterben in das hohe Lebensalter verlagert, desto höher ist der Anteil jener Menschen, insbesondere älterer Frauen, die in einem Pflegeheim sterben (Dasch & Zahn, 2021).

2.3 Der individuelle Wunsch als bedeutsamer Einflussfaktor für Sterben zuhause

Auch wenn die Forschungsergebnisse auf ein komplexes Zusammenspiel vieler Faktoren hindeuten, ist eines klar: Ohne eine offene Kommunikation über den expliziten Wunsch der Betroffenen und/oder ihres sozialen Umfelds, auch im Sterben zuhause bleiben zu wollen, tritt Letzteres kaum ein (Pleschberger, 2012). Zuhause sterben ist auch deshalb voraussetzungsvoll, weil es die in Krisensituationen oft »routinemäßig« erfolgende Einweisung in eine Institution insbesondere in der Sterbephase zu verhindern gilt, z. B. mittels einer entsprechenden Vorausplanung.

Bei dem Wunsch »zuhause sterben« handelt es sich nicht nur um einen individuellen Wunsch, sondern um ein soziales Konstrukt, das sozial hergestellt wird, im Sinne einer kollektiv geteilten Vorstellung zum »idealen Sterbeort«. Dessen praktische Verwirklichung – also tatsächlich zuhause sterben zu können – ist in der Regel von Anderen, meist den An-/Zugehörigen und anderen an der Versorgung beteiligten Akteuren abhängig. Dies im Blick zu behalten und ggf. besser zu verstehen ist grundlegend, um die Versorgung sowohl patientenzentriert als auch familienorientiert qualitätsvoll zu gestalten, d. h. auch das Wohlergehen von An- und Zugehörigen im Blick zu behalten. Im folgenden Abschnitt wollen wir uns daher näher mit dem Konstrukt »Zuhause sterben als Wunsch« auseinandersetzen.

2.4 Der Wunsch »dahinter« – Fallvignetten: Zuhause sterben als soziales Konstrukt

In dem in Österreich durchgeführten ethnografischen Forschungsprojekt »Das Sterben (An-)Erkennen«[18] in einem mobilen Hospiz- und Palliativteam wurden auf der Basis der Analyse von Beobachtungsprotokollen und Interviews mit den beteiligten Akteuren anhand von 15 Verläufen von Menschen mit einer unheilbaren fortgeschrittenen Erkrankung (meist Krebserkrankungen) Erkenntnisse zum gewünschten Sterbeort gewonnen. In allen Fällen wurde das Palliativteam einbezogen, um den Verbleib zuhause zu unterstützen. Im Rahmen der Forschung konnten hinter diesem Anliegen der Betroffenen jedoch vier unterschiedliche Ausprägungen identifiziert werden: (1) zuhause leben, aber nicht sterben, (2) zuhause sein, solange es geht, (3) zuhause sterben und (4) den Tod zuhause zulassen. Nachfolgend werden diese Faktoren kurz skizziert; für eine ausführliche Darstellung samt Zitaten sei auf Pleschberger (2012) verwiesen.

---

18 Das Projekt wurde im Rahmen des Programms »Translational Research« vom FWF gefördert (2007–2010).

2.4.1 Zuhause leben (aber nicht sterben)

Fallbeispiel

Im Fall eines Ehepaares (Alter: 60+) war es trotz vieler Versuche dem Palliativteam nicht gelungen, eine konstruktive Kommunikation über das Sterben und den Ort des Sterbens herzustellen. Zwar hatte Herr U., der im fortgeschrittenen Stadium an Darmkrebs erkrankt war, den Wunsch, zuhause sterben zu können, offenbart, es gelang jedoch nicht, darüber gemeinsam oder allein mit Frau U. ein offenes Gespräch zu führen. Die Versorgung von Herrn U. war in den letzten Lebenswochen durch wiederholte Krankenhauseinweisungen geprägt, wo Herr U. schließlich auch verstarb. Nach dem Tod ihres Ehemannes bekundete Frau U., dass es ihr auch lieber gewesen sei, dass er dort verstorben ist. Der Auftrag des Palliativteams lautete somit nur vordergründig, ein Verbleiben zuhause zu ermöglichen. Eigentlich ging es darum, so lange wie möglich ein Leben zuhause zu ermöglichen, das Sterben jedoch »draußen« zu lassen.

Eine Aussage über den gewünschten Sterbeort zu treffen, ist nur möglich, wenn man sich zuvor mit dem Thema Sterben auseinandergesetzt hat. Selbst im Fall einer fortgeschrittenen schweren Erkrankung findet eine solche Auseinandersetzung nicht zwingend statt. Trotz Gesprächsangeboten können oder möchten sich diese Menschen und/oder ihre An- bzw. Zugehörigen mit einem absehbaren Sterben nicht konfrontieren; sie vermeiden, wie in dem Beispiel angedeutet, das Thema.

2.4.2 Zuhause sein (so lange, bis …)

Fallbeispiel

Frau M. (Alter: 55+) äußerte gegenüber dem Palliativteam im Zusammenhang mit dem progredienten Verlauf ihrer Brustkrebserkrankung wiederholt, dass sie zuhause bleiben möchte, dies aber wohl kaum »bis zuletzt« möglich wäre. Sie knüpfte ihr »zuhause bleiben können« an die Fähigkeit, ihre Ausscheidungen kontrollieren und auf die Toilette gehen zu können. Es blieb unklar, ob hier Scham eine Rolle spielte und dass sie ihren Söhnen keine körperlichen Pflegetätigkeiten zumuten wollte oder primär das Wissen um die Grenzen dessen, was diese »unbeschadet« leisten können. Vielleicht kam auch die Unvorstellbarkeit einer vollständigen Abhängigkeit von ihren Kindern zum Tragen, die Frau M. nicht in ihr Selbstbild zu integrieren vermochte. Die intensiven Bemühungen der Ärztin des Palliativteams, Frau M. von der Möglichkeit, zuhause zu bleiben, auch im Sterben, zu überzeugen, führten zu keinem Erfolg. Frau M. starb schließlich drei Tage nach ihrer Aufnahme auf einer Palliativstation.

Etliche Patient:innen äußern wie Frau M. den Wunsch, möglichst »bis zuletzt« oder »so lange wie möglich« zuhause zu sein; das Sterben selbst beziehen sie nicht explizit ein. Mit dem »bis« wird die Bedingung formuliert, die die Grenze für einen Verbleib zuhause markiert. Das kann eine bestimmte Symptomatik sein (z. B. Schmerzen, Atemnot, Blutungen) oder auch an der Belastbarkeit des sozialen Netzes festgemacht werden. Ein »bis zuletzt« im häuslichen Umfeld wird zwar in den Blick genommen, d. h. es handelt sich nicht um eine Vermeidung des Themas. Jedoch wird deutlich, dass dieses »zuletzt« nicht an die Sterbephase im engeren Sinn geknüpft ist. Für diese Menschen ist es eine passende Option, zum Sterben in eine stationäre Einrichtung zu gehen. Sie ermöglicht oft erst die häusliche Versorgung, weil es diese begrenzt, bzw. einen Ausweg für »zuletzt« offenhält. Dies gilt auch für die An- und Zugehörigen.

2.4.3 Zuhause leben und sterben (im Kreis der Familie)

Fallbeispiel

Frau Z. (44 Jahre, Diagnose: Brustkrebs im Endstadium) hatte ihren Wunsch, zuhause sterben und auch nicht in ein Hospiz zu wollen, schon sehr früh, bei Diagnosestellung, allen Beteiligten gegenüber ausgesprochen und auch im weiteren Verlauf nicht mehr geändert. Ihre beruflich in der Krankenpflege tätige Schwester zog vorübergehend in den Haushalt und unterstützte die Familie. Rückblickend wurde deutlich, dass der Wunsch von Frau Z. alle Beteiligten an die Grenzen der Belastbarkeit geführt hatte; nicht zuletzt auch deshalb, weil es ein sehr langer, über Wochen andauernder Sterbeprozess war und auftretende Probleme stets einer Versicherung bedurften, dass das Sterben zugelassen wird. So stellte beispielsweise ein akuter Harnwegsinfekt die Familie und die Ärztin des Palliativteams erneut vor die Frage, ob eine Antibiotikagabe sinnvoll wäre. Das familiäre System erwies sich als stabil genug, sodass Frau Z. nach vielen Wochen auch zuhause sterben konnte. Das Palliativteam ermöglichte eine Symptomlinderung, und ihm kam die wichtige Aufgabe zu, Sicherheit zu vermitteln, durch viel Information und die Zusicherung, jederzeit erreichbar zu sein.

In der Diktion des »Sterbens zuhause« wird der Prozess des Sterbens in das noch antizipierte verbleibende Leben am Lebensende integriert. Menschen, die sich darauf einlassen, sehen einer Phase entgegen, die mit zunehmendem Pflegebedarf und einer Abwärtsentwicklung einhergeht. Auch wenn es Erfahrungswerte abhängig von den Diagnosen/Krankheitsbildern gibt, kann im Einzelfall nicht vorhergesagt werden, wie lange diese Phase dauert. Auf diesem Weg bedarf es einer professionellen Begleitung und Unterstützung, um mit den einhergehenden Unsicherheiten adäquat umgehen zu können. Denn das Sterben wird immer wieder hinterfragt, es muss abgewogen werden, da Optionen für therapeutische Interventionen, Krankenhauseinweisungen etc. bestehen bleiben; es bedarf daher einer immer wiederkehrenden Vergewisserung, dass die letale Krankheit unwiderruflich fortgeschritten ist und das Sterben allenfalls um kurze Zeit verzögert würde, ohne dass dadurch Lebensqualität gewonnen würde. Je länger der Sterbeprozess dauert, desto häufiger stellen sich solche Situationen ein.

2.4.4 Zuhause auch bei Eintritt des Todes

Fallbeispiel

Als bei Frau W. (90+) im hohen Alter im Rahmen einer klinischen Behandlung die Diagnose Lungenkrebs im fortgeschrittenen Stadium gestellt wurde, bekundete ihre Enkelin sogleich, sie wolle »alles tun, für ihre Großmutter«. Sie zeigte sich zunächst skeptisch gegenüber der möglichen Einbindung eines Palliativteams in die häusliche Versorgung. Als bei Frau W. die Behandlung schließlich abgebrochen und sie aus dem Krankenhaus entlassen werden sollte, suchte die Enkelin doch das Gespräch mit der Ärztin des Palliativteams. Letztere klärte die Enkelin von Frau W. auch darüber auf, dass sie [das Palliativteam] beim Eintreten des Todes nicht reanimieren würden. Daraufhin fragte diese entsetzt: »Und was machen wir dann?«. Die Ärztin erklärte ihr, dass in diesem Fall »der natürliche Tod aufgrund der Krankheit eingetreten wäre, Frau W. somit gestorben wäre«. Diese klare Aussage löste bei der Enkelin einen Reflexionsprozess aus, denn ein mögliches Sterben zuhause hatte sie nicht im Blick gehabt. Als sich der Zustand von Frau W. dramatisch verschlechterte, wandte sich die Enkelin als Erstes an das Palliativteam und besprach, was auf »sie beide zukommen würde«, ebenso wie die beiden folgenden Optionen: ins Krankenhaus einweisen oder zuhause sterben lassen. Dass sich die Enkelin schließlich gegen eine Krankenhauseinweisung entschied, war Ergebnis eines Ringens im offenen Gespräch mit der Ärztin des Palliativteams und der Vergewisserung, dass das Palliativteam ihr jederzeit zur Seite stehen würde.

Die Konfrontation damit, dass der Tod zuhause eintreten könnte, erfolgt für Angehörige oft unerwartet dramatisch. Mit der Institutionalisierung des Sterbens sind entsprechende Erfahrungen damit im familiären Umfeld nahezu verschwunden. Auch wenn vordergründig ein Sterben zuhause von den Beteiligten mitgetragen wird, heißt das nicht unbedingt, dass der Prozess von allen zu Ende gedacht wurde. Dass mit dem Sterben gerechnet werden muss, und was damit einhergehen kann, gilt es daher möglichst frühzeitig zu thematisieren. In den Institutionen (i. d. F. das Krankenhaus) werden diese Themen nur selten deutlich an- und ausgesprochen. Es zeigte sich im Beispiel, dass eine Vertrauensbasis erforderlich ist, um auch im »Notfall« das Ziel, ein Sterben zuhause zu ermöglichen, nicht aus dem Blick zu verlieren.

2.4.5 Fazit

Die Fallverläufe verdeutlichen, wie vielfältig die Perspektiven der betroffenen Patient:innen und ihrer An- und Zugehörigen auf das Konstrukt »zuhause bleiben« im Fall einer unheilbaren progredienten Erkrankung sind. Sie zeigen vor allem auch, dass ein einmaliges Abfragen des gewünschten Sterbeortes kaum zu offenbaren vermag, was die Beteiligten jeweils damit verbinden. Sie unterstreichen nicht zuletzt die Bedeutung einer offenen, proaktiven Kommunikation aller Beteiligten, wie sie sich im Kern auch in unserer qualitativen Längsschnittstudie zur Versorgung älterer gebrechlicher Menschen am Lebensende abzeichnete (Klindtworth et al., 2017). Deutlich wird gleichermaßen die Bedeutung der von Schneider et al. (2015) herausgearbeiteten Wirkfaktoren der SAPV: Symptomlinderung, Alltagsrahmung und nicht zuletzt das Sicherheitsversprechen, das auch und gerade für die begleitenden An- und Zugehörigen zentral ist.

2.5 Gewünschter Sterbeort: Forschungslinien und -befunde

Mittlerweile gibt es eine differenzierte Auseinandersetzung in der Forschungsliteratur rund um die Frage des gewünschten Sterbeortes. Sie relativiert die Aussagekraft entsprechender Daten auch dahingehend, dass die individuellen Situationen in der Regel von einer hohen Komplexität und Dynamik gekennzeichnet sind. Um den damit einhergehenden Herausforderungen gerecht werden zu können, reicht es nicht aus, sich lediglich auf eine einfache Abfrage des gewünschten Sterbeorts zu beziehen. Sowohl für die Forschung als auch für die Versorgungspraxis ergeben sich daraus vielfältige Herausforderungen.

2.5.1 Versorgung am Lebensende als dynamisches Geschehen

In einer qualitativen Studie mit acht Personen mit einer lebenslimitierenden Erkrankung (Lebenserwartung: < zwölf Monate) und neun pflegenden Angehörigen gingen Gerber et al. (2019) der Frage nach, wie die Entscheidungsfindung hinsichtlich der Wünsche zum Ort der Versorgung und des Sterbens erfolgt. Die Wünsche in Bezug auf den Ort der Versorgung am Lebensende respektive Ort des Sterbens waren geprägt von der Unsicherheit, die mit der Betreuung eines Menschen mit einer lebenslimitierenden Erkrankung einhergeht. Zwar war das Zuhause der bevorzugte Ort, jedoch war dieser für die Patient:innen auch eng verbunden mit der Sorge, eine Belastung für Angehörige zu sein, und für die Angehörigen selbst mit der Sorge, die Anforderungen nicht bewältigen zu können. Wenn dies eintrat, fühlten sich sterbende Menschen zuhause nicht mehr sicher (Brazil et al., 2005; Haslbeck & Schaeffer, 2006).

Wünsche, die zu einem gegebenen Zeitpunkt geäußert werden, insbesondere wenn sich jemand noch in einem früheren Stadium des Krankheitsverlaufs befindet, haben daher nicht zwingend im weiteren zeitlichen Verlauf bzw. insbesondere in der Phase des Sterbens noch Gültigkeit (Robinson & Gott, 2020). Dieser Prozesscharakter in der Versorgung am Lebensende ist im Kontext der Betrachtung von Wünschen wesentlich (s. auch Woodman et al., 2016).

2.5.2 Gewünschter Ort der Versorgung ist nicht gleich gewünschter Ort des Sterbens

Qualitative Studien haben gezeigt, dass die Rücksichtnahme der Patient:innen gegenüber dem familiären System eine wichtige Rolle spielt, insbesondere was den (gewünschten) Ort des Sterbens angeht. Trotz einer individuellen Präferenz des Zuhauses werden aus diesen Überlegungen auch von Patient:innen über den zeitlichen Verlauf der Erkrankung hinweg institutionelle Settings erwogen (Gerber et al., 2019; Woodman et al., 2016).

Zu der Frage, ob sich die Wünsche der Betroffenen zum gewünschten Ort der Versorgung (place of care) und des Sterbens (place of death) unterscheiden, liegen divergente Forschungsbefunde vor (Agar et al., 2008; Pollock et al., 2023). Beispielsweise wurden in einer quantitativen Studie strukturierte Interviews mit unheilbar erkrankten Patient:innen (n = 96) in onkologischen Klinikabteilungen (Zeitpunkt t0) und eine schriftliche Folgebefragung einen Monat nach der Krankenhausentlassung (Zeitpunkt t1, n = 57) durchgeführt (Neergaard et al. 2018). Darin ergaben sich auf die direkte Frage zu den Wünschen der Patient:innen bezogen auf den Ort der Versorgung (place of care) im Vergleich zum gewünschten Ort des Sterbens (place of death) keine signifikanten Unterschiede. Die Ergebnisse qualitativer Studien verdeutlichen hingegen, dass für An- und Zugehörige die Frage, wo der Tod eintritt, wesentlich bedeutsamer sein kann, denn ein Sterben zuhause bedeutet, dass der Tod dort eintritt, wo sie weiterleben (müssen) (Pollock, 2015; Pollock et al., 2023; Woodman et al., 2016). Eine Aufnahme in ein Hospiz zum Ende wird daher auch von An- und Zugehörigen oft als sehr positiv erlebt (Woodman et al., 2016, S. 426).

2.5.3 Wünsche sind nicht absolut

Wünsche nach dem Ort des Sterbens stellten sich in der qualitativen Längsschnittstudie von Gerber et al. (2019) keinesfalls als stabil heraus und selten als ›absolut‹, sondern sie wurden in Relation zu den Bedürfnissen ihrer An- und Zugehörigen formuliert. »Es kommt darauf an…« waren häufige Antwortmuster, und selbst wenn Wünsche klar formuliert waren, gab es eine gewisse Akzeptanz, dass diese möglicherweise nicht erfüllt werden können (Gerber et al., 2019). Die Autorinnen zeigten, dass diese Flexibilität auch eine Änderung bzw. Anpassung der Wünsche ermöglichte, falls sich dies als nötig erwies (Gerber et al., 2019).

Die Metaanalyse von Woodman et al. (2016) gibt Hinweise darauf, dass sich die Orte der Versorgung im Zeitverlauf ändern, dies aber weniger auf veränderte Wünsche zurückgeht, sondern vielmehr darauf, dass An- und Zugehörige an ihre Grenzen geraten.

Dass der gewünschte Ort der Versorgung am Lebensende eine Frage ist, deren Antwort von einer Vielzahl an Faktoren abhängt, zeigen Funk et al. (2022) in einer groß angelegten, auf unterschiedliche Szenarien bezogenen repräsentativen Befragung der Allgemeinbevölkerung in Kanada (n = 2.500). Deutlich wurde, dass »zuhause« keineswegs der universell bevorzugte Sterbeort in der kanadischen Bevölkerung ist. In Situationen, in denen wenig informelle Unterstützung verfügbar war oder in denen die Symptomlast hoch war, bevorzugte die Mehrheit der Befragten Palliativstationen oder Hospize (Funk et al., 2022). Die Autorinnen fordern deshalb zwei Dinge: zum einen eine Flexibilität in der Ausrichtung der Versorgung am Lebensende, und zum anderen die Betrachtung der Frage der Versorgung am Lebensende als Prozess und weniger als eine Wahl zu einem bestimmten Zeitpunkt.

2.5.4 Zuhause bleiben als das kleinere Übel

Beim Wunsch nach einem Verbleib zuhause müssen auch die bestehenden Alternativen berücksichtigt werden. Mitunter ergibt sich der Wunsch, zuhause zu bleiben, eben nur daraus, dass man keinesfalls in ein Pflegeheim oder ein Krankenhaus möchte (Pleschberger & Wosko, 2017). Auch in der Studie von Gerber et al. (2019) waren die Perspektiven auf institutionelle Versorgung in hohem Maße von eigenen Erfahrungen bzw. (negativen) Bildern oder Berichten anderer geprägt (insbesondere in Bezug auf Pflegeheime). Dies ist insofern problematisch, als die Situation in der häuslichen Umgebung eben nicht immer eine qualitätsvolle Versorgung und Begleitung ermöglicht. Pollock leitet daraus die Forderung ab, dass es eine stärkere Aufmerksamkeit auf das Sicherstellen einer qualitätsvollen Versorgung sterbender Menschen in den Institutionen bräuchte (Pollock, 2015).

2.5.5 Die Situation der Angehörigen berücksichtigen

Eine Metaanalyse von Studien zur Situation von Angehörigen in der End-of-life care zeigt, dass einige Angehörige aus unterschiedlichen Gründen Pflege zuhause als ihre Verpflichtung ansehen (Woodman et al., 2016). Dabei werden sowohl positive als auch negative Folgen einer Betreuung von sterbenden Menschen zuhause aufgezeigt, wobei die Ergebnisse der Metaanalyse unterstreichen, dass nicht für alle das Zuhause der »beste« Ort der Versorgung ist (Woodman et al., 2016). Aus der Einsicht, dass es gerade für die Angehörigen oft nicht einfach ist, dies auszusprechen, ergibt sich auch eine wichtige Aufgabe für professionelle Helfer:innen.

Im bereits erwähnten Projekt zum (An-)Erkennen des Sterbens wird deutlich, wie sehr für An- und Zugehörige das Sterben in der häuslichen Umgebung neben Gefühlen der Verpflichtung auch mit unterschiedlichen Aspekten des Phänomens Verantwortung verbunden ist (Wenzel & Pleschberger, 2012). Letztlich übernehmen sie (Mit-)Verantwortung dafür, dass in einer bestimmten Situation gestorben wird. Das Sterben zulassen und aushalten ist vor diesem Hintergrund eine der größten Herausforderungen (Wenzel & Pleschberger, 2012).

Wenn zuhause sterben als Anspruch normalisiert wird, dann kann ein »Nichtgelingen« Schuldgefühle hervorrufen – sowohl bei An- und Zugehörigen als auch bei den Professionellen, so Pollock (2015). Explizit sei hier auch auf geschlechtsspezifische Aspekte der informellen sowie formellen Pflege und Betreuung bzw. Palliativversorgung hingewiesen (Reitinger & Beyer, 2019; Morgan et al., 2016).

Schließlich gilt es zu berücksichtigen, dass An- und Zugehörige häufig in sich ein komplexes System bilden, in dem es unterschiedliche Meinungen gibt: Wer setzt sich durch? Wie können unterschiedliche Präferenzen hinsichtlich des Wunsches nach dem Sterbeort ausgehandelt werden? Nehmen Professionelle hier eine Moderationsrolle ein?

2.5.6 Verengter Fokus auf den Sterbeort

Mit Blick auf die Politik in einigen Ländern, allen voran Großbritannien, nimmt Pollock in einem umfassenden Kommentar zur Problematik der Wünsche am Lebensende Stellung (Pollock, 2015). Sie hinterfragt, ob »Wunsch« oder »Wahlfreiheit« relevante und passende Kategorien sind, wenn es um das Lebensende geht, denn die meisten möchten nicht krank sein und schon gar nicht sterben (Pollock, 2015). Der Wunsch, zuhause zu bleiben, kann auch als Ausdruck des Wunsches nach Erhalt von Autonomie gelesen werden, um so der existenziellen Ohnmacht, mit der das Sterben verbunden ist, etwas entgegensetzen zu können (Schuchter & Kählin, 2021).

In einer Studie zum »guten Sterben«, in der Palliativpatient:innen sowie Angehörige offen zu ihren Wünschen und Anliegen interviewt wurden, zeigt sich, dass soziale Beziehungen und Sorgenetzwerke für Menschen wichtiger waren als die konkreten Sterbeorte. Letztere spielten in den Interviews eine auffallend kleine Rolle (Heimerl & Egger, 2021).

Schließlich wird kritisiert, dass Diversität hinsichtlich kultureller Faktoren oder aber auch geschlechtsspezifischer Aspekte in Bezug auf den Wunsch in der Forschung noch zu wenig berücksichtigt wird (Pollock 2015; Funk et al., 2022).

2.6 Schlussfolgerungen

Die Auseinandersetzung mit der Forschungsliteratur hat gezeigt, dass kaum einheitliche Trends in Bezug auf Präferenzen betreffend den Ort des Sterbens ausgemacht werden können, sondern die Bedeutung des Sterbeortes von vielen Faktoren abhängt, die auf individueller Ebene zu bestimmen sind, vor allem in der Praxis der Versorgung. Was bedeuten die Erkenntnisse aus der Forschung für die Praxis der häuslichen Palliativversorgung darüber hinaus?

Die Bedeutung des Sterbeortes kann stets nur individuell bestimmt werden und erfordert eine kommunikative Auseinandersetzung, die von den Mitarbeiter:innen der Hospiz- und Palliativdienste angeregt und geführt werden muss, wenn Sterben zuhause gelingen soll. Allerdings ist dabei ein behutsames Vorgehen erforderlich, um das Verpflichtungsgefühl von Angehörigen nicht (noch mehr) zu forcieren. Wünsche und Anliegen, aber auch Ressourcen und Kapazitäten sind abzuwägen und erfordern besonders in jenen Situationen viel Geschick, wo Prioritäten und Einschätzungen der beteiligten Familienmitglieder auseinandergehen. Ein weiteres Fazit ist, den (bevorzugten) Ort des Sterbens unbedingt gesondert vom (gewünschten) Ort der Versorgung anzusprechen, proaktiv andere Orte des Sterbens zu thematisieren und die gegenseitige Rücksichtnahme zu beachten (Gerber et al., 2019). In Gesprächen auch proaktiv andere Orte des Sterbens zu thematisieren, zumindest darüber nachzudenken, kann neue Optionen eröffnen bzw. Entlastung verschaffen (Woodman et al., 2016).

In Gesprächen ist es zudem wichtig, Angehörigen zu erklären, dass sich der Sterbewunsch verändern kann, und dies nicht zwangsläufig bedeutet, dass die Angehörigen etwas falsch gemacht haben (Funk et al., 2022). Dies bedeutet für alle Beteiligten, dass ein einmal geäußerter Wunsch nicht unhinterfragt für den gesamten Betreuungsverlauf als Richtschnur verwendet werden darf. Vielmehr gilt es immer wieder zu überprüfen und nachzufragen, ob das einmal Gesagte noch Gültigkeit hat. Hierbei kann auch die Unterscheidung zwischen »idealen« und »pragmatischen« Wünschen hilfreich sein (Neergaard et al., 2018).

Die Kommunikationsmuster in Familien lassen ein klares Ansprechen des bevorstehenden Sterbens oft nicht zu. Ausführungen zeigen, dass es dennoch wichtig ist, dass Professionelle alles tun, um zur Klärung beizutragen und die Möglichkeit zu eröffnen, Ängste, Sorgen, aber eben auch Wünsche und Anliegen zu thematisieren. Wenn diese nicht offen kommunizierbar sind, kann Sterben zuhause nicht gelingen, so eine Erkenntnis (Pleschberger, 2012). Dies bedeutet aber auch nicht, dass in solchen Fällen kein gutes Sterben möglich ist, auch darauf sei abschließend nochmals hingewiesen.

In *gesundheitspolitischer Perspektive* lässt sich aus den vorliegenden Forschungsarbeiten vor allem der Schluss ziehen, dass ein (zu enger) Fokus auf den Sterbeort »Zuhause« sowohl für die Ausrichtung der Versorgung als auch als Kriterium für die Evaluierung ihrer Qualität fragwürdig ist. Dadurch wird die Aufmerksamkeit weg von den Erfahrungen rund um das Sterben gelenkt (Pollock, 2015). Nur ein Ausbau von Angeboten, die qualitätsvolles Symptommanagement und ein »gutes Sterben« in allen Settings ermöglicht, wird den Wünschen und Anliegen der Betroffenen gerecht (Funk et al., 2022).

In der *Forschung* bedarf es einer differenzierten Herangehensweise, wenn der gewünschte Ort des Sterbens abgefragt wird, um zu vermeiden, dass reflexhaft und schematisch »zuhause sterben« als Antwort evoziert wird, vor allem, wenn die Allgemeinbevölkerung befragt wird. Auch sollte im Zusammenhang mit den Wünschen der Betroffenen berücksichtigt werden, dass diese nie isoliert von den anderen Personen und Akteuren gesehen werden können, sondern das Wohlergehen der anderen für die sterbenden Menschen ebenso bestimmend ist, wenn es um Entscheidungen am Lebensende bzw. die Betrachtung eines »good death« geht (Lang et al., 2022).

Literatur

Agar, M., Currow, D. C., Shelby-James, T. M. et al. (2008). Preference for place of care and place of death in palliative care: are these different questions? *Palliative Medicine*, 22(7), 787–795.

Baumgartner, J. (2020/2021). *Sterbeorte Österreich Erwachsene. Auswertungen Österreich und Bundesländer, alle Diagnosen (2019)*. Graz: Koordination Palliativbetreuung Steiermark. https://www.hospiz.at/wordpress/wp-content/uploads/2021/02/Sterbeorte_Alle_18_2019.pdf (zuletzt abgerufen am 03.11.2023).

Brazil, K., Howell, D., Bedard, M. et al. (2005). Preferences for place of care and place of death among informal caregivers of the terminally ill. *Palliative Medicine*, 19(6), 492–499.

Dasch, B., & Zahn, P. K. (2021). Sterbeorttrend und Häufigkeit einer ambulanten Palliativversorgung am Lebensende. Analyse von Todesbescheinigungen (2001, 2011, 2017) sowie pseudonymisierten Daten ausgewählter PKDs in Westfalen (2017). *Dtsch Arztebl Int*, 118, 331–338.

Deutscher Hospiz- und PalliativVerband e. V. (DHPV). (2022, September). *Sterben in Deutschland – Wissen und Einstellungen zum Sterben. Repräsentative Umfrage der Forschungsgruppe Wahlen Telefonfeld GmbH, im Auftrag des Deutschen Hospiz- und PalliativVerbands e. V.* https://www.dhpv.de/files/public/aktuelles/Forschung/Forschung_2017_Ergebnisse_DHPVBevoelkerungsbefragung.pdf (zuletzt abgerufen am 03.11.2023).

Funk, L. M., Mackenzie, C., Cherba, M. et al. (2022). Where would Canadians prefer to die? Variation by situational severity, support for family obligations, and age in a national study. *BMC Palliative Care*, 21, 139.

Gerber, K., Hayes, B., & Bryant, C. (2019). ›It all depends!‹: A qualitative study of preferences for place of care and place of death in terminally ill patients and their family caregivers. *Palliative Medicine*, 33(7), 802–811.

GÖG – Gesundheit Österreich GmbH. (2014). *Abgestufte Hospiz- und Palliativversorgung für Erwachsene. 2. Aktualisierung im Auftrag des Bundesministeriums für Gesundheit.* https://www.sozialministerium.at/dam/jcr:34908962-8736-4815-a626-bdf380dad38d/Brosch%C3%BCre_Hospiz-_und_Palliativversorgung.pdf (zuletzt abgerufen am 03.11.2023).

Gomes, B., & Higginson, I. J. (2006). Factors influencing death at home in terminally ill patients with cancer: systematic review. *BMJ*, 332(7540), 515–521.

Haslbeck, J. W., & Schaeffer, D. (2006). Palliative Care und Familie. Unterstützungsbedürfnisse von Angehörigen in der häuslichen Sterbebegleitung. *Krankendienst*, 2, 33–41.

Heimerl, K., & Egger, B. (2021) Sterben ist schön und auch nicht schön. Erzählungen der Betroffenen zum ›guten Sterben‹. In K. Heimerl, B. Egger, P. Schuchter et al. (Hrsg.), *Sterbewelten. Die Perspektive der Betroffenen auf ›gutes Sterben‹* (S. 209–227). der hospiz verlag.

Heller, A., Pleschberger, S., Fink, M. et al. (2013) *Die Geschichte der Hospizbewegung in Deutschland* (2. Auflage). der hospiz verlag.

Klindtworth, K., Geiger, K., Pleschberger, S. et al. (2017). Leben und Sterben mit Gebrechlichkeit. Qualitative Interviews mit älteren Menschen im häuslichen Umfeld. *Zeitschrift für Gerontologie und Geriatrie*, 50, 151–158.

Lang, A., Frankus, E., & Heimerl, K. (2022). The perspective of professional caregivers working in generalist palliative care on ›good dying‹: An integrative review. *Social Science & Medicine*, 293, 114647.

Morgan, T., Williams, A., Trussardi, G. et al. (2016). Gender and family caregiving at the end-of-life in the context of old age: A systematic review. *Palliative Medicine*, 30(7), 616–24.

Neergaard, M. A., Brogaard, T., Vedsted, P. et al. (2018). Asking terminally ill patients about their preferences concerning place of care and death. *International Journal of Palliative Nursing*, 24(3), 124–131.

Pleschberger, S. & Wosko, P. (2017). Wie denken alleinlebende hochaltrige Menschen über eine Vorsorgeplanung? Zu den Ergebnissen einer qualitativen Studie. *Praxis Palliative Care*, 37, 4–7.

Pleschberger, S. (2012). Zu Hause sterben zwischen Wunsch und Wirklichkeit. In K. Wegleitner, K. Heimerl, A. Helle (Hrsg.), *Der Tod hält sich nicht an Dienstpläne* (S. 106–118). der hospiz verlag.

Pollock, K. (2015). Is home always the best and preferred place of death? *Britisch Medical Journal*, 351, h4855.

Pollock, P., Caswell, G., Turner, N., Wilson, E. (2023). The ideal and the real: Patient and bereaved family caregiver perspectives on the significance of place of death. *Death Studies*, 48(4), 312–325.

Radbruch, L., Schmedding, L., Ateş, G. et al. (2022). Infrastruktur der Palliativversorgung – Versorgungspfade von pflegebedürftigen Menschen in der palliativen Phase. In K. Jacobs, A. Kuhlmey, S. Greß, et al. (Hrsg.). *Pflege-Report 2022. Spezielle Versorgungslagen in der Langzeitpflege* (S. 33–52). Springer.

Reitinger, E., & Beyer, S. (2019). *Geschlechtersensible Hospiz- und Palliativkultur in der Altenhilfe.* Mabuse.

Robinson, J., & Gott, M. (2020). Qualitative research shows that preferences for place of end-of-life care and death are shaped by the uncertainty of living with a life-limiting illness for patients and family caregivers and are neither synonymous nor stable. *Evidence Based Nursing*, 23(3), 84.

Schleicher, B., Pochobradsky, E., & Rottenhofer, I. (2018). *Hospizkultur und Palliative Care für Erwachsene in der Grundversorgung. Praxisleitfaden im Auftrag der Bundesgesundheitsagentur.* Gesundheit Österreich. https://jasmin.goeg.at/id/eprint/389 (zuletzt abgerufen am 03.11.2023).

Schneider, W., Eichner, E., Thoms, U. et al. (2015). Zur Praxis von SAPV in Bayern: Wirksamkeit, Struktur-/Prozesseffekte und ländliche Versorgung. *Gesundheitswesen*, 77(03), 219–224.

Schuchter, P., & Kählin, L. (2021). Macht und Ohnmacht am Lebensende – eine Dispositivanalyse. In K. Heimerl, B. Egger, P. Schuchter, et al. (Hrsg.), *Sterbewelten. Die Perspektive der Betroffenen auf ›gutes Sterben‹* (S. 250–265). der hospiz verlag.

Tang, S. T., & Chen, C.-H. (2012). Place of death and end-of-life care. In J.D. Cohen, L. Deliens (Hrsg.), *A Public Health Perspective on End of Life Care* (S. 21–34). Oxford University Press.

Wenzel, C., & Pleschberger, S. (2012). Sterben zu Hause – Herausforderungen für An- und Zugehörige. In K. Wegleitner, K. Heimerl, & A. Heller (Hrsg.), *Der Tod hält sich nicht an Dienstpläne* (S. 55–67). der hospiz verlag.

Woodman, C., Baillie, J., & Sivell, S. (2016). The preferences and perspectives of family caregivers towards place of care for their relatives at the end-of-life. A systematic review and thematic synthesis of the qualitative evidence. *BMJ Supportive & Palliative Care*, 6, 418–429.

3 Zuhause als sozialräumliche Kategorie – konzeptionelle Überlegungen aus der Sozialen Arbeit

Christian Schütte-Bäumner, Ingo Neupert, Sabine Meier und Christopher Southernwood

Mit diesem Beitrag soll erstens diskutiert werden, welche Bedeutungen »zuhause« in einer palliativen Situation aus einer mehrdimensionalen Perspektive hat, folglich, wenn die Lebenssituation von Menschen mit einer lebensbegrenzenden fortgeschrittenen Erkrankung, wechselnden physischen Aufenthaltsorten sowie ausgeprägten Abhängigkeiten vom Versorgungssystem und Unterstützungsangebot der Sozialen Arbeit geprägt ist. Zweitens soll diskutiert werden, wie Soziale Arbeit, vor allem im Kontext von Caring Communities, Unterstützung leisten kann.

3.1 Einleitung

Mehrdimensionalität beschreibt ein zentrales Credo der hospizlich-palliativen Idee: Am Ende des Lebens müsse es zentral darum gehen, die sterbenden Menschen sowie Nahestehende in lebensweltlichen Zusammenhängen gemeinsam zu adressieren. Als Ziel wird formuliert, den einzelnen Menschen in seinen Beziehungen und sozialumweltlichen Kontexten in den Blick zu nehmen. Weiterhin müsse sich die Handlungsorientierung auf die Ganzheitlichkeit von Beschwerden (Symptome) richten. Auf diese Weise ist ein grundsätzlich interdisziplinärer sowie mehrdimensionaler Ansatz angesprochen, der in Bezug auf Bedürfnisse und Versorgungsangebote sowie -möglichkeiten von monokausalen Erklärungsmodellen absieht. Vielmehr stehen mehrdimensional konstituierte Behandlungssettings im Vordergrund. »Neben der klassisch-biomedizinischen (physischen) Dimension gelten die emotionalen, sozialen und spirituellen Ebenen als komplexe Reflexionskategorien« (Schütte-Bäumner & Klomann, 2022), sodass Schmerzen und weitere Beschwerden im Sinne eines mehrdimensionalen Schmerzverständnisses (*total pain*, Saunders, 1993) verstanden werden können.

Mehrdimensionalität repräsentiert zugleich eine geeignete Perspektive, neben der Adressierungs- und Handlungskategorie, um das Phänomen »Zuhause« sozialwissenschaftlich-analytisch angemessen nachzuvollziehen. Auch hier steht die Abkehr von monokausalen Erklärungsmodellen im Mittelpunkt, sodass »Zuhause« als lebensphasenübergreifende Chiffre, als ein Ort verbindlicher, sozialer Beziehungen in lebensweltlichen Kontexten verstanden werden kann. Damit ist zugleich auch die Perspektive Sozialer Arbeit angesprochen, die im Rahmen ihres multiperspektivischen Unterstützungsrepertoires (Müller, 2017) das Zuhause so, wie es die Adressat:innen Sozialer Arbeit für sich definieren, einordnen muss.

In Bezug auf sozialpädagogische Hilfemöglichkeiten im Bereich Hospiz und Palliative Care differenziert Hugo Mennemann die Kontexte

- Subjekt,
- pädagogischer Bezug
- und örtlich-räumliche Dimension,

die er wiederum unter Bezugnahme auf Michael Winkler (1988) als Reflexionsoperatoren bezeichnet (Mennemann, 1998, 2005).

Der aus der Sozialen Arbeit heraus entwickelte Ansatz, hospizlich-palliative Interventionen aus unterschiedlichen Blickwinkeln zu erarbeiten und zu reflektieren, verdeutlicht die Koinzidenz mit dem Selbstverständnis des *total pain*.

Hinsichtlich der Unterstützungsformen Sozialer Arbeit im Zuhause der Adressat:innen Sozialer Arbeit im Bereich Hospiz und Palliative Care erscheint die Relationierung der drei Reflexionsoperatoren besonders instruktiv. Denn das Zuhause wird durch Menschen gemacht, es wird im Kontext ihrer Bedürfnisse, Wünsche und Vorstellungen konstruiert, d. h. individuell wie auch interaktiv hergestellt. Sozialkonstruktivistisch kann dieser Prozess auch als *home-making* beschrieben werden. Damit ist eine auf das Subjekt bezogene Perspektive angesprochen, die in der Interaktion zwischen Subjekten das Dialogische, also den wechselseitigen Austausch und Aushandlungsprozesse akzentuiert. »Es ist kein Zufall, dass auf der Interaktionsebene in der Auseinandersetzung mit sterbenden Menschen dialogische Inhalte wie Liebe, Glaube, Demut, Hoffnung und Vertrauen (Freire, 1987) gegen den Zeitgeist wieder in den Vordergrund treten« (Mennemann, 2005, S. 1840). Mennemann greift hier auf Winklers Theoretisierung der von Herman Nohl geprägten erziehungswissenschaftlichen Grundüberlegung »pädagogischer Bezug« zurück, um einerseits auf die Differenz der Positionierungen sterbender Menschen und die sie behandelnden und begleitenden Fachkräfte aufmerksam zu machen. Zugleich wird andererseits auf die Orientierung der Adressat:innen verwiesen. Der Bezug auf den dritten Kontext, »örtlich-räumliche Dimension«, lenkt schließlich die Aufmerksamkeit auf den Sterbeort und verweist damit auf die Frage, wo und wie gestorben wird und gestorben werden kann. Gut belegt ist der Befund, dass die meisten Menschen zuhause sterben möchten (Klie & Bruker, 2019; Zich & Sydow, 2015). Das Krankenhaus gilt als totale Institution (Goffman, 2023 [1973]). Während die Klinik als Ort erfahren wurde (und wird), an dem, orientiert an den verfügbaren technischen und pharmazeutischen Mitteln, die Möglichkeiten der Medizin ausgeschöpft werden, um Krankheitsverläufe aufzuhalten oder zu verzögern, orientiert sich der »ganzheitliche« Ansatz des Hospizes dem Selbstverständnis nach primär an den Bedürfnissen der Patient:innen (Müller, 2020, S. 27). Weil die Versorgungsmöglichkeiten im Bereich Hospiz und Palliative Care erheblich ausgebaut wurden, kann nunmehr auf ein quantitativ wie auch qualitativ umfassendes Versorgungssetting zurückgegriffen werden (Student et al., 2020), was gleichzeitig dazu führt, dass einerseits die Spezialisierung der Versorgung deutlich zugenommen hat (dies kann an der spezialisierten ambulanten Palliativversorgung exemplarisch verdeutlicht werden), andererseits aber die Übersicht und Transparenz der Angebote fehlt. Weiterhin stellen soziale Ungleichheit verstärkende Strukturen und regionale Unterschiede in der Hospiz- und Palliativversorgung (Melching, 2015) eine Herausforderung dar.

Vor diesem Hintergrund kommt der Disziplin und Profession Soziale Arbeit die Aufgabe zu, im Sinne der Bedürfnisse sterbender Menschen und ihrer Nahestehenden an der Wiedererlangung von Orientierung (Komplexitätsreduktion), an der Nachvollziehbarkeit der Versorgungsorganisation (Netzwerk- und Koordinierungsarbeit) sowie schließlich am Aufbau von Handlungsmethoden, die ein Erleben echter Anteilnahme und Begegnung ermöglichen, anzusetzen (Schütte-Bäumner, 2017), sodass sich die Selbstwirksamkeitserfahrung ihrer Adressat:innen wieder herstellt oder sich verstärkt. Ausgehend von der Frage, wie sterbende Menschen ihr Zuhause gestalten, wünschen und umsetzen wollen, erscheint dann die Reflexion des Konzeptes des sozialen Wohlbefindens (*social well-being*) als sinnvoll sowie schließlich die weitere Auseinandersetzung mit den Kompetenzen Sozialer Arbeit für den Aufbau umsorgender Netzwerke (Schütte-Bäumner, 2017) (Caring Communities).

3.1.1 Zuhause und die Dialektik des *home-making*

Ein Zuhause ist nicht per se an die eigene Wohnung oder an einen bestimmten Ort geknüpft. Es kann mit einer Erinnerung an eine bestimmte Periode im Leben oder mit der Bindung und Anwesenheit von vertrauten Menschen verbunden werden. Kern des Gefühls, »zuhause zu sein«, wird oftmals mit Glück, Sicherheit und Selbstverwirklichung in Verbindung gebracht (Mallett, 2004; Sixsmith, 1986). Selbstbestimmte, individuelle Praktiken sind Teil der Selbstverwirklichung und die Kontrolle über diese kann Sicherheit bieten. Da diese Praktiken immer körpergebunden sind, geht es um *räumliche Praktiken*, die in ihrer Gesamtheit Orientierung in Sozialräumen, Zeit und gesellschaftlichen Teilsystemen bieten. Zuhause ist, laut Kim Dovey (1985 S. 39) »[...] a highly complex system of ordered relations with place, an order that orients us in space, in time and in society«.

Die Abschirmung räumlicher Praktiken, die mit anderen Haushaltsmitgliedern geteilt oder allein durchgeführt werden, macht Privatsphäre aus. Diese wird rechtlich innerhalb der eigenen Wohnung abgesichert. Die rechtliche Absicherung privater Praktiken bedeutet jedoch nicht, dass die Wohnung Garant für Glück, Sicherheit und *Selbstverwirklichung* ist. Feministische Studien illustrieren schon lange, dass die Wohnung aufgrund von Misshandlungen oder Ausbeutung für viele Menschen kein glücklicher oder sicherer Ort ist (Pain, 1997; Young, 1997). Die Gleichzeitigkeit von unterschiedlichen, positiven und negativen Dimensionen, die mit dem Zuhause zusammenhängen, fasst Dovey (1985) als »dialectics of home« zusammen. In Abb. 3.1 wird diese Dialektik der häuslichen Palliativsituation grafisch verdeutlicht.

Dabei unterscheidet Dovey zwischen *spatial dialectics*, *social dialectics* und *dialectics of* appropriation. Grundidee der räumlichen Dialektik ist, dass das Zuhause ein »Ort der Ruhe« ist, der nur praktiziert und wahrgenommen werden kann, weil es andere

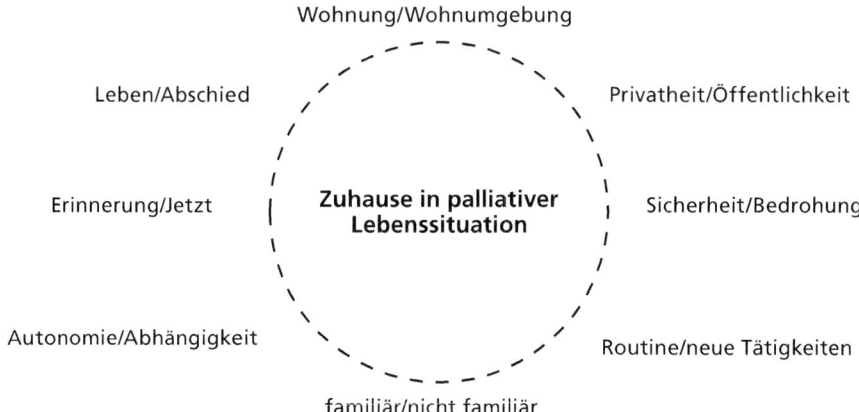

Abb. 3.1: Dialektik der häuslichen Palliativsituation

Orte gibt, die dies nicht verkörpern (auch wenn andere Orte aufgrund von Immobilität nicht (mehr) aufgesucht werden können, sind diese in unserem Bewusstsein vorhanden). Unter sozialer Dialektik versteht Dovey (1985, S. 47) u. a. die dynamische Wechselbeziehung zwischen Selbst- und Fremdbild(-ern), die durch häusliche Praktiken und materiell-symbolische Repräsentation des Zuhauses (re-)produziert werden. Mit der Dialektik der Aneignung greift Dovey auf den Aneignungsbegriff von Martin Heidegger zurück, den er in seinem Aufsatz »Sein und Zeit« Ende der 1960er Jahre veröffentlicht hatte. Aneignung als tätige Auseinandersetzung mit der Umwelt und damit mit dem Zuhause ist bedeutsamer Teil unseres »In-der-Welt-Seins«. Tätige Auseinandersetzung heißt, sich um Menschen und Orte zu kümmern, sich auf die Umwelt einlassen und in »der Welt zu wohnen«. Durch die tätige Auseinandersetzung mit Orten und Objekten werden in diese Bedeutungen eingeschrieben, die gesellschaftlich wiedererkannt und gedeutet werden können.

Der Fokus liegt hier also eher auf den Praktiken, durch welche ein Zuhause »gemacht« wird, als auf dem Ort selbst. Dieses *home-making* wird in anderen Studien als ein transaktionaler Prozess beschrieben, mit dem sich Menschen ihre physische und soziale Umgebung aneignen, sich mit diesen identifizieren (Blunt & Dowling, 2022; Meier & Eckardt, 2025). Darum plädiert Doreen Massey (1992) auch dafür, Zuhause sowohl als eine Reihe räumlicher Praktiken und sozialer Interaktionen als auch als physische Orte zu begreifen, die in ein Machtgefüge eingebettet sind, das von sozialen und ökonomischen Ungleichheiten geprägt ist. Insbesondere diese Sichtweise ist hilfreich, um die Bedeutungen von Zuhause in palliativen Situationen zu analysieren. Welche der oben beschriebenen Dialektiken und Dimensionen werden relevanter oder gerade irrelevant, wenn eine Person mit einer lebensbegrenzenden fortgeschrittenen Erkrankung »wohnen« muss?

3.2 Psycho-soziales Wohlbefinden als Bezugspunkt eines subjektorientierten Zuhauses

Wird *home-making* als tätige Auseinandersetzung mit Orten und Beziehungen um den psychologisch-emotionalen Resonanzraum erweitert (Saegert, 1985, S. 287) ist es nötig, hier zunächst im Kontext der Versorgung am Lebensende den Begriff des Wohlbefindens herauszustellen, der die positiven Dimensionen des Lebens beinhaltet. Auf den ersten Blick mag dies paradox anmuten, da insbesondere in der Palliativversorgung durch den Krankheitsprogress die massiven bio-psycho-sozialen Belastungen der Betroffenen und ihres sozialen Umfelds dominieren. Begründet aus einem salutogenetischen Grundverständnis befinden sich Gesundheit und Krankheit in einem Kontinuum, weshalb auch in der palliativen Situation Gesundheit bedeutsam ist. Die Definition der Weltgesundheitsorganisation (WHO) setzt Gesundheit zwar u. a. mit dem geistigen und sozialen Wohlbefinden in Beziehung (WHO, 1946, S. 1), wenngleich hohes Wohlbefinden nicht zwingend mit positiver Gesundheit assoziiert ist (Trudel-Fitzgerald et al., 2021, S. 136). Um das Zuhause aus der psycho-sozialen Perspektive zu konkretisieren, lassen sich mit den Ansätzen des psychischen und des sozialen Wohlbefindens relevante Bezüge zu Dimensionen aufbauen, die für das subjektive Empfinden und Beschreiben von Zuhause bedeutsam sind.

Auf Basis des theoretischen Modells nach Carol D. Ryff (1995) zum *psychological well-being* umfasst psychisches Wohlbefinden sechs unterschiedliche Dimensionen. Selbstakzeptanz berücksichtigt eine positive und akzeptierende Einstellung zu Aspekten des Selbst in der biografischen Vergangenheit sowie der Gegenwart. Ziele und Überzeugungen mit einer Verstärkung von Richtung und Sinn im Leben firmieren unter der Dimension Lebenssinn. Autonomie versteht sich als eine Selbstorientierung, die von den eigenen sozial anerkannten Standards geleitet wird. Als vierte Dimension von psychischem Wohlbefinden werden positive Beziehungen zu anderen Menschen kategorisiert, wobei sich die Bewertung positiv auf Beziehungen bezieht, die Empathie und Intimität ermöglichen. Alltagsbewältigung umfasst die Fähigkeit, die komplexe Umgebung ausgerichtet an den eigenen Bedürfnissen gestalten zu können. Aus dem persönlichen Wachstum und dem eigenen Potenzial zur Selbstentwicklung ergibt sich die sechste Dimension (Ryff & Keyes, 1995, S. 719; Ryff, 2017, S. 2–4). Diese Dimensionen des psychischen Wohlbefindens ermöglichen es, verschiedene Ebenen zu identifizieren, die die emotionale Perspektive beschreiben. Folglich ist das Zuhause ein Ermöglichungsraum zur individuellen Gestaltung und Selbstreflexion sowie zur Interaktion mit dem direkten sozialen Umfeld, in dem Emotionen intensiv er- und ausgelebt werden, der Entspannung Geborgenheit und Sicherheit bietet, in dem Stress und innere/äußere Konflikte auftreten, welcher aber auch durch wertvolle Erinnerungen Verbundenheit und Zugehörigkeit entstehen lässt sowie das Selbstwertgefühl stärkt, wenn Eigenständigkeit und Autonomie in der Gestaltung gelebt werden können. Begreifen wir Zuhause als einen physischen Ort, dann wird deutlich, dass die Grenze der Privatheit durch die Versorgung von professionell Handelnden porös wird. Isabel Dyck et al.

(2005) beschreiben diese Situation als paradox, weil sie nicht nur privat, öffentlich, individuell oder sozial ist. Einerseits betritt Pflegepersonal das Zuhause und greift in alltägliche Routinen ein. Andererseits wird es durch Haushaltsmitglieder kontrolliert. Gefühle von Grenzüberschreitung und Abhängigkeit können diese Interaktionen genauso prägen wie Dankbarkeit und das Sich-auf-diese-Hilfe-Einlassen (Brown, 2003). *Home-making* wird hier also durch dieses Paradox erweitert, worin sehr deutlich die soziale Dialektik des Zuhauses zutage tritt (Dovey, 1985). Außerdem ist die Lebenssituation von Menschen mit einer lebensbegrenzenden fortgeschrittenen Erkrankung von wechselnden physischen Aufenthaltsorten und ausgeprägten Abhängigkeiten vom Versorgungssystem geprägt. Physiologische Grundbedürfnisse und Sicherheitsbedürfnisse als grundlegende Ebenen in der Bedürfnishierarchie nach Abraham Maslow (1943) können eingeschränkt oder unerfüllt sein. Insbesondere aus dieser spezifischen Lebenssituation heraus erscheinen Selbstakzeptanz und kommunikative Interaktionsmöglichkeiten für emotionale Nähe bedeutsame Faktoren für die Sicherstellung von psychischem Wohlbefinden zu sein und damit auch für eine subjektive Wahrnehmung eines Gefühls von Zuhause.

Ausgangspunkt für die Betrachtung der sozialen Perspektive auf das Wohlbefinden bildet das *Social Well-Being*-Modell nach Corey Lee M. Keyes. Der abstrakte Begriff des sozialen Wohlbefindens wird durch fünf differenzierte Dimensionen konkretisiert: Die soziale Integration beschreibt erstens die Zugehörigkeit zu einer Gemeinschaft bzw. einem sozialen Netzwerk, in dem eine Person soziale Beziehungen pflegt. Mit dem sozialen Beitrag engagiert sich die Person zweitens durch soziale Aktivitäten für oder mit anderen und leistet einen sinnstiftenden Beitrag innerhalb der Gemeinschaft. Die dritte Dimension berücksichtigt die soziale Kohärenz. Personen sind in der Lage und haben das Interesse, unterschiedliche soziale Kontexte in ihren Funktionsweisen sowie Dynamiken zu verstehen, womit sie über ein Selbstkonzept zum Agieren in der Gemeinschaft verfügen. Soziale Aktualisierung als vierte Dimension fokussiert die Fähigkeit der Person, bei Bedarf soziale Ressourcen und Unterstützung aus ihrem Netzwerk zu erhalten. Fünftens ist für das soziale Wohlbefinden soziale Akzeptanz bedeutsam und berücksichtigt die Fähigkeit, Vielfalt und Diversität in einer Gemeinschaft zu akzeptieren und sich gegenseitig mit Respekt zu begegnen (Keyes, 1998, S. 122 f.). Zuhause im Kontext der sozialen Beziehungszusammenhänge lässt sich damit ausdifferenzieren. Somit lassen sich Gelingensfaktoren identifizieren, die das subjektive Erleben und Empfinden von Zuhause in einer Gemeinschaft positiv beeinflussen.

Gemeinschaft definiert sich als Form eines strukturierten Zusammenlebens. Grundlegend für diesen sozialen Zusammenschluss von Menschen sind eine emotionale Nähe und ein Zugehörigkeitsgefühl der einzelnen Mitglieder zueinander. Dabei sind die gelebten Beziehungen geprägt von persönlichen Kontakten und einer persönlichen sowie vertrauensvollen Beziehung (Hartmann, 2022, S. 19–23). Aus dem subjektiv erlebten Gemeinschaftsgefühl der Beteiligten und dem Zusammenhalt entwickeln sich gemeinsame Zielsetzungen, Formen der Zusammenarbeit bzw. des Zusammenlebens oder auch soziale Verantwortlichkeiten. Somit können Gemeinschaften ein Resonanz- und Interaktionsraum sein, der psychisches und soziales Wohlbefinden ermöglicht. Im engeren Verständnis von Gemeinschaft als Familie oder Freundeskreis ergibt sich eine grundlegende Verknüpfung zu dem subjektiven Verständnis von Zuhause. Wird der Blick auf Gemeinschaft um weitere soziale Gruppen wie beispielsweise Nachbarschaften, Quartiere oder Milieus erweitert, so können auch diese einen Bezugspunkt für Zuhause darstellen, und es lassen sich weitere Unterstützungspotenziale für das Wohlbefinden identifizieren.

3.3 Caring Communities und Soziale Arbeit

Insbesondere im Kontext der Versorgung am Lebensende wird der Beitrag von Caring Communities zunehmend diskutiert. Sorgende Gemeinschaften in einem zunächst abstrakten und funktionalen Sinne lassen sich verstehen als Netzwerke, deren Mitglieder verschiedene Dimensionen sozialer Unterstützung ermöglichen und erfahren. Dabei stellt eine Caring Community insofern ein besonderes Netzwerk dar, als sie persönliche, selbstorganisierte und professionelle Netzwerke mit ihren jeweiligen Ressourcen umfasst. Ein wesentliches *Potenzial* von sorgenden Gemeinschaften liegt also darin, dass sie Selbstsorge mit informeller und formeller Fürsorge verknüpfen. Sie sind damit sektoren- und zielgruppenübergreifende »Kooperationen und Koproduktionen« (Klein, 2018, S. 45), die im Idealfall eine integrierte Versorgung ohne Brüche gewährleisten.

Sorgende Gemeinschaften im engeren Sinne lassen sich im Anschluss an das 7E-Modell nach Zängl (2023, S. 8) durch eine gemeinsame Verständigung über sieben sich wechselseitig beeinflussende Wesensmerkmale charakterisieren. Spezifischer zeichnen sich sorgende Gemeinschaften demnach aus durch (Zängl, 2023, S. 9–20):

- einen aktionalen Sorge-Begriff im Sinne gegenseitig antizipierter Anteilnahme, die eine Handlung zur Folge hat, d. h., sich abhängig von den Ressourcen der Gemeinschaftsmitglieder für jemanden oder etwas zu sorgen (*Sorgeverständnis*),
- eine niedrigschwellige Ermöglichung gegenseitigen Sorgens – in nachhaltiger Absicht in einem umfassenden Verständnis (*Reziprozität*) –,
- eine inklusive Ausrichtung gegenüber den in einem relativ konkreten Gebiet lebenden Menschen (*Gemeinschaft*),
- eine umfassende und gleichberechtigte Beteiligung Sorgender und Umsorgter bei der Analyse von Bedarfen und Bedürfnissen sowie der Entwicklung und der Erbringung von Sorge-Arrangements (*Partizipation*),
- eine gemeinsame Übernahme von Verantwortung, bei der das sozialstaatliche Subsidiaritätsprinzip konkretisiert wird (*Verantwortung*),
- eine Orientierung an individuellem und gemeinsamem Wohl (*Werte*) sowie
- im Sinne der anderen Elemente festgelegte Rollen auf Aufgaben (*Organisation*).

Dabei verweist bereits das Kompositum Caring Community ganz im Sinne des Credos »Care schafft Community – Community braucht Care« (Sempach et al., 2023) auf die Interdependenz von Sorge und Gemeinschaft. Die Entwicklung hin zu einer geteilten Sorge-Verantwortung ist dabei gemäß der *Caring-Communities-Pyramide*, die verschiedene Aspekte des 7E-Modells aufgreift, idealtypisch als fünfstufiger Prozess folgendermaßen beschreibbar: sich zunächst »gegenseitig wahrnehmen [und] miteinander in Kontakt treten«, daraufhin »füreinander interessieren [und] Anteil nehmen«, dann »gelegentlich gegenseitig unterstützen« und »gemeinschaftlich organisieren« sowie schließlich »Care Aufgaben in einer Community gemeinsam gestalten und verantworten« (Sempach & Steinebach, 2023, S. 224).

An dieser Stelle wird die Komplexität von Caring Communities deutlich. Es bedarf jedoch gerade einer solchen *Generalisierung* als Ergänzung zu gleichermaßen notwendigen Spezialisierungen. So besteht im Gesundheitswesen allgemein ein fachlicher Vernetzungsbedarf sowohl innerhalb bestehender professioneller Netzwerke als auch zwischen diesen und persönlichen Netzwerken (Löcherbach, 2020, S. 54 f.). Dies gilt auch speziell in der Hospiz- und Palliativversorgung, etwa bezüglich unterschiedlicher Settings, Organisationen und Professionen sowie der Verzahnung mit ehrenamtlichem Engagement (Wissert, 2020). Hinzu kämen individuelle Vernetzungsbedürfnisse.

Wie beispielsweise auch das Netzwerk Caring Communities Schweiz (2022) betont, sind sorgende Gemeinschaften offen für Anderes oder Neues. Insofern besteht eine *Herausforderung* darin, sowohl eine möglichst breite Beteiligung zu erreichen und damit auch Zugehörigkeit zu ermöglichen als auch umgekehrt sensibel für Ausgrenzungsprozesse zu sein (Wegleitner et al., 2023, S. 50 f., 61). Dabei gilt es, vorhandenes bürgerschaftliches Engagement einzubinden und wertzuschätzen, gleichzeitig aber auch die Bereitschaft zu einer gemeinsamen Sorge-Verantwortung weiter zu mobilisieren. Dies trifft sowohl auf die (Sozial-)Wirtschaft als auch die Kommune zu. Aufgabe des Staates wäre es im Sinne der Daseinsvorsorge dabei zunächst, förderliche Rahmenbedingungen bereitzustellen. Dazu würde auf struktureller Ebene vor allem eine kommunale Anlaufstelle zählen (Klein, 2018, S. 45–50).

In diesem Zusammenhang besteht eine weitere Herausforderung darin, jenseits kurzfristiger Projekte und einer reinen Dienstleistungslogik eine langfristige und umfassende Sorgekultur zu etablieren, die der Gestaltung des Gemeinwesens dient. Einen möglichen Ansatzpunkt hierfür stellt die Weiterentwicklung bestehender zielgruppenspezifischer Angebote dar (Wegleitner et al., 2023, S. 61–64). Auffällig scheint bislang jedoch tendenziell eine Diskrepanz zwischen einem theoretischen Verständnis und der praktischen Umsetzung von Caring Communities bezüglich der Breite ihrer Adressierung: So sprechen bestehende Initiativen etwa im deutschsprachigen Raum (Spiess et al., 2023) bislang offenbar vornehmlich einzelne Zielgruppen an. In diesem Sinne sind auch Palliativnetzwerke – vor allem, wenn diese sich primär als professionelle Netzwerke verstehen – zumeist nicht umfassend in eine Caring Community eingebettet.

Egal mit welchen dieser und weiterer Herausforderungen Caring Communites sich konfrontiert sehen – das Wechselverhältnis von Menschen und ihrer Umwelt als Gegenstand der Disziplin und Profession Sozialer Arbeit (Fachbereichstag Soziale Arbeit & Deutscher Berufsverband für Soziale Arbeit, 2016) legt eine Begleitung durch sie nahe. Uphoff und Zängl (2023, S. 169 f.) zufolge würde *Soziale Arbeit* in Caring Communities vor allem eine intermediäre Rolle einnehmen. Hier ginge es dann darum, das Mitgestalten neuer Sorge-Arrangements durch ein Schnittstellenmanagement, das sektorale Handlungslogiken überwindet, zu realisieren. Sie identifizieren dabei drei Hauptaufgaben (Uphoff & Zängl, 2023, S. 164–167):

- das Ermöglichen von Prozessen der Gemeinschaftsbildung durch Initiierung und Verstetigung niedrigschwelliger Begegnungsangebote sowie deren moderierende und auf der Subjektebene befähigende Begleitung,
- das Fördern sozialer Teilhabe Sorgender und Umsorgter durch Vernetzung und Koordination zwischen ihnen sowie
- das Reflektieren des Verhältnisses von formeller und informeller Sorgearbeit, um bei Bedarf anwaltschaftlich einerseits Deprofessionalisierung und andererseits Kompetenzüberschreitungen und Prekarisierung entgegenzuwirken.

Im Kontext von Caring Communities bestehen dabei starke Parallelen insbesondere zu sozialräumlichen Konzepten Sozialer Arbeit sowie zu dem gebietsbezogenen und zielgruppenübergreifenden Handlungsfeld der Gemeinwesenarbeit. Insofern verfügen Sozialarbeiter:innen nicht nur über ein Wissen zu verschiedenen Lebenslagen, -phasen und -räumen, sondern weisen sich zudem aus durch ein umfassendes Repertoire sozialraumbezogener Methoden. In Ergänzung zu den skizzierten professionellen Wissensressourcen Sozialer Arbeit scheinen vor allem zu Beginn einer Caring-Communities-Initiative verschiedene, insbesondere auch aktivierende Methoden und Techniken der Sozialraumanalyse wie Kompetenzkartierungen (zur Übersicht: Becker, 2021, S. 206–209) vielversprechend. Diese könnten dabei auch zur Fundierung einer nach innen und außen wirksamen Konzeption dienen. Insbesondere bei einer gering ausgeprägten hospizlich-palliativen Versorgung wäre es in diesem Rahmen auch möglich, Netzwerkpotenziale im Kontext weiterer Handlungsfelder sowie in Bezug auf zivilgesellschaftliche Initiativen (soziale Bewegungen) systematisch auszuloten und entlang der Good-Practice-Kriterien weiteren neuen Netzwerkkonzepten zuzuführen (Elkeles et al., 2021).

Dies würde es ermöglichen, sowohl thematische Schnittmengen und Parallelstrukturen als auch sich ergänzende Potenziale und Herausforderungen zu identifizieren.

Auch dadurch könnten Caring Communities unter Beteiligung der Sozialen Arbeit das soziale Wohlbefinden wiederherstellen, aufrechterhalten und fördern. Besonders bei empfundener Einsamkeit von Menschen (Elias, 1995 [1982]; Noack Napoles & Noack, 2023) mit lebenslimitierender Erkrankung bzw. ihren Nahestehenden könnten so ergänzend zur professionellen Versorgung auch informell geknüpfte Kontakte einen wertvollen Beitrag leisten. Gleichermaßen ermöglichen sorgende Gemeinschaften einerseits, möglichst lange in einem Zuhause – als konkreten Ort verstanden – zu verweilen. Andererseits besteht die Option, das Gefühl, zuhause zu sein, auch an einem potenziell variablen Ort durch ein stabiles Beziehungsgeflecht zu gewährleisten. Im Lichte von Caring Communities wäre dieses Zuhause dann auch an die vertraute Gemeinschaft gebunden, in der gemeinsame Sorge getragen wird.

Allerdings ist die Realisierung des Wunschs, zuhause zu versterben, an sozialstrukturelle und sozialpolitische Bedingungen geknüpft, insbesondere in Bezug auf die finanzielle Ausstattung solcher Initiativen. Wir haben es insofern mit gesamtgesellschaftlichen Herausforderungen zu tun, jene Bedingungen und Ressourcen systematisch zur Verfügung zu stellen, um das Projekt sorgender Gemeinschaften als soziale Innovation deutlich stärker in den Vordergrund zu rücken und damit zugleich deren Realisierung wahrscheinlicher zu machen.

Literatur

Becker, M. (2021). Soziale Stadtentwicklung und Gemeinwesenarbeit in der Sozialen Arbeit. Kohlhammer.
Blunt, A. & Dowling, R. (2022). Home (Second Edition). Routledge.
Brown, M. (2003). Hospice and the spatial paradoxes of terminal care. Environment and Planning A, 35, 799–821.
Dovey, K. (1985). Home and Homelessness. In I. Altman & C. M. Werner (Hrsg.), Home Environments (S. 33–64). Springer US.
Dyck, I., Kontos, P., Angus, J. et al. (2005). The home as a site for long term care: meanings and management of bodies and spaces. Health and Place, 11(1), 128–138.
Elias, N. (1995 [1982]). Über die Einsamkeit der Sterbenden in unseren Tagen (8. Aufl.). Suhrkamp.
Elkeles, T., Kilian, H., von Rüden, U. et al. (2021). Good Practice/Best Practice in der Gesundheitsförderung. BZgA – Alphabetisches Verzeichnis. https://leitbegriffe.bzga.de/alphabetisches-verzeichnis/good-practice-best-practice-in-der-gesundheitsfoerderung/
Fachbereichstag Soziale Arbeit & Deutscher Berufsverband für Soziale Arbeit. (2016). Deutschsprachige Definition Sozialer Arbeit. https://www.dbsh.de/media/dbsh-www/redaktionell/bilder/Profession/20161114_Dt_Def_Sozialer_Arbeit_FBTS_DBSH_01.pdf
Goffman, E. (2023 [1973]). Asyle: Über die soziale Situation psychiatrischer Patienten und anderer Insassen. Suhrkamp.
Hartmann, A. (2022). Zusammenleben in Gemeinschaft und Gesellschaft. Kohlhammer.
Heidegger, M. (2007). Sein und Zeit (herausgegeben von T. Rentsch) (2., bearb. Aufl.). Akademie-Verlag.
Keyes, C. L. M. (1998). Social Well-Being. Social Psychology Quarterly, 61(2), 121.
Klein, L. (2018). Caring Communities – Vom Leitbild zu Handlungsansätzen. In M. Vilain & S. Wegner (Hrsg.), Crowds, Movements & Communities?! (S. 37–54). Nomos.
Klie, T. & Bruker, C. (2019). Sterben in Verbundenheit: Einblicke in die palliative Versorgung und Begleitung in Deutschland. medhochzwei.
Löcherbach, P. (2020). Vernetzung im Gesundheitswesen. In P. Löcherbach & W. R. Wendt (Hrsg.), Care und Case Management: Transprofessionelle Versorgungsstrukturen und Netzwerke (S. 39–57). Kohlhammer.
Mallett, S. (2004). Understanding home: a critical review of the literature. The Sociological Review, 52(1), 62–89.
Maslow, A. H. (1943). A theory of human motivation. Psychological Review, 50(4), 370–396.
Massey, D. (1992). A place called home. New Formations, 17, 3–15.
Meier, S. & Eckardt, F. (2025, in press). Whonen. In Eckardt, F. (Hrsg.): Handbuch Stadtsoziologie (2. überarb. Aufl.), Springer VS.
Melching, H. (2015). Palliativversorgung: Modul 2 – Strukturen und regionale Unterschiede in der Hospiz- und Palliativversorgung. Faktencheck Gesundheit. https://www.bertelsmann-stiftung.de/fileadmin/files/BSt/Publikationen/GrauePublikationen/Studie_VV__FCG_Versorgungsstrukturen-palliativ.pdf

Mennemann, H. (1998). Sterben lernen heißt leben lernen: Sterbebegleitung aus sozialpädagogischer Perspektive. Studien zur interdisziplinären Thanatologie, Bd. 4. LIT Verlag.

Mennemann, H. (2005). Sterbebegleitung. In H.-U. Otto & H. Thiersch (Hrsg.), Handbuch Sozialarbeit/Sozialpädagogik (3 Aufl., S. 1834–1841). Ernst Reinhardt.

Müller, B. (2017). Sozialpädagogisches Können: Ein Lehrbuch zur multiperspektivischen Fallarbeit. Überarbeitet und erweitert von Ursula Hochuli Freund (8. aktualisierte und von Ursula Hochuli Freund erweiterte Auflage). Lambertus.

Müller, F. (2020). Kritikhorizonte der Institutionalisierung und Deinstitutionalisierung des Sterbens. Widersprüche. Zeitschrift für sozialistische Politik im Bildungs-, Gesundheits- und Sozialbereich, 40(157), 27–44.

Netzwerk Caring Communities Schweiz. (2022). Caring Community – was ist das eigentlich? https://www.caringcommunities.ch/cc/caring-community/

Noack Napoles, J. & Noack, M. (2023). Handbuch Soziale Arbeit und Einsamkeit. Beltz Juventa.

Pain, R. H. (1997). Social Geographies of Women's Fear of Crime. Transactions of the Institute of British Geographers, 22(2), 231–244.

Ryff, C. D. & Keyes, C. L. (1995). The structure of psychological well-being revisited. Journal of personality and social psychology, 69(4), 719–727.

Ryff, C. D. (2017). Eudaimonic well-being, inequality, and health: Recent findings and future directions. International review of economics, 64(2), 159–178.

Saegert, S. (1985). The Role of Housing in the Experience of Dwelling. In I. Altman & C. M. Werner (Hrsg.), Home Environments (S. 287–309). Springer US.

Saunders, C. (1993). Hospiz und Begleitung im Schmerz. Herder.

Schütte-Bäumner, C. & Klomann, V. (2022). Soziale Arbeit im Kontext End-of-Life Care: Analysen, Reflexionen und Entwicklungsimpulse. Sozial Extra, 46(5), 356–360.

Schütte-Bäumner, C. (2017). Psychosoziale Arbeit in der spezialisierten ambulanten Palliativversorgung. Umsorgende Netzwerke gestalten, dialogisch beraten. die hospiz zeitschrift, 73(2), 24–27.

Sempach, R. & Steinebach, C. (2023). Die Gruppe als sorgende Gemeinschaft: Grundlagen, Wirkungen und Entwicklungschancen in Zeiten der Pandemie. In R. Sempach, C. Steinebach & P. Zängl (Hrsg.), Care schafft Community – Community braucht Care (S. 217–234). Springer.

Sempach, R., Steinebach, C. & Zängl, P. (2023). Care schafft Community – Community braucht Care. Springer.

Sixsmith, J. (1986). The Meaning of Home: an exploratory study of environmental experience. Journal of Environmental Psychology, 6, 281–298.

Spiess, M., Ruflin, R. & Schlapbach, M. (2023). Caring Communities im deutschsprachigen Raum – ein Überblick. In R. Sempach, C. Steinebach & P. Zängl (Hrsg.), Care schafft Community – Community braucht Care (S. 243–266). Springer.

Student, J.-C., Mühlum, A. & Student, U. (2020). Soziale Arbeit in Hospiz und Palliative Care (4. Aufl.). Ernst Reinhardt.

Trudel-Fitzgerald, C., Kubzansky, L. D. & VanderWeele, T. J. A (2021). Review of Psychological Well-Being and Mortality Risk. In M. T. Lee, L. D. Kubzansky, & T. J. VanderWeele (Hrsg.), Measuring well-being: Interdisciplinary perspectives from the social sciences and the humanities (S. 136–188). Oxford University Press.

Uphoff, A. & Zängl, P. (2023). Caring Communities – ein bedeutsames Tätigkeitsfeld für die Soziale Arbeit. In R. Sempach, C. Steinebach & P. Zängl (Hrsg.), Care schafft Community – Community braucht Care (S. 157–174). Springer.

Wegleitner, K., Schuchter, P. & Kainradl, A. (2023). Caring Communities als »Keimlinge« gesellschaftlicher Transformation? In R. Sempach, C. Steinebach & P. Zängl (Hrsg.), Care schafft Community – Community braucht Care (S. 49–73). Springer.

WHO. (1946). Constitution of the World Health Organization. https://apps.who.int/gb/bd/PDF/bd47/EN/constitution-en.pdf?ua=1

Winkler, M. (1988). Eine Theorie der Sozialpädagogik: Über Erziehung als Rekonstruktion der Subjektivität. Klett Cotta.

Wissert, M. (2020). Am Ende des Lebens – Vernetzungsbedarfe in der Palliative Care. In P. Löcherbach & W. R. Wendt (Hrsg.), Care und Case Management: Transprofessionelle Versorgungsstrukturen und Netzwerke (S. 145–160). Kohlhammer.

Young, I. (1997). Intersecting Voices: Dilemmas of Gender, Political Philosophy, and Policy. Princeton University Press.

Zängl, P. (2023). Was ist eine Caring Community? In R. Sempach, C. Steinebach & P. Zängl (Hrsg.), Care schafft Community – Community braucht Care (S. 3–23). Springer.

Zich, K. & Sydow, H. (2015). Palliativversorgung: Modul 1 – Sterbeort Krankenhaus – Regionale Unterschiede und Einflussfaktoren. Faktencheck Gesundheit. https://www.bertelsmann-stiftung.de/fileadmin/files/BSt/Publikationen/GrauePublikationen/Studie_VV_FCG_Versorgungsstrukturen-palliativ.pdf

4 Altern und Sterben in Migrationskontexten – Herausforderungen für eine kultursensible Hospizarbeit

Ferya Banaz-Yaşar und Hacı-Halil Uslucan

4.1 Einleitung

Lange leben und (möglichst) gesund alt werden, also ohne Schmerzen und Gebrechen, wollen wir alle; aber alt, abhängig und fürsorgebedürftig sein eher nicht. Der Gedanke an das Altsein weckt unangenehme Gefühle, die in der Psychologie mit dem sperrigen Begriff der *Mortalitätssalienz*, d.h. der Erinnerung, der Bewusstwerdung der eigenen Fragilität und Sterblichkeit umschrieben werden.

An Altern und Altwerden in der Fremde hatten die ersten Gastarbeiter:innen bei ihrer Einreise nach Deutschland in den 1960er und zu Beginn der 1970er Jahre ohnehin nicht gedacht. Die meisten kamen im Alter zwischen 22 und 30 Jahren nach Deutschland. Sie waren körperlich und geistig rüstig, das Alter war noch weit entfernt, und der Aufenthalt in Deutschland war eher als ein kurzes Intermezzo gedacht.

Inzwischen ist diese Pioniergeneration, sofern sie noch am Leben ist, fast ausnahmslos im Rentenalter und muss, wie ihre einheimischen bzw. deutschen Altersgenossen, die altersspezifischen Entwicklungsaufgaben meistern, und zwar bis hin zur Beschäftigung mit dem Sterben. Dem vorgelagert ist jedoch zunächst die Frage, wie eine humane, gleichberechtigte gesundheitliche Versorgung zu leisten ist, die primär eine Aufgabe staatlicher bzw. institutioneller Strukturen der Gesundheitsversorgung darstellt. Und hier zeigen sich, auch nach mehr als 60 Jahren der Gastarbeiteranwerbung, nach wie vor Defizite und Ungleichheiten in der Versorgung.

Gleichwohl sind zum einen die Migrant:innen der ersten Generation stark vom Wunsch geprägt, bald wieder in die Heimat zurückzukehren, und somit einem ungewollten Selbstbetrug ausgesetzt gewesen – mit der Folge, dass sie sich zu wenig mit dem Thema Altern sowie soziale Sicherung im Alter und Sterben auseinandergesetzt haben. Andererseits hatten sie kaum Möglichkeiten, aus ihrer unmittelbaren Lebenswelt in Deutschland auf Vorbilder, auf frühere Generationen etc. zurückgreifen zu können. Die eigenen Eltern und Verwandten waren weit weg, Kontakte zu alten Einheimischen waren eher gering.

Trotz starker Rückkehrwünsche werden vermutlich viele Ältere der ersten Generation ihre letzten Tage in Deutschland verbringen und dabei auch auf Pflege angewiesen sein, u.a. deshalb, weil die Nachkommen hier sind und auch die gesundheitliche und soziale Absicherung hier immer noch besser als im Herkunftsland ist.

Dabei zeichnet sich, wie in einer empirischen Studie von 2020 (Krobisch, Sonntag & Schenk, 2020) deutlich wird, zunehmend eine Abkehr vom Ideal der Pflege durch Familienangehörige ab. Auch die befragten älteren Türkeistämmigen wünschen sich immer mehr professionelle Pflege (mehr als 80%), nicht unbedingt, weil die Solidarität als solche bröckelt, sondern weil Nachkommen oft nur begrenzte Ressourcen und Möglichkeiten haben (Krobisch, Sonntag & Schenk, 2020). Türkeistämmige wollen keine Belastung für ihre Kinder sein. Wie Einheimische möchten viele in der eigenen Wohnung gepflegt werden. Ein Teil der Ablehnung von stationärer Hilfe speist sich dabei aus Ängsten vor Kontrollverlust sowie dem Verlust sozialer Kontakte, aber auch aus der Skepsis, ob sie sich mit den Pflegekräften in einer Einrichtung gut verständigen können (aufgrund geringer Deutschkenntnisse sowie der Annahme des Fehlens muttersprachlicher Pflegekräfte). Die genannte Studie hält deshalb fest, wie wichtig muttersprachliche Versorgung in Einrichtungen ist. Dies erklärt zum Teil auch die geringe Nutzung durch ältere türkeistämmige Zugewanderte. Doch den größten Teil bildet die Unkenntnis bzw. die geringe Informiertheit über die professionellen Pflegeangebote und -möglichkeiten im Alter sowie deren rechtliche und finanzielle Rahmenbedingungen (Krobisch, Sonntag & Schenk, 2020). Daher ist Vorsicht geboten, die geringe Inanspruchnahme vorschnell zu kulturalisieren bzw. diese Nichtinanspruchnahme nur allein auf kulturelle Differenzen zurückzuführen – so etwa eine Ablehnung der Angebote, weil sie als »befremdlich« wahrgenommen werden. Es gilt, auch die tatsächlichen Unterschiede in der Lebenswelt in Betracht zu ziehen. Eher migrationsspezifisch ist möglicherweise jedoch die berichtete geringe Beschäftigung mit dem Älterwerden in der Fremde. Hier können Rückkehrwünsche bzw. die Einsicht, dass ein zentrales Ziel im Leben der ersten Generation, nämlich die Rückkehr, aufgegeben werden muss, Grund dieser uneindeutigen bzw. vermeidenden Haltung sein (Krobisch et al., 2020).

4.2 Allgemeine Gesundheitsversorgung und Pflegesituation von Menschen mit Zuwanderungsgeschichte

Im Folgenden skizzieren wir zunächst überblickshaft die Belastungs-, Versorgungs- und Pflegesituation von Menschen mit Zuwanderungsgeschichte/Migrationsbiografie (wir verwenden die Begriffe hier synonym). Am Ende gehen wir dann detaillierter auf die Hospizarbeit und deren praktischen Herausforderungen und Möglichkeiten ein.

4.2.1 Erkrankungs- und Sterberisiken von Migrant:innen

Insbesondere die Arbeitsmigrant:innen – im Gegensatz zu Aussiedler:innen – waren zu Beginn der Migration recht jung. Nun befinden sich diese (sofern noch lebend) in den 1960er und 1970er Jahren Zugewanderten in einem hohen Alter. Mit zunehmendem Alter steigt die Wahrscheinlichkeit zu erkranken bzw. von Multimorbidität betroffen zu sein, was bei Zugewanderten deutlich stärker der Fall ist: Schwierigere Lebens- und Arbeitsbedingungen, geringe Bildungsmöglichkeiten (Bildung korreliert häufig mit Gesundheit; Müllegger, 2015), aber auch Zugangsbarrieren zum Gesundheits- und Pflegesystem sind bei dieser Gruppe dominanter. Das Sterberisiko bei den 65- bis 84-Jährigen liegt in der migrantischen Bevölkerung deutlich über den Werten der gleichaltrigen deutschen Personen. Dieses höhere Mortalitätsrisiko lässt sich in erster Linie mit der Gesamtsituation der ersten Generation von Gastarbeiter:innen erklären, die in sehr belasteten Beschäftigungsverhältnissen arbeiteten und ein höheres Armutsrisiko (9,7 % bei Einheimischen, etwa 26 % bei Zugewanderten) aufweisen. Vor allem Menschen aus der Türkei sowie dem ehemaligen Jugoslawien haben die niedrigsten Renteneinkommen (Klaus & Baykara-Krumme, 2017). Ferner sind auch Frühverrentungen und Erwerbsminderung infolge körperlich anstrengender Arbeit bei ihnen deutlich häufiger anzutreffen (Klaus & Baykara-Krumme, 2017). Der ursprüngliche *healthy-migrants-effect* kehrt sich also im Alter um.

Zugleich sollte man sich bewusst machen, dass der Umgang mit Sterben und Tod in jeder Kultur den oder die Einzelne:n und seine oder ihre Angehörigen vor eine immense psychische Herausforderung stellt. Insbesondere Angehörige fühlen sich vielfach normativem Druck ausgesetzt (z. B. aus der eigenen Gemeinschaft), wenn sie Eltern, Angehörige oder Lebenspartner:innen in eine Pflegeeinrichtung übergeben (Tezcan-Güntekin, 2020, S. 97).

Eine weitere psychische Belastung der Angehörigen tritt nach dem Todesfall auf, wenn sich die Eltern ein Begräbnis in der Türkei oder in ihrem Herkunftsland wünschen. Dadurch wird für die nachfolgende Generation, die ihren Lebensmittelpunkt in Deutschland hat, das Gedenken bzw. die Friedhofspflege seitens Angehöriger bzw. Kinder deutlich erschwert.

Um eine gleiche und bedarfsgerechte Versorgung zu gewährleisten, sind merkbare Veränderungen in doppelter Hinsicht notwendig: Zum einen gilt es, die unterschiedlichen Bedarfe zu eruieren (die durch Merkmale wie Alter, Geschlecht, Religion oder sexuelle Orientierung bedingt sind, parallel zur Migrationsgeschichte, aber auch über diese hinaus), diese wahrzunehmen, zu registrieren und auf diese auch sensibel einzugehen bzw. Veränderungen in Institutionen einzuleiten sowie diese zu monitoren und zu evaluieren. Zum anderen ist auch bei Menschen mit Zuwanderungsgeschichte auf die Existenz von Hospizbegleitung und Palliativversorgung bzw. ihre Angebote hinzuweisen. Denn wir können nicht davon ausgehen, dass dieses Wissen aus dem Wissensreservoir, das Zugewanderte »anzapfen«, stets auch kommuniziert wird. Erfahrungsberichte weisen eher darauf hin, dass die hospizlichen und palliativmedizinischen Angebote von Zugewanderten nicht im selben Maße wie bei einheimischen Gleichaltrigen genutzt werden. Diese Unterrepräsentation gilt auch für Pflegeheime (Henke et al., 2019).

Um nach wie vor vorhandene Hindernisse zu überwinden, muss die Gesundheitsversorgung also diversitätssensibler gestaltet werden (Herrmann & Kätker, 2007). Das erfordert die Bereitschaft aller Beteiligten zu stetiger Aushandlung, um Barrieren des Zugangs zur gesundheitlichen Versorgung zu erkennen und abzubauen. Diese Konsenssuche beschränkt sich nicht auf die Patient:innen (mit und ohne Migrationsbiografie), sondern muss vor allem auch das Personal der Gesundheitseinrichtungen und letztlich die ganze Bevölkerung einbeziehen, wie etwa die Stärkung der Gesundheitskompetenz (*health literacy*), von der alle profitieren würden. Nur ist bei Zugewanderten zu berücksichtigen, dass bspw. gesundheitsrelevante Informationen nicht nur in den Herkunftssprachen (also bspw. auf Türkisch, Spanisch oder Griechisch) zur Verfügung gestellt werden sollten. Es ist auch daran zu denken, dass die Nationalsprache nicht immer die Familiensprache ist (so etwa Türkisch-Kurdisch, Spanisch-Katalanisch etc.) und insbesondere in der ersten Generation diese Informationen wegen geringer Schulbildung auch in einer einfachen Sprache mit Blick auf die Erstsprache gestaltet werden müssen.

Insofern kann sich bspw. für größere Krankenhäuser und ambulante Hospizvereine oder Hospiznetzwerke die Schaffung einer Stelle eines Integrationsbeauftragten, der als zentrale Ansprechperson und Gestalter von Diversity-Maßnahmen fungiert, als sinnvoll erweisen. Diese sprachlich-kulturelle Sensibilität gilt auch für eine entsprechende Personalauswahl und -qualifizierung. Denn von dieser interkulturellen Öffnung werden nicht nur die Patient:innen profitieren, weil ihnen effektiv und schneller geholfen werden kann, sondern auch die Mitarbeitenden. Dadurch werden Kommunikations- und Interaktionsprozesse deutlich problemloser ablaufen; es kann eher eine einvernehmliche Behandlungs- und Therapieform gefunden werden. Dies schafft auch volkswirtschaftlichen Mehrwert, weil die Zahl der Fehldiagnosen, Fortschreibungen von Falschdiagnosen, Fehl- und Mehrfachbehandlungen sowie Chronifizierungen durch verspätete Erkennung des Leidens eher reduziert wird.

4.2.2 Kulturelle Vielfalt als künftiger »Normalfall«

Wenn wir einen Blick auf die Daten richten, so wird deutlich, dass im Jahr 2022 laut Mikrozensus 28,7 % der Bevölkerung einen Migrationshintergrund (MH) haben, also knapp 24 Millionen Menschen. Von diesen haben etwa 2,84 Millionen Wurzeln in der Türkei (3,4 % der Gesamtbevölkerung). Was die Zahl der älteren Personengruppe (65 Jahre und älter) betrifft, so sind Menschen mit MH zwar nach wie vor deutlich jünger; ihr Anteil bei den Personen mit MH betrug im Jahre 2022 10,6 % (ca. 2,53 Millionen); bei den Türkeistämmigen 8,8 % (ca. 250.000), während sie in der Gruppe der Einheimischen 25,7 % beträgt (etwas mehr als 15,3 Millionen) (Statistisches Bundesamt, 2024). Die Veränderungen sind hierbei jedoch sehr steil: Während der Anteil der über 65-Jährigen im Jahre 2013 bspw. noch etwa 1,5 Millionen betrug, wird dieser im Jahre 2030 auf etwa 2,8 Millionen steigen – fast eine Verdoppelung. Auch Zugewanderte altern; das ist unausweichlich.

4.2.3 Herkunftsspezifische Bedarfe

Haben Zugewanderte dieselben Wünsche und Bedarfe für ihre Genesung bei einem Krankenhausaufenthalt wie Einheimische? Dieser Frage sind Giese et al. (2015) in einer Studie nachgegangen und haben hierzu im Marienhospital in Herne/NRW (einer Region mit einem hohen Migrantenanteil) eine Befragung mit deutschen und türkeistämmigen Patient:innen durchgeführt (N = 121 in beiden Gruppen). Berichtet wird hier kurz aus den Ergebnissen der abgefragten kultursensiblen Bereiche.

So wünschen sich bspw. mit Blick auf Pflege Türkeistämmige häufiger als Deutsche gleichgeschlechtliche Pflege und ärztliche Behandlung oder die Anwesenheit einer gleichgeschlechtlichen dritten Person bei Untersuchungen und Behandlungen. Vor allem bei weiblichen Türkeistämmigen war dies deutlicher ausgeprägt. Ein weiteres Ergebnis war, dass mehr als einem Drittel der Türkeistämmigen die Einhaltung islamischer Ernährungsgebote »überwiegend« oder »völlig« wichtig erschien. So antworteten etwa 90 % der befragten Türkeistämmigen, dass es aber »ziemlich« oder »äußerst« schwierig sei, diese Gebote im Krankenhaus einzuhalten. Darüber hinaus war für Patient:innen mit türkischem Migrationshintergrund ihre Religion mehrheitlich »ziemlich« bis »äußerst« wichtig. Häufiger als Deutsche wünschten sie sich zum Beispiel die Hilfe eines religiösen Ansprechpartners. Die Mehrzahl von ihnen stufte die Möglichkeit zum Gebet in der Klinik als »schlecht« oder »sehr schlecht« ein. Kenntlich wurde hierbei, dass religiöse Aspekte bei der stationären Betreuung hohe Relevanz haben und der Bedarf nach Einrichtung eines muslimischen Gebetsraumes, analog zu entsprechenden christlichen Angeboten, gegeben ist. Vor diesem Hintergrund könnte – neben der Einrichtung eines Gebetsraumes für Muslime oder eines neutral gestalteten Religionsraumes – auch die Bereitstellung muslimischer Seelsorge analog zur christlichen sinnvoll sein. Ein durchaus unerwarteter »positiver« Befund war hingegen die Angabe, dass Türkeistämmige sich mehrheitlich durch Ärzt:innen und Pflegepersonal in ihrer Religion ernst genommen fühlten. Möglicherweise ist das darauf zurückzuführen, dass Regionen in NRW, wie etwa das Ruhrgebiet, in dem diese Klinik liegt, eine lange Tradition der Zuwanderung kennen und sich mit der Zeit auch Sensibilitäten gegenüber kulturell-religiösen Differenzen auf der persönlich-individuellen Ebene (von Ärzt:innen/Pflegepersonal) etabliert haben, wenngleich diese noch nicht ganz Eingang in die Institutionen gefunden haben (wie etwa die geringe Möglichkeit, das muslimische Gebet in der Klinik zu verrichten).

Ähnliche Ergebnisse zeigt die Studie von Henke et al. (2019), bei der die Patient:innen sich zwar mit der erlebten Pflege zufrieden zeigten, jedoch bei der Möglichkeit, die eigene Spiritualität auszuleben, weniger zufrieden waren.

Insofern scheint an der Notwendigkeit der kulturell-religiösen Sensibilisierung von Einrichtungen der Pflege und Versorgung kein Weg vorbeizuführen. Das kommt nicht nur daher, dass durch Neu- oder Fluchtzuwanderung die Zahl bzw. der prozentuale Anteil Zugewanderter zugenommen hat, sondern auch durch die Änderung der Zusammensetzung der Migrationsbevölkerung. Nicht mehr allein die Bedarfe der Menschen aus den klassischen Anwerbeländern (Italien, Spanien, Griechenland, Türkei etc.), sondern ebenso die Bedarfe der Menschen aus einer Vielzahl anderer Kulturen, Religionen und gesellschaftlichen Kontexten (Syrien,

Irak, Afghanistan, Ukraine, Russland etc.) sind zu berücksichtigen. Daher ist die Forderung nach interkultureller Öffnung bzw. stärkerer Diversitätssensibilität eigentlich nichts Spektakuläres, sondern eine Selbstverständlichkeit. Und an dieser Stelle wird deutlich, wo auch die Vorteile der ambulanten Begleitung liegen. Denn hier bestehen für die Menschen mit Migrationshintergrund mehr Möglichkeiten, ihren eigenen Lebensstil mit ihren Traditionen und kulturellen und religiösen Bedürfnissen zu leben.

Aus dieser faktischen Selbstverständlichkeit der kulturellen Vielfalt lässt sich für die konkrete Situation vor Ort zumindest Folgendes ableiten: Eine prinzipielle Offenheit des Personals kann ein guter Zugangsschlüssel sein, um Personen mit Zuwanderungsgeschichte in Einrichtungen auch zugewandt und empathisch anzusprechen, etwa mit Fragen wie »Gibt es in ihrer Religion, ihrer Kultur, ihrer Tradition etc. Punkte, die wir berücksichtigen sollten?«. Dass dies nicht nur eine bloße Forderung ist, wird auch durch empirische Befunde gestützt – sowie durch den weiter unten folgenden Bericht (▶ Kap. 4.3: Ausblick auf die Praxis) aus der Praxis. Insbesondere ältere Zugewanderte mit ostasiatischer Herkunft schätzten bspw. in einer Studie als wichtigstes Merkmal die »Freundlichkeit« des Pflegepersonals in Pflegeeinrichtungen ein (Kim, 2020, S. 53). Ferner lagen sehr hohe Zustimmungswerte bei der Begleitung in der Muttersprache sowie beim »heimatlichen Essen« vor, was nicht nur mit Geschmack assoziiert ist, sondern auch mit Zugehörigkeit und Identität. Ebenso hoch war die Zustimmung bei ständigen Kontaktwünschen zur Familie.

Bisherige Fehlentwicklungen und Versäumnisse in der Palliativpflege und Palliativmedizin können bei Personen mit Zuwanderungsgeschichte mit einer vorausschauenden Gesundheitspolitik vermieden werden. So ist bei der Pflege und gesundheitlichen Versorgung von Zugewanderten mit zeitversetzten Prozessen zu rechnen, auf die es sich jetzt schon vorzubereiten gilt, was wirtschaftlich mit einem deutlichen Relevanzzugewinn des Pflegemarktes verbunden ist (Schilder, 2012). Zugleich bedeutet es für die Kommunen bzw. für die Träger bei der Gestaltung kultursensibler Einrichtungen der stationären Langzeitpflege, aber auch für Hospizeinrichtungen eine Herausforderung, die sie gestalten müssen und nicht ausblenden können (wie etwa die genannten muttersprachlichen und kulturspezifischen Angebote insbesondere für die ältere Generation bereitzustellen) (Schenk & Habermann, 2020, S. 2).

Mit Blick auf Pflegebedürftigkeit und Alterserkrankungen wird der Anteil der Migrant:innen jedoch oft unterschätzt. In quantitative Datenanalysen werden meist eher diejenigen aufgenommen, die der deutschen Schriftsprache mächtig sind. Dies ist aber gerade bei den älteren Migrant:innen der ersten Generation eher selten der Fall. Daher erfolgt kaum eine repräsentative Erfassung tatsächlicher Bedarfe (vgl. auch Tezcan-Güntekin, 2020). Die Folge ist eine Fehleinschätzung des Bedarfes, gerade aufgrund der geringen Inanspruchnahmerate von Palliativmedizin bzw. hospizlichen Einrichtungen. Dies zeigen sowohl nationale als auch internationale Studien (Owusu-Boakye et al., 2020). Patient:innen mit Migrationshintergrund nehmen zum einen seltener spezialisierte Palliativeinrichtungen in Anspruch; und wenn zum anderen tatsächlich eine Verlegung/Überweisung in Hospize erfolgt, dann geschieht diese von den Primärversorgern (Krankenhäusern) im deutlich späteren Krankheitsverlauf. Erklären lässt sich diese Unterrepräsentation von Zugewanderten in Hospizeinrichtungen zum einen mit der geringen Öffnung und Sensibilität sowie der Hochschwelligkeit (schriftliche Kommunikation etc.), und zum anderen mit mangelnder transkultureller Kompetenz der Einrichtungen sowie auf Seiten der Zugewanderten in Bezug auf die Unkenntnis der Strukturen des Gesundheitssystems sowie fehlende Sprachkenntnisse.

Ein weiteres Hemmnis bzw. eine Erklärung der ungleichen Inanspruchnahmerate bildet das ehrenamtliche Engagement. Ehrenamtliche Tätigkeit bildet einen wichtigen Baustein in der hospizlichen und palliativmedizinischen Versorgung, Zugewanderte sind jedoch deutlich seltener ins Ehrenamt eingebunden. Dies wurde sowohl in den Fokusgruppen bemerkbar (Schade et al., 2019) als auch in anderen quantitativ orientierten Studien (Klaus & Baykara-Krumme, 2017). Insofern braucht es eine spezifische, auf Zugewanderte hin zugeschnittene Ansprache für das Ehrenamt mit Berücksichtigung von Sprache (Mehrsprachigkeit) und unterschiedlicher religiöser Zugehörigkeit. Wenn ältere türkeistämmige Zugewanderte sich engagieren, dann eher in eigenreligiösen Gruppierungen oder in ethnisch organisierten Vereinen. Zudem ist ehrenamtliches Engagement ohnehin bei den besser Gebildeten stärker verbreitet, was aufgrund des geringeren Bildungshintergrundes der Zuwanderergruppe (vor allem der ersten Generation) einen Teil dieses Ungleichgewichts erklärt.

4.3 Ausblick auf die Praxis

Nach diesem eher allgemeinen Überblick wollen wir nun unseren Blick stärker auf den praktischen Alltag der Hospizarbeit richten und die bisherigen Befunde am lebensweltlichen Alltag einer Einrichtung exemplifizieren.

4.3.1 Kultursensible Aspekte in der Hospiz- und Palliativversorgung

Mit Blick auf die Hospizeinrichtungen stellte eine Übersichtsarbeit heraus, dass nur etwa 3,5 % der Angebote in den Einrichtungen einen migrationsspezifischen Charakter hatten, wenngleich der Migrationshintergrund nur einen von wesentlichen Gesichtspunkten bei den Fokusgruppengesprächen bildete (Schade et al., 2019). Als unerlässlich für eine kultursensible Einrichtung fordern die Autor:innen die Beschäftigung der Mitarbeitenden in den Hospizen sowohl mit dem Erleben von »Fremdheit«, aber auch mit den Lebensbedingungen von Zugewanderten, also mit dem Akkulturationsstress, den diese durchmachen. Vielfach weisen Mitarbeitende auch Unsicherheiten im Umgang mit Angehörigen und Patient:innen mit unterschiedlicher kultureller Zugehörigkeiten auf. Es gilt, diese Themen in Fort- und Weiterbildungen aufzugreifen (Schade et al., 2019).

Die Charta zur Betreuung schwerstkranker und sterbender Menschen in Deutschland beinhaltet fünf Leitsätze, in denen Aufgaben, Ziele und Handlungsbedarfe zur besseren Versorgung dieser Menschen aufgeführt sind (DGP, DHPV & BÄK, 2010).

Im zweiten Leitsatz heißt es: »Jeder schwerstkranke und sterbende Mensch hat ein Recht auf eine umfassende medizinische, pflegerische, psychosoziale und spirituelle Betreuung und Begleitung, die seiner individuellen Lebenssituation und seinem hospizlich-palliativen Versorgungsbedarf Rechnung trägt. Die Angehörigen und die ihm Nahestehenden sind einzubeziehen und zu unterstützen« (DGP et al., 2010). Vor dem Hintergrund der ständigen Zuwanderung und der daraus entstehenden Kulturvielfalt stellt dieser Leitsatz die Versorger vor große Herausforderungen. Gerade am Lebensende können viele migrationsspezifische Aspekte an Bedeutung gewinnen. In einer Studie der Bertelsmann-Stiftung, »Der Faktencheck Palliativversorgung« (Bertelsmann-Stiftung, 2015), zeigte sich, dass 76 % der Schwerstkranken den Wunsch haben, zuhause zu sterben. Tatsächlich schaffen dies aber nur 20 %. Zuhause zu sterben hat für Menschen mit Migrationsbiografie eine andere Bedeutung, als in der eigenen Häuslichkeit zu versterben. Die Herkunftsländer können als Sterbeorte gewünscht werden, sodass in solchen Fällen eine längere Reise in Kauf genommen werden muss. In den meisten Fällen erlaubt es jedoch der Gesundheitszustand nicht, sodass der Wunsch, »zuhause« zu sterben, nicht erfüllt werden kann. Die erste Gastarbeitergeneration lebt als »Pendelmigranten« zwischen Deutschland und den Herkunftsländern. Im Krankheitsfall werden diese von den Angehörigen nach Deutschland gebracht, da die Angehörigen in Deutschland leben und die medizinische Versorgung hier oft besser ist als in den Herkunftsländern. Die Lebenswirklichkeit der älteren Migranten geht mit dem ursprünglichen Wunsch, etwas Geld zu sparen und in die Heimat zurückzukehren, stark auseinander. Ein Fallbeispiel aus der hospizlichen Begleitung an der Universitätsmedizin Essen soll dies veranschaulichen.

Fallbeispiel

Der 78-jährige Patient berichtet, dass er in den 1970er Jahren nach Deutschland gekommen ist, um Geld für ein Radio zu sparen. Er hatte nie den Wunsch, sein Leben in der »Fremde« zu verbringen. Er leidet seit fünf Jahren an einer Krebserkrankung und sehnt sich nach seiner Heimat. Dort hätte er aber nicht die medizinische Versorgung, die er in Deutschland bekommt. Seine vier Kinder leben und versorgen ihn hier in Deutschland.

Menschen mit Migrationsbiografie nutzen die hospizlichen sowie palliativmedizinischen Angebote kaum. Die Versorgungsmöglichkeiten sind oft unbekannt, da es in den Herkunftsländern diese Versorgungsangebote in der Regel nicht gibt. Die Kulturen und Religionen unter den Menschen mit Migrationsbiografie sind vielfältig, sodass eine individuelle und situationsbedingte, bedarfsorientierte Versorgung eine enorme Herausforderung darstellt. Aufgrund der Annahme, dass Menschen mit Migrationsbiografie große Familien haben, die die Versorgung in der Häuslichkeit übernehmen könnten, kommt es vor, dass sowohl Ärzt:innen als auch der Sozialdienst der Krankenhäuser die Versorgungsangebote gar nicht kommunizieren.

> **Fallbeispiel**
>
> Der 82-jährige Patient mit multimorbiden Erkrankungen wurde durch die ambulante Palliativversorgung zuhause versorgt. Er hatte vier Kinder; drei seiner Kinder leben in der Türkei. Die in Deutschland lebende Tochter kümmert sich sowohl um den dementiell erkrankten schwer kranken Vater als auch um die 78-jährige Mutter, die ebenfalls krank ist und auf die Hilfe ihrer Tochter angewiesen ist. Die Tochter war mit der Gesamtsituation körperlich und emotional überfordert. In der ambulanten hospizlichen Begleitung hat sie von der Option eines stationären Hospizes erfahren. Die Möglichkeit, außerhalb des Krankenhauses eine stationäre Betreuungsmöglichkeit zu haben, erleichterte sie sehr, sodass sie einer Anmeldung in einem stationären Hospiz zugestimmt hat. Der Patient ist kurz darauf in der eigenen Häuslichkeit verstorben.

Um die Angebote der hospizlich-palliativmedizinischen Versorgung bekannter zu machen, braucht es Menschen, die keine Berührungsängste mit fremden Lebensentwürfen und Kulturen haben. Handlungssicherheit ist möglich, wenn eine gute, empathische Kommunikationsebene geschaffen wird und eigene Unsicherheiten thematisiert werden können. Die bedarfsorientierte Versorgung am Lebensende erfordert die Kenntnis über die Wünsche der Schwerstkranken. Bei Sprachbarrieren wird Distanz aufgebaut, sodass Versorgungsmöglichkeiten erst gar nicht angeboten werden. Die Bereitschaft, sich auf die Begleitung der Menschen mit Migrationsbiografie einzulassen, erfordert eine Sensibilisierung der Akteure in der hospizlich-palliativmedizinischen Versorgung und ein multiprofessionelles, diverses Team.

4.3.2 Kultursensible hospizliche Begleitung an der Universitätsmedizin Essen

Um bessere Zugangsgerechtigkeit für Menschen mit Migrationsbiografie zu ermöglichen, werden ehrenamtliche Mitarbeitende vom Hospizdienst der Universitätsmedizin Essen (UME) seit 2017 kultursensibel qualifiziert. Nach der Qualifizierung der ehrenamtlichen Mitarbeitenden werden Menschen mit einer unheilbaren Erkrankung ab Diagnosestellung in der Klinik, aber auch zuhause bedarfsgerecht hospizlich begleitet (Banaz-Yasar et al., 2020). Der Einsatz von kultursensiblen ehrenamtlichen Mitarbeitenden in der Hospizbegleitung ermöglicht eine bessere Erreichbarkeit der Patient:innen mit Migrationsbiografie an der UME. Das Angebot wird gut angenommen, sodass die hospizliche Begleitung von 2 % im Jahre 2015 auf 24 % im Jahr 2022 gestiegen ist. Auch in Krisensituationen zwischen Ärzt:innen bzw. Pflegenden und den Angehörigen der schwerstkranken Patient:innen leisten Mitarbeitende mit Migrationsbiografie einen wichtigen kommunikativen Beitrag in der Konfliktschlichtung.

Das Angebot der kultursensiblen, hospizlichen Begleitung an der UME ist mittlerweile bekannt, sodass es sowohl von verschiedenen Berufsgruppen im Krankenhaus als auch von den Angehörigen von Schwerstkranken mit Migrationsbiografie abgefragt wird. Im Gegensatz zur hospizlichen Begleitung in der Klinik wird die Begleitung zuhause nur in sehr wenigen Fällen angenommen. Ein möglicher Grund ist vermutlich die Unterstützung innerhalb der Community und der Gemeinden, die den Familien im Alltag Hilfestellung bieten. Die Unterstützung ist vielseitig, Essen wird gekocht und es wird dafür gesorgt, dass die Familie in ihrer Not nicht allein ist (Banaz-Yasar, 2024).

4.3.3 Kultursensible Kommunikation am Lebensende

Das Regeln letzter Dinge ist ein wichtiger Aspekt für Schwerstkranke und ihre Angehörigen. Es wird oft der Wunsch geäußert, dass vor dem Versterben alle relevanten Themen geregelt sind und die Angehörigen sich nicht um diese Themen kümmern müssen. Zudem unterstützt das Regeln letzter Dinge die Angehörigen, um mit dem Tod der Patient:innen besser umgehen zu können (Welsch & Gottschling, 2021). Zur Klärung letzter Dinge ist eine offene Kommunikation über das baldige Versterben eine wichtige Voraussetzung. Eine offene Kommunikation über den Tod ist kulturell geprägt und kann unterschiedlich aussehen. Es hat sich in der Praxis bewährt zu fragen, was und wie viele Informationen über den Krankheitszustand gewünscht werden. Bei Menschen mit Migrationsbiografie ist es auffällig, dass die Angehörigen nicht möchten, dass die Behandler:innen mit den Patient:innen über das baldige Versterben kommunizieren. Die Aufklärungspflicht der Ärzt:innen und auch die palliativmedizinischen Behandlungen hingegen erfordern eine solche offene Kommunikation, um die Wünsche der schwerstkranken Patient:innen zu berücksichtigen. Wie ist damit umzugehen? Eine offene Kommunikation kann gelingen, wenn sie sensibel und empathisch durchgeführt wird. In Anbetracht der kulturellen und gesellschaftlichen Diversität sollten die ärztliche Aufklärung und die Überbringung von schlechten Nachrichten (»breaking bad news«) kultursensibel angepasst und individuelle Unterschiede berücksichtigt werden. Es werden Schulungen und Fortbildungen für folgende Berufsgruppen durchgeführt: Pflegeberufe, Palliative-Care-Fachkräfte, Ärzt:innen, Medizinstudent:innen, Koordinator:innen und ehrenamtliche Mitarbeiter:innen in Hospizen. Bei einer gelungenen Kommunikation profitieren die Angehörigen und haben eine Klarheit darüber, was der oder die Sterbende möchte. Anhand von zwei Praxisbeispielen von hospizlichen Begleitungen an der UME soll gezeigt werden, wie Kommunikation und Aufklärung in existentiellen Situationen aufgefasst werden können:

Fallbeispiel

Die Mutter eines 18-jährigen Patienten, der vor sechs Monaten an Leukämie erkrankt war, betreute mit ihrem Mann seit drei Monaten ihren Sohn in der Klinik. Da der ältere Sohn als Knochenmarkspender infrage kam, waren die

Eltern des Patienten sehr zuversichtlich, dass ihr Sohn wieder gesund wird. Während der Chemotherapie verschlechterte sich der Zustand des Patienten jedoch so sehr, dass es nicht zur Knochenmarktransplantation kam. Die Eltern hofften auf ein Wunder.

»Von Tag zu Tag geht es meinem Sohn schlechter. Ich sehe, dass ihm nichts mehr hilft und dass wir nur wenig Zeit mit ihm haben. Trotzdem verletzt es mich sehr, dass die Ärztin jeden Tag zu uns kommt und sagt, dass mein Sohn bald versterben wird.« Der Sohn verstarb zeitnah im Beisein seiner Eltern.

Die behandelnden Ärzt:innen führten offene, aufklärende Gespräche mit den Eltern. Aus Sicht der Ärzt:innen wurde bemerkt, dass diese ihren Sohn nicht »gehen« lassen wollten. Um den Eltern einen Abschied zu ermöglichen, wurden die Eltern auf das baldige Sterben des Patienten angesprochen.

Fallbeispiel

Ein 21-jähriger syrischer Patient kam vor fünf Jahren mit seinem zwei Jahre älteren Bruder als minderjähriger Flüchtling nach Deutschland. Die Flucht nach Deutschland hat ein Jahr gedauert, da sie zu Fuß unterwegs waren. In Deutschland angekommen, erkrankte der Patient an einer Krebserkrankung. Die Mutter des Patienten war aus Dubai angereist und sprach kein Deutsch. Sie betreute ihren Sohn auf der Palliativstation. Dort kochte sie jeden Tag die Lieblingsgerichte ihres Sohnes, in der Hoffnung, dass er dadurch zufriedener war und mehr Kraft bekommen sollte. Das baldige Versterben war sowohl dem Patienten als auch der Mutter bekannt. Aufgrund der Sprachbarriere hat der Patient zeitweise selbst die Gespräche mit den Ärzt:innen für die Mutter übersetzt. Mithilfe von Übersetzungsapps und der Mischung von deutschen, türkischen und arabischen Wörtern konnte eine hospizliche Begleitung gewährleistet werden. Einige Male wurde auch ein Dolmetscher hinzugezogen. Die Mutter war stark belastet und sehr einsam. In Gesprächen konnten wir offen über das Sterben sprechen und sogar die Beisetzung planen. Dennoch war ihr Folgendes wichtig: »Die Ärzt:innen sollen meinen Sohn nicht anlügen, aber sie sollen ihm auch nicht seine Hoffnung nehmen«. Sie empfand das tägliche Thematisieren des baldigen Versterbens ihres Sohnes als sehr belastend.

Die Art der Kommunikation am Lebensende ist entscheidend für eine gute hospizlich-palliativmedizinische Begleitung. Aufgrund von Missverständnissen und der Unkenntnis über die individuellen kulturellen Besonderheiten kann es zu Fehleinschätzungen über den Hilfebedarf und die Kooperationsbereitschaft der Familien kommen. Die Familie und die Gemeinschaft spielen in den türkischen und muslimischen Familien eine große Rolle. Daher ist die Einbindung der Angehörigen in die Entscheidungsfindung von enormer Bedeutung.

4.3.4 Bestattungs- und Trauerkultur unter Berücksichtigung der Migration

Die Migrationsbiografie bringt am Lebensende Besonderheiten mit sich. Die Begleitungen können komplexer sein, wenn bspw. der Wunsch geäußert wird, in der Heimat sterben zu wollen. Heimat ist für manche Menschen weiter weg, verbunden mit vielen bürokratischen Hindernissen und manchmal sogar aufgrund von Kriegen unerreichbar. Auch wenn viele Verstorbene in die Herkunftsländer überführt werden, entsteht in Deutschland eine neue Sterbe- und Trauerkultur unter den Migrant:innen. In fast jeder Großstadt gibt es mittlerweile Gräberfelder, die es ermöglichen, islamische Bestattungsrituale durchzuführen. Die Vielfalt unter den Migrant:innen ist auch auf den Gräberfeldern sichtbar. Immer häufiger werden vor allem jüngere Migrant:innen, die in Deutschland geboren und gelebt haben, auch in Deutschland bestattet. Die Coronapandemie hat diese Entwicklung sicherlich auch beschleunigt (Banaz-Yasar & Scheer, 2021). Die kulturelle Vielfalt in der Bestattungskultur wird in Deutschland bereits sichtbar gelebt (DHPV, 2021).

Eine weitere originäre Aufgabe der Hospizbewegung ist es, die Angehörigen in ihrer Trauer zu begleiten. Bislang gibt es wenige Angebote einer kultursensiblen Trauerarbeit. Das Erdbeben in der Türkei und in Syrien im Februar 2023 zeigte noch einmal, wie manche Ereignisse in den Herkunftsländern der Migrant:innen den Alltag in Deutschland beeinflussen können. Viele Menschen haben ihre Angehörigen durch das Erdbeben verloren und haben den Wunsch einer Trauerbegleitung. Hospizdienste, die bislang Trauerbegleitungen angeboten haben, können die Anfragen nicht bedienen. In diesem Bereich braucht es eine kultursensible Trauerbegleitung.

4.4 Fazit und Ausblick

Die kultursensible hospizliche Begleitung von Migrant:innen ist vielseitig. Ehrenamtliche Mitarbeitende, die neben Deutsch eine zusätzliche Sprache sprechen, ermöglichen eine herkunftssprachliche Beratung und Begleitung. Auch Fragestellungen zum Aufenthaltsstatus und Behördenfragen können währenddessen auftreten. Die muttersprachliche Begleitung ermöglicht eine intensivere Thematisierung von emotional sensiblen und persönlichen Aspekten wie das Sterben und auch religiöse, spirituelle Fragen.

Für die kultursensible Hospizbegleitung im ambulanten Bereich gibt es nur wenig Forschung und Literatur. Wünschenswert wäre hier eine gezielte Erhebung von Bedürfnissen und das Entwickeln von eigenen Ideen und Konzepten.

Kultursensibilität kann nicht die Kenntnis über fremde Kulturen abverlangen. Sie versteht sich vielmehr als Selbstreflexion und Bereitschaft, sich auf fremde Kulturen einlassen zu wollen und zu können. Die moderne Hospizarbeit ist durch das Hospiz- und Palliativgesetz an die medizinischen Versorgungstrukturen angebunden. Die Mitarbeit von ehrenamtlichen und hauptamtlichen Mitarbeitenden mit Migrationsbiografie kann Zugangsgerechtigkeit für Minderheiten in unserer Gesellschaft ermöglichen. Des Weiteren ist das Sensibilisieren aller Akteur:innen durch Fortbildungen hilfreich, um eine Haltung zu kultursensiblen Themen in der Hospiz- und Palliativversorgung zu entwickeln.

Menschen am Lebensende würdevoll zu begleiten, erfordert eine menschenfreundliche Haltung und die Bereitschaft, eine Beziehung aufzubauen. Eine gelungene kultursensible hospizliche Begleitung bleibt bei den Angehörigen als eine wichtige Erinnerung zurück. Und sie trägt letztlich dazu bei, dass Vorurteile auf beiden Seiten abgebaut werden.

Literatur

Banaz-Yasar, F. (2024). Es braucht Offenheit und Interesse. Muslimische Rituale im Umgang mit Sterben, Tod und Trauer. *Bundes-Hospiz-Anzeiger*, 1/2024, 9–10.

Banaz-Yasar, F. & Scheer, K. (2021). Migrationsgeschichten in der Pandemie. *die hospiz zeitschrift*, 91, 12–18.

Banaz-Yasar, F., Ritterbusch, U. & Scheer, K. (2020). Kultursensible Hospizarbeit – Implementierung eines Befähigungskurses für Ehrenamtliche in der Hospizarbeit der Universitätsmedizin Essen. *Der Onkologe*, 26(5), 449–455.

Bertelsmann-Stiftung. (2015). *Faktencheck Palliativversorgung.* https://www.bertelsmann-stiftung.de/de/mediathek/medien/mid/wunsch-und-wirklichkeit-wo-moechten-die-menschen-sterben

Deutsche Gesellschaft für Palliativmedizin (DGP), Deutscher Hospiz- und PalliativVerband (DHPV) & Bundesärztekammer (BÄK). (2010). *Charta zur Betreuung schwerstkranker und sterbender Menschen in Deutschland.* https://www.charta-zur-betreuung-sterbender.de/die-charta.html

Deutscher Hospiz- und PalliativVerband (DHPV). (2021). *Kulturen der Trauer. Eine Handreichung.* https://www.dhpv.de/news/kulturen-der-trauer.html

Giese, A., Uyar, M., Henning, B. F. et al. (2015). Türkische Migranten im deutschen Krankenhaus – Wie schätzen sie die Kultursensibilität ein? *Dtsch Med Wochenschr*, 140, 14–20.

Henke, O., Thuss-Patience, P., Mauter, D. et al. (2019). Bedürfnisse von Patienten mit Migrationshintergrund am Lebensende. Ergebnisse einer Befragung von ostasiatischen Palliativ- und Hospizpatienten und ihren Angehörigen zu transkultureller Pflegeerfahrung in Berlin. *ProCare*, 24(1–2), 5–15.

Herrmann, E. & Kätker, S. (2007). *Diversity-Management: Organisationale Vielfalt im Pflege- und Gesundheitsbereich erkennen und nutzen.* Hans Huber.

Kim, M.-S. (2020). Unsichtbare Migrantinnen und Migranten: erste Einwanderergenerationen aus asiatischen Ländern: Altersbilder, Pflegevorstellungen und Inanspruchnahme-Barrieren. In L. Schenk & M. Habermann (Hrsg.), *Migration und Alter* (S. 47–56). De Gruyter.

Klaus, D. & Baykara-Krumme, H. (2017). Die Lebenssituationen von Personen in der zweiten Lebenshälfte mit und ohne Migrationshintergrund. In K. Mahne, J. Wolff, J. Simonson J. et al. (Hrsg.), *Altern im Wandel* (S. 359–379). Springer VS.

Krobisch, V., Sonntag, P. & Schenk, L. (2020). Was braucht eine gute Pflege? Spezifika der Versorgung am Beispiel älterer Migrantinnen und Migranten aus der Türkei. In L. Schenk & M. Habermann (Hrsg.), *Migration und Alter* (S. 57–70). De Gruyter.

Müllegger, J. (2015). Bildung als Faktor für Gesundheit im Alter. In: Magazin erwachsenenbildung.at. Das Fachmedium für Forschung, Praxis und Diskurs. Heft 24, Wien.

Owusu-Boakye, S., Banse, C., Jansky, M. et al. (2020). Hospiz- und Palliativversorgung für Menschen mit Migrationshintergrund. In L. Schenk & M. Habermann (Hrsg.), *Migration und Alter* (S. 133–143). De Gruyter.

Schade, F., Rieder, N., Banse, C. et al. (2019). *Was macht erfolgreiche interkulturelle Öffnung der Hospiz- und Palliativversorgung aus? Handreichung zu den Faktoren einer besseren interkulturellen Hospiz- und Palliativversorgung – Ergebnisse eines qualitativen Forschungsprojekts.* UMG. https://palliativmedizin.umg.eu/fileadmin/Redaktion/Palliativmedizin/Flyer_und_Downloads/Handreichung_interkulturelleOEffnung_final.pdf

Schenk, L. & Habermann, M. (2020). Migration und Alter – eine Einführung. In L. Schenk & M. Habermann (Hrsg.), *Migration und Alter* (S. 1–4). De Gruyter.

Schilder, M. (2012). Interkulturelle Öffnung in der ambulanten und stationären Altenpflege/-hilfe. In C. Griese & H. Marburger (Hrsg.), *Interkulturelle Öffnung. Ein Lehrbuch* (S. 201–223). Oldenbourg.

Statistisches Bundesamt. (2022). *Pressemitteilung Nr. 158 vom 20. April 2023.* https://www.destatis.de/DE/Presse/Pressemitteilungen/2023/04/PD23_158_125.html

Tezcan-Güntekin, H. (2020). Stärkung von Selbstmanagement-Kompetenzen pflegender Angehöriger türkeistämmiger demenzerkrankter Menschen – Bedeutung einer diversitätssensiblen Versorgung. In L. Schenk & M. Habermann (Hrsg.), *Migration und Alter* (S. 93–102). De Gruyter.

Welsch K. & Gottschling S. (2021). Wishes and needs at the end of life: communication strategies, counseling, and administrative aspects. *Dtsch Arztebl International*; 118, 303–12.

B Praxis

5 Türen öffnen – aus der Perspektive der Sozialen Arbeit

Annette Rabben-Storch und Gunda Stegen

Bevor sich Tür und Tor öffnen, wird stets telefonisch ein Besuch angekündigt und ein Termin vereinbart. Denn unangemeldetes Eindringen in den Persönlichkeitsraum kann eine peinliche Befangenheit bei allen Beteiligten, auf beiden Seiten der Türschwelle auslösen. Es wäre unangemessen, denn der private Raum ist zu respektieren.[19]

Die Türklingel reißt den oder die Aufgesuchte:n abrupt aus einem Gedanken, von einer zur anderen Minute aus einer Tätigkeit oder dem Nichtstun. Innerhalb von Sekunden nehmen die Personen Haltung ein. Jedem und jeder kommt eine neue Rolle zu: Besucher:in und Besuchte:r, Gast und Gastgeber:in.

> »Die Klient_innen werden zu Gastgeber_innen und die Helfer_innen werden zu Gästen. Dies ist wohl das grundlegendste und wichtigste Kriterium eines fachlich qualifizierten und wertschätzenden Hausbesuches: Die Haltung und das Verhalten der Fachkraft als Gast, unabhängig vom Anlass des Hausbesuches.« (Urban-Stahl, 2015, S. 176)

Wie viel von der persönlichen Komfortzone preisgegeben wird, drücken die körperliche Haltung und die Kleiderwahl, eine einladende Geste oder auch die Präsentation des Wohnraums aus. In der Regel wird zum Empfang das Wohnzimmer nach der Sitz- und Tischordnung hergerichtet, vielleicht das Krankenzimmer in einen respektablen Zustand versetzt. Die Gepflogenheit der formalen Gastfreundschaft variiert ortsbedingt und kulturell und wird mit zunehmender Vertrautheit informeller. Die Mitarbeiter:innen der ambulanten palliativen Dienste sind anfänglich fremde Personen von einem noch unbekanntem Dienstleister. Was ist ihr Anliegen? Sie haben vorher einen öffentlichen Raum durchquert. Was sind unerwünschte Begleiterscheinungen? Was bringt der oder die Besucher:in mit? Straßendreck? Erkältungskeime? Oder gar eine andere ansteckende Krankheit?

Der oder die Besucher:in hat sich vorbereitet. Er oder sie kommt mit einem Gruß in friedlicher Absicht, einem Beratungsangebot in der Hoffnung auf ein einladendes Willkommen. Ist der Mantel abgelegt, der Straßendreck mit den Schuhen abgestreift und der zugewiesene Platz eingenommen, kann zur Tagesordnung übergegangen werden. Es sei denn, die interkulturelle Höflichkeit verlangt ein ausgewiesenes Eingangsritual, z. B. die Erkundigung nach dem Befinden des Kranken und der erweiterten Familie oder die Annahme eines Kalt- oder Heißgetränkes.

---

19 Vgl. GG Art. 1, 2 und 13.

5.1 Sich kennenlernen, informieren und austauschen

Der Hausbesuch durch Mitarbeiter:innen des ambulanten Palliativteams ist kein alltägliches, sondern vielmehr ein besonderes Ereignis. Vielleicht gibt es bereits Vorerfahrungen mit der Sozialen Arbeit, die von nachbarschaftlicher Hilfe bis hin zu ermittelnden Interventionen nach einer Beschwerde reichen. Hier stellt sich die Frage nach dem Auftrag. Der oder die Besucher:in hat einen beruflichen und institutionellen Hintergrund und ist nicht Teil des sozialen Nahraums, des Familiensystems und der Lebensform.

Während des Hausbesuches erfahren Fachkräfte, wie bisher mit Krisen und Krankheit im alltäglichen Leben umgegangen wurde und was sich aus Sicht des oder der Patient:in bewährt hat. Fachkräfte setzen professionelle Maßstäbe an, wo bis dahin individuell pragmatische Lösungen und Bewältigungsstrategien Gültigkeit besaßen, um das Spektrum zu erweitern. Angehörige und Betroffene schildern ihre Unsicherheit, ihre Überlastung und hoffen auf Unterstützung. Während die Erkrankten noch mit der lebensbedrohlichen Diagnose hadern, sehen sie sich durch den palliativen Dienst mit der lebenslimitierenden Prognose konfrontiert. Viele sind getragen von der Hoffnung auf Heilung. Eine forcierte palliative Beratung kann eine Zugangsbarriere darstellen, weil sie das nahende Ende vor Augen führt und die Gedanken von Tod und Sterben in Worte fasst. Der Glaube an ein unbeschwertes Leben und die Hoffnung auf Genesung werden erschüttert.

> »Je ausgeprägter der Pflegebedarf also ist, desto wahrscheinlicher wird die zusätzliche Inanspruchnahme professioneller Hilfe. Entsprechend scheinen sich in diesen Pflegekonstellationen die informelle Hilfe aus dem privaten Umfeld und die professionelle Pflege gegenseitig zu ergänzen.« (Zentrum für Qualität in der Pflege, 2014, S. 8)

Bei einer mobilitätseingeschränkten Erkrankung kommen professionelle Hilfsdienste sowie ehrenamtliche und freiwillige Helfer:innen aus dem Wohnquartier dazu. Der Lebensraum vermindert sich zunehmend auf das Wohn- und Schlafzimmer mit einem erheblichen Teil von pflegerischen Hilfsmitteln. Der Aktionsradius reduziert sich auf das Bett, den Toiletten- und den Rollstuhl. Das Tag- und Nachtgewand beim An- und Ausziehen und das Bett-Tuch werden nach waschbeständiger Praktikabilität ausgewählt. Im übertragenen Sinne wird nicht nur der Raum, sondern auch der Geist von der Krankheit vereinnahmt. Die Beschäftigung mit der lebenslimitierenden palliativen Erkrankung startet soziale und administrative Prozesse. Sie nehmen Fahrt auf und sind kaum noch zu stoppen, sodass sich die Frage aufdrängt: »Bin ich noch Herr meiner selbst?« Umso wichtiger ist es, dass die Fachkräfte ihre Aufgaben und Funktionen behutsam erläutern und je nach der vorgefundenen Situation unterstützende Maßnahmen und Dienste empfehlen. Das erfordert eine achtsame Gesprächsführung und den Aufbau einer tragenden Beratungsbeziehung. Die Chancen, die sich mit der Vermittlung von Hilfsdiensten, z. B. Hausnotruf, Essen auf Rädern, Pflegedienst, anbieten, werden unter dem Eindruck der verlorengehenden Selbstbestimmung nicht immer erkannt. Es ist ein kommunikativer Aushandlungsprozess, der Zeit benötigt und auf Augenhöhe geführt werden sollte. Herangetragene Angebote und soziale Dienste vermitteln nicht per se die soziale und finanzielle Sicherheit. Sie garantieren nicht die vertrauensvolle Teilhabe von Patient:in und Angehörigen in der künftigen Lebensplanung. Die palliativen Fachkräfte ermutigen die Betroffenen, die vorhandenen familiären und sozialen Kontakte zu mobilisieren und sich nicht aufgrund der schweren Krankheit allein zu fühlen.

Für die Mitarbeiter:innen des ambulanten Hospizdienstes sind die Hausbesuche Grundlage für eine tragende, vertrauensvolle Beziehung in der Begleitung. Anfänglich erwarten die Patient:innen und Zugehörigen aufgrund der physischen und psychischen Symptomatik medizinisch-pflegerische Leistungen von dem multiprofessionellen Palliativteam, insbesondere ärztliche Leistungen. Nun öffnen sich auch die Türen für die kompetenten Pflegefachkräfte, die die häusliche Versorgung durch die Beratung über Pflegedienste, Wundmanagement, Hilfsmittel, praktische Handgriffe oder einen Krisenplan erleichtern. Die Soziale Arbeit hat eine Schlüsselkompetenz in der Beratung zu sozialrechtlichen Themen und Ansprüchen. Sie erklärt institutionelle Strukturen, gibt Information über unterstützende Dienste und nimmt eventuelle Störungen der Kommunikation zum Anlass, diese durch eine gute Moderation im Case Management zu beheben.

Eine zögerliche Haltung gegenüber der Sozialarbeit kann geprägt sein von überlieferten oder tatsächlichen Erfahrungen mit kommunalen Ämtern und anderen Behörden. Wie Gerull (2013) in ihrer Studie schildert, fand Soziale Arbeit (früher *Fürsorge*) meist in einem Spannungsverhältnis von Hilfe und Kontrolle statt. Dieses gilt auch für Pflegekräfte, die in anderen Kontexten kontrollierende Funktionen innehatten. Deshalb sind die Inhalte für einen Hausbesuch mit den Beteiligten vorab zu besprechen: »Einige Interviewte betonen in diesem Kontext, wie wichtig Klarheit und Transparenz gegenüber den Besuchten über den Auftrag und die damit verbundenen Aufgaben des Sozialdienstes ist« (Gerull, 2013, S. 58).

Anschließend sind manche Betroffene sogar erleichtert. Sie müssen ihre Wohnung nicht verlassen, sondern erhalten vor Ort hilfreiche Informationen über soziale Leistungen, Unterstützung im Umgang mit Behörden und Leistungserbringern sowie Hilfe bei Erledigung von Formalitäten.

Fallbeispiel

Eine Familie mit südosteuropäischer Migrationsbiografie wurde von der Sozialpädagogin beim ersten Hausbesuch mit Erledigung von Formalitäten und Beratung zu finanziellen Leistungen für die Kinder und zu Angeboten des Jugendamtes unterstützt. Dies trug wesentlich zur Vertrauensbildung bei. In den folgenden Gesprächen ging es auch darum, dass die krebskranke Mutter offensichtlich sehr an dem Verlust ihrer Haare und ihrer Attraktivität litt. Als das Gespräch auf das Thema »schöne Kleider« kam, wurde ein Familienalbum mit wunderschönen Fotos hervorgezogen mit den Worten: »Jetzt wissen Sie, wie wir bisher gelebt haben«.

Das offensichtliche Interesse und die Teilnahme an ihrem bisher gelebten Leben schaffte eine Verbindung, in der das gemeinsame Aushandeln von weiterer Sterbebegleitung erst möglich wurde. Manchmal braucht es Geduld, ergänzende Telefonate und E-Mails, bis Vertrauen gewonnen ist und ein Hausbesuch zustande kommt. Zugangsbarrieren können auch eine fehlende gemeinsame Sprache sowie ein unterschiedliches Verständnis von Krankheit und ihren Ursachen bilden. In diesen Fällen ist zu erwägen, ob die Übersetzung durch Familienangehörige weiterhilft oder (semi-)professionelle Dolmetscher:innen hinzugezogen werden sollten.

5.2 Beziehung ausbauen und Zusammenarbeit gestalten

Für eine gelingende palliative Begleitung ist eine vertrauensvolle Beziehungspflege unerlässlich. Sie geht mit einer ehrlichen und wertschätzenden Haltung gegenüber Erkrankten und ihren Zugehörigen einher. Ihr Wohlbefinden und die Erhaltung ihrer Lebensqualität stehen dabei im Mittelpunkt.

Die Mitarbeiter:innen aus dem palliativen Team haben nicht nur den oder die Patient:in und die Zugehörigen, sondern auch das soziale Umfeld und das informelle Netzwerk im Blick. In diesem Netzwerk werden Kontakte in den Wohn- und Lebensgemeinschaften, in häuslicher Nachbarschaft, im Straßenzug oder Quartier gepflegt. Ein hoher Grad an sozialer Nähe findet sich unter Menschen mit Gemeinsamkeiten, z. B. in Bezug auf die Sprachfamilie, das zeitgeschichtliche Schicksal, die ethnische Herkunft, die Religionszugehörigkeit oder auch dörfliche Strukturen. Hofstede (1980) beschreibt die Diskrepanz von Individualismus und Kollektivismus in Kontaktkulturen mit hoher sozialer Bindung und Nichtkontaktkulturen, in denen die Höflichkeit und die Achtung den sozialen Abstand gebieten.

Zufällige Begegnungen beim Hausbesuch schärfen die Wahrnehmung für das zugehörige Netzwerk. Nachbar:innen und Freund:innen kompensieren ferne Verwandte und helfen aus. Ergänzend kommen noch Vertreter:innen aus Glaubensgemeinschaft, Traditionen und Kulturen hinzu.

Fallbeispiel

Bei der Begleitung einer kosovarischen Familie mit kleinen Kindern stellte sich erst bei Folgebesuchen heraus, dass verschiedene Nachbarn regelmäßig Hilfen anboten und auch eine »Heilerin« ein und aus ging, was vorher nicht erwähnt worden war. Möglicherweise rechnete die Familie mit professionellem Unverständnis oder betrachtete es als selbstverständliche nachbarschaftliche Unterstützung.

Diese Netzwerke veranschaulichen die Handlungskompetenz von Familien während Krankheit und Krisen. Für die Beratenden ist es immer wieder beeindruckend, welches individuelle und kollektive Erfahrungswissen mit Krankheit bereits bei den

Erkrankten und ihren Zugehörigen vorhanden ist und welche kreative Anpassung während des Krankheitsverlaufs geleistet wurde.

Wissen und Einsichten in Bezug auf den Krankheitsverlauf des oder der Patient:in und der Zugehörigen können erhebliche Unterschiede aufweisen. Eine der Personen mag die Lebensbegrenzung noch nicht verstanden haben oder nicht begreifen können. In ihrer wechselseitigen Befangenheit agieren sie schonend: »Erzählen Sie ihm bitte nicht, woher sie kommen!«, »Sagen Sie ihr bloß nichts!«.

Fallbeispiel

Eine Ehefrau ließ aus diesen Gründen erst mal keinen Hausbesuch zu, und wollte sich nur im Büro mit uns beraten. Die Ehefrau befürchtete: »Ich möchte nicht, dass wir über das Sterben reden. Das würde meinem noch mobilen Ehemann die letzte Lebenskraft rauben«. Das Thema Sterben vorerst auszuklammern, aber einen Hospizhelfer einzusetzen, half ihr den Hausbesuch zuzulassen.

In dieser krisenhaften Lebensphase macht das gemeinsame biografische Erinnern Mut und stärkt empathische Kommunikation, denn in der Vergangenheit wurden schon einige Herausforderungen bewältigt. Frühzeitige Biografiearbeit vermittelt Hochachtung und Respekt vor dem gelebten Leben.

Fallbeispiel

Bei einer in sich zurückgezogenen und schon sehr schwachen Krebspatientin haben Gespräche über ihre beruflichen Leistungen ihre Lebenskraft wieder geweckt. Die Tochter äußerte mehrmals: »So lebhaft und munter habe ich sie länger nicht mehr erlebt!«.

Bei einem gegenüber uns skeptischen Ehepaar hat die Bemerkung, dass eine Kollegin aus derselben ländlichen Region stammt und mit der dortigen Mentalität vertraut ist, das Eis gebrochen: »Dann wissen Sie ja, wie wir so ticken«.

Patient:innen erleben damit, dass sie als Person gesehen werden, und nicht die Krankheit im Vordergrund steht. Vorrangig sind die aktuellen, »brennenden Probleme« des oder der Erkrankte:n. Diese sollten auch zuerst besprochen werden. Im Gespräch ist stets zu betonen, welche Kompetenzen und welche Beharrlichkeit im Umgang mit Einschränkungen erworben wurden.

Fallbeispiel

Ein schwer krebskranker Patient schaffte es, trotz seiner großen Schwäche, noch eine ganze Weile, seine demenzkranke Mutter mit dem Auto zur Bank und zur Fußpflege zu bringen: »Da muss ich mich ja kaum bewegen«, bemerkte er.

Die letzten Kräfte für die Versorgung seiner Mutter aufzubringen, war ihm ein großes Anliegen, was von unserer Seite gewürdigt wurde. Er konnte im Verlauf des Kontakts dann auch annehmen, dass ein Hospizhelfer ihn dabei unterstützte.

5.3 Einlassen auf den Auftrag und Türen offenhalten

Spätestens zu diesem Zeitpunkt sollte besprochen werden, mit welchem Auftrag und welchem Handlungsspielraum der oder die Mitarbeiter:in des Palliativteams gekommen ist. Die begleitende Arbeit wird erläutert und eine schrittweise Einigung auf ein gemeinsames Vorgehen gesucht. Die Vorsorgevollmacht und die Patientenverfügung werden erklärt, die Medikamenteneinnahme abgestimmt und ein Krisenplan erläutert. Dieser kann für den Fall plötzlich auftretender Beschwerden, z. B. starker Schmerzen, Atemnot oder Erbrechen und Übelkeit, bei dem oder der Patient:in hinterlegt werden.

Die aus fachlicher Sicht notwendige Absicherung einer häuslichen Sterbesituation unterscheidet sich meist erheblich von dem, was Betroffene sich selbst vorstellen können. Ihre Zustimmung ist meist zögerlicher als es das rasche Fortschreiten der Krankheit verlangt. Sie sind überrascht, von dem progredienten Verlauf der Krankheit überwältigt und geraten in einen situativen Zugzwang. So berichten sie einstimmig:

> »Wir haben viele Jahre gekämpft, waren manchmal verzweifelt und mussten uns mehr und mehr einschränken. Wir wollen die Hoffnung nicht aufgeben, dass die Krankheit noch besiegt wird.«

Als professionelle Person ist es dann schwierig, sich auf das zögerliche Tempo der Betroffenen einzulassen und die aus fachlicher Sicht unzureichende Versorgung auszuhalten. Behutsam wird besprochen, wie die Krankheit und das Leid erlebt wird und wie hoch die individuelle Leidensfähigkeit ist. Es geht um die umfassende Schmerzsymptomatik »Total Pain«. Es geht um Verlusterfahrungen sowie um Befürchtungen und Ängste, die thematisiert werden sollten. Im Gespräch kann sich der Sinnzusammenhang für die Betroffenen verändern und so doch eine palliative Begleitung und Behandlung gelingen, die zunächst nicht möglich erschien. Ein achtsamer Umgang miteinander schafft Raum für ein gemeinsames konstruktives, kreatives Gestalten der letzten Lebensphase.

Fallbeispiel

Eine Patientin hatte zusammen mit ihrem Lebensgefährten jahrelang gegen ihre Krebserkrankung gekämpft. Es gab Grenzsituationen, in denen sie sich in letzter Minute gerettet sah und wieder neue Lebensqualität erleben durfte. Ein langes Gespräch mit dem Lebensgefährten, in dem er das alles beschreiben konnte und in dem wir seine Erfolge ernsthaft würdigten, entspannte ihn spürbar. Weitere Gespräche konzentrierten sich hauptsächlich auf die akut notwendigen Maßnahmen für ihre Lebensqualität (Schmerzkontrolle und Übelkeit). Es gab Raum für ihre Zweifel und Hoffnungen; es half ihnen, das Sterben zuhause für beide zu erleichtern.

Immer wieder fürchten Patient:innen den Verlust ihrer Autonomie und damit eine zunehmende Einschränkung ihrer Selbstbestimmung und -kontrolle. In dieser Situation sind die ehrenamtlichen Helfer:innen oft von unschätzbarem Wert. Sie kommen unentgeltlich, freiwillig und im Wesentlichen mit dem Auftrag »da zu sein«. Nahezu bedingungslos können sie sich einlassen auf die Patient:innen und ihre Zugehörigen. Sie sind Zuhörer:innen und Gesprächspartner:innen. Sie teilen die Sorgen und Befürchtungen und entlasten durch ihre regelmäßigen, wiederkehrenden Besuche das System »Familie« und das System der professionellen palliativen Dienste. Zusätzlich sind die Hospizhelfer:innen ein Bindeglied zwischen den Betroffenen zuhause und den Mitarbeiter:innen im palliativen Team. Sie sind näher am Geschehen und können wertvolle Hinweise geben sowie eventuell die Situation bei eintretenden Krisen – aufgrund ihrer persönlichen Nähe zum oder zur Patient:in – besser einschätzen. Die anfängliche Skepsis, eine ehrenamtlich engagierte Person, also eine:n Fremde:n ins Haus zu lassen, wird verworfen. Später wird der oder die Ehrenamtliche jedoch meist freudig erwartet und herzlich empfangen. Ehrenamtliche Helfer:innen werden weniger als eine Beeinträchtigung für die Selbstbestimmung empfunden und öffnen häufig die Türen für eine professionelle Unterstützung.

In die palliative Begleitung sollten noch bestehende Wünsche und Sehnsüchte sterbender Menschen aufgenommen werden, z. B. einen Ausflug oder eine Reise mit dem »Wünschewagen«[20], um sich einen Herzenswunsch zu erfüllen. Während dieser Unternehmungen werden glückliche Erinnerungen wieder lebendig. So kann noch einmal der pflegebedingt eingeschränkte Bewegungsradius verlassen und dem Leben nachgespürt werden. Die Mehrzahl der Menschen möchte zuhause sterben, was in manchen Fällen nicht vorstellbar und nicht leistbar erscheint. Mithilfe des palliativen Teams kann ein Sterben zuhause angestrebt werden. Es gibt Patient:innen, deren »Zuhause« nicht an ihrem gegenwärtigen Lebensmittelpunkt liegt und für die ein Krankentransport im Sinne einer »Heimführung« ihr sehnlichster Wunsch ist. Hier ist eine gute Kooperation im multiprofessionellen Team und mit Kolleg:innen von Hospizdiensten aus dem Ausland unerlässlich. »Zuhause« kann auch den Besuch einer spirituellen Gemeinschaft bedeuten. Die Mitarbeiter:innen des Palliativdienstes überwinden also gemeinsam mit den Patient:innen Grenzen, um ein Sterben »in Frieden« zu ermöglichen:

Fallbeispiele

- Ein junger Patient aus Österreich konnte sich so in seinen verbleibenden Tagen im Kreis seiner Familie aufgehoben fühlen.
- Ein bulgarischer Patient durfte in seinem blühenden Schrebergarten die letzten Tage verbringen.
- Jüngst gab es einen Patienten, der aufgrund der großen Hoffnung auf Leben und Genesung nach Deutschland geflüchtet war und seine kranke Ehefrau in der Ukraine noch für drei Wochen in die Arme schließen wollte. Nach seinem Tod schrieb die Witwe: »Für mich haben Sie meinen Mann gerettet«.

---

20 Wünschewagen sind bundesweite Angebote von Trägern, die mit ehrenamtlichen Helfer:innen arbeiten, um Patienten:innen das Aufsuchen von Sehnsuchtsorten zu ermöglichen.

Menschen, die kultursensibel Brücken bauen, sind Dolmetscher:innen und Schlüsselfiguren aus diversen Gruppen und Migrationsvereinen. Sie unterstützen durch ihre kulturelle Innensicht und ihre muttersprachlichen Kenntnisse die palliative Begleitung und vermindern so vermutete und existierende Zugangsbarrieren.

Es ist das Anliegen der palliativen Dienste gewachsene Strukturen zu stärken. Bei wichtigen Entscheidungen sollten alle beteiligten Personen einbezogen werden und in ein gemeinsames Aushandeln treten. Gerade in komplexen Systemen sind Familienkonferenzen, der Austausch und professionelle Fallbesprechungen hilfreich und wertvoll. In Respekt und mit Wertschätzung der vorhandenen Fähigkeiten und Fertigkeiten können hilfreiche Lösungen einvernehmlich gesucht werden. Eine fortschreitende Erkrankung kann aufgrund krankheitsbedingter Einschränkungen Rollen infrage stellen. Veränderungen schaffen für alle im Umfeld Unsicherheiten. Der Palliativdienst kann diesen Menschen in ihren neuen Aufgaben Mut machen und Zuversicht wachsen lassen.

Fallbeispiel

Wir haben bei einem Erstbesuch gegenüber einer unsicheren Ehefrau ausgedrückt, wie bewundernswert sie die schwierige Pflegesituation bisher gemeistert hat. Sie sagte: »Dass Sie das so sehen! Bisher hieß es immer in meiner Familie, dass ich nichts Gescheites kann«. Nun war sie zuversichtlich und handlungsfähig, ihren Mann bis zuletzt zu begleiten.

5.4 Gemeinsamer Weg und Abschied – »die Tür öffnet und schließt sich wieder«

Wegweisend für das palliative Team und die Zugehörigen sind die Wünsche und das Wohlbefinden der schwerkranken Menschen und die gesetzlichen Rahmenbedingungen der Hospiz- und Palliativversorgung. Den Weg in der letzten Lebensphase mitzugehen, erfordert eine offene Haltung, eine Bereitschaft, sich auf unkonventionelle Situationen einzulassen, um die höchstmögliche Lebensqualität am Lebensende zu gewährleisten. Ein wertschätzender Umgang integriert professionell medizinisch-pflegerische Notwendigkeiten sowie psychosoziale Bedürfnisse und passt diese patientenzentriert an.

Ein Haus oder eine Wohnung kann nur durch offene Türen betreten oder verlassen werden. Manchmal stehen Türen einladend offen. »Wenn« und »aber« schieben jedoch einer einfühlsamen Kommunikation einen Riegel vor. Befangenheit und Unkenntnis erschweren das Hindurchgehen auf beiden Seiten der Türschwelle, für Gast und Gastgeber:in, für Besucher:in und Besuchte. Jeder Schritt ist ein Wagnis. Jedes Leben ist einzigartig und originell, aber selten maßgeschneidert. Im Kontext von Sterben und Tod werden Türen vielfach frühzeitig geschlossen und können allein durch einfühlsame Begegnung wieder geöffnet werden. In überschaubaren Sequenzen nähern sich alle Beteiligten behutsam der letzten Lebensphase an: die oder der Erkrankte, die Familie, Freund:innen und Nachbar:innen zusammen mit den medizinisch-pflegerischen, den psychosozialen, den spirituellen und den palliativen Diensten (Schneider et al., 2011). Es sind besonders die achtsame, kultursensible Haltung und der Respekt vor der Würde eines jeden Menschen, die uns leiten und tragen. Sie ermöglichen einen vertrauensvollen und respektvollen Austausch in belastenden Situationen und das Gelingen einer Begleitung bis zuletzt.

Schließlich steht der Abschied aller Beteiligten voneinander an. Die Tür wird achtsam geschlossen mit einem Gespräch, mit einer Perspektive, mit dem Angebot eines Abschiedsrituals, eines gemeinsamen Erinnerns, einer Gedenkfeier.

Literatur

Gerull, S. (2013). Hausbesuche in der sozialen Arbeit: Traditioneller Ansatz – zu wenig reflektiert. *Widersprüche: Zeitschrift für sozialistische Politik im Bildungs-, Gesundheits- und Sozialbereich, 33*(127), 51–62.

Hofstede, G. (1980). *Cultures consequences: International differences in work-related values.* Sage.

Schneider, W., Eschenbruch, U. & Thoms, U. (2011). *SAPV-Begleitstudie 1: Wirksamkeit & Qualitätssicherung in der SAPV-Praxis. Eine explorative Begleitstudie – Zusammenfassung der Ergebnisse.* https://www.uni-augsburg.de/de/fakultaet/philsoz/fakultat/soziologie-sozialkun de/forschung/ab/sapv-begleitstudie-1-wirksamkeit-qualitatssicherung-der-sapv-pra/

Urban-Stahl, U. (2015). ›Hausbesuch‹ oder ›Heimsuchung‹. *Neue Praxis Sonderheft 12,* 171–182.

Zentrum für Qualität in der Pflege. (2014). *Ergebnisse repräsentative ZQP-Befragung. Einflussfaktoren auf Pflegearrangements in Privathaushalten.* https://www.zqp.de/wp-content/uploads/ Analyse_Einflussfaktoren_Pflege_Privathaushalte.pdf

6 »Den eigenen Tod sterben« – Biografie und Sterben

Martina Kasper

Biografische Gewohnheiten und familiäre Gegebenheiten waren schon für Cicely Saunders wichtige Aspekte in der Begleitung am Lebensende. Sie war eine englische Krankenschwester, Sozialarbeiterin und Ärztin und ist die Begründerin der modernen Hospizbewegung sowie der Palliative Care und gilt als Pionierin der Palliativmedizin. Für sie stand der sich im Sterben befindliche Mensch mit seinen Schmerzen, seinen Nöten und Ängsten, aber auch mit seinen Stärken, seiner persönlichen Geschichte und seiner Spiritualität im Zentrum. Manchmal kann ein Mensch aufgrund seiner biografischen Geschichte nur schwer sterben, obwohl er medizinisch und pflegerisch gut versorgt wird. Schwierige Erlebnisse seiner Lebensgeschichte, die sich in Form von seelischen Schmerzen äußern können, sollten berücksichtigt oder vielleicht nochmals betrachtet werden.

6.1 Biografie und Biografiearbeit

»Menschen sind zeitliche Wesen; ihre persönliche Zeit bezeichnet man als ›Biografie‹« (Klingenberger, 2019, S. 1). Diese Biografie bzw. Lebensgeschichte eines Menschen beinhaltet alle Ereignisse, Erfahrungen und Prägungen, die das Fühlen, Handeln und Denken beeinflussen und mitgestalten. Unsere Biografie spricht dabei nicht nur unsere Vergangenheit an, sondern auch unsere aktuelle Gegenwart mit ihren Chancen und Herausforderungen, um z. B. die Gestaltung des eigenen Lebensweges besser zu begreifen und bewusster annehmen zu können. Die persönliche Zukunft, mag sie auch noch so kurz sein, gehört ebenfalls zu unserer Biografie und damit unsere Sehnsüchte, Ängste und die Planungen in Bezug auf das Kommende. Für Patient:innen mit einer Erkrankung, die in absehbarer Zeit zum Tode führt, kann das bedeuten, für die Gegenwart und Zukunft eine Patientenverfügung zu erstellen, worin geregelt ist, welche Maßnahmen am Lebensende durchgeführt werden dürfen. Auch gehört die Erstellung einer Vorsorgevollmacht dazu, damit Angehörige den Willen des eventuell nicht mehr entscheidungsfähigen Patienten durchsetzen können.

Patient:innen haben oftmals noch einen bedeutenden Wunsch, z. B. einen bestimmten Ort aufzusuchen; das kann die Heimat sein oder ein Ort, an dem man Schönes erlebt hat. Das aus Spenden finanzierte Projekt »Wünschewagen« (»Letzte

Wünsche wagen«) des Arbeiter-Samariter-Bundes in Deutschland erfüllt auf Anfrage schwerstkranken Menschen solch einen besonderen Herzenswunsch.

Von *Biografiearbeit* spricht man, wenn es sich um methodisch angeregtes und angeleitetes Erinnern handelt. Die Patient:innen können durch das Erzählen der eigenen Lebensgeschichte stärkende Erfahrungen finden, die sie die aktuelle Situation aushalten und gestalten lassen. Im Neu-Verstehen und Neu-Bewerten von Lebensgeschichten können die Patient:innen Heilung erleben und Versöhnung finden.

Mit Menschen ihre Biografie zu betrachten, birgt für Begleitende die Chance, den Menschen in seiner Ganzheit kennenzulernen und nicht nur die Defizite zu sehen. Die Patient:innen bekommen die Chance, eine Stärkung des Selbstwertgefühls zu erleben, weil es ein Gegenüber gibt, das zuhört und es ermöglicht, Gemeinschaft zu erleben. Es können positive wie auch schmerzliche Ereignisse reaktiviert werden, was die Möglichkeit bietet, diese zu bearbeiten und zu integrieren. Das alles sind Gründe dafür, dass Biografiearbeit am Lebensende ein wichtiger Faktor ist.

Unstrukturierte Biografiearbeit (Erzählen von Erlebtem) findet im Alltag eigentlich immer statt. Strukturierte Biografiearbeit ist dagegen eine angeleitete Erinnerungsarbeit, die in Bildungseinrichtungen, Therapien und in der Begegnungsarbeit unter Anwendung von Methoden geleistet wird. Es gibt für Haupt- und Ehrenamtliche viele Fort- und Weiterbildungsangebote in diesem Bereich.

6.2 Biografiearbeit und Sterbebegleitung

Sterbeerfahrungen und Todesbegegnungen gehören zu unserer Lebensgeschichte. Wir müssen im Laufe des Lebens immer wieder Abschied nehmen. Wir selbst sind sterblich und müssen lernen mit dieser Eigenschaft des Lebens umzugehen. Nicht nur die Patient:innen, sondern auch ihr Umfeld und die Begleiter:innen in der Hospizarbeit stehen vor der Notwendigkeit, sich der eigenen Endlichkeit bewusst zu werden und sich mit ihr auseinanderzusetzen.

Beim Betrachten des vergangenen Lebens geht es darum, welche Fähigkeiten und Fertigkeiten jemand in bestimmten Lebensphasen und -situationen entwickelt hat und ob diese in der letzten Lebensphase hilfreich sein können. So hat jemand z. B. in bestimmten Lebenssituationen Demut oder Aufmüpfigkeit gelernt. Andere haben die Fähigkeit erworben, beim Scheitern um Hilfe zu bitten.

Um einen Menschen zu erreichen und ihn begleiten zu können, ist es wichtig, sich in sein bisheriges Leben einzufühlen, und wesentliche Schritte in der Lebensgeschichte zu verstehen. Häufig wissen wir nicht viel aus dem Leben eines Menschen, doch jede Einzelheit hilft uns weiter, diesen Menschen ein wenig besser zu kennen, anzunehmen und ihn so zu akzeptieren, wie er geworden ist.

6.3 Biografiearbeit als Möglichkeit, Gefühlen Ausdruck zu geben

Eine große Herausforderung für Patient:innen ist der Verlust von Normalität, der sich auf die gesamte Alltagswelt mit ihren inhaltlichen und zeitlichen Normalitätsannahmen bezieht. Dies gilt auch für Familienangehörige und Freund:innen. »Diesen Verlust an Normalität, den beide Seiten in unterschiedlicher Weise zunächst erfahren, kann man als Verletzung der sozialen Leiblichkeit« bezeichnen (Fischer, zit. nach Pfeffer, 2010, S. 15). Diese ungewisse Lebensbedrohung, die Eingriffe am eigenen Körper, der Verlust von Arbeitsmöglichkeit und oft auch der Verlust von sozialen Kontakten müssen bewältigt und verarbeitet werden. Die Biografie und somit die Identität geraten am Lebensende ins Wanken. Eine zunehmende körperliche Abhängigkeit, z. B. nicht mehr aufstehen zu können, sich selbst nicht mehr waschen und pflegen zu können und auch bei Ausscheidungen auf Hilfe angewiesen zu sein, schränkt die Autonomie der Patient:innen ein und kann als belastend und beschämend empfunden werden. Das kann z. B. Angst, Wut, Verleugnen, Trauer und Widerstand auslösen.

Es ist hilfreich, wenn die Patient:innen den Raum bekommen, Gefühle auszudrücken. Erst dann können sie anfangen, Geschehnisse zu verarbeiten. Im Zorn gelten Patient:innen häufig als schwierig, und ein Kontakt mit ihnen kann unangenehm sein. Am liebsten würde man nicht hingehen, wenn es die Situation nicht unbedingt erfordert. Oft fehlt wegen schnell fortschreitender Erkrankung die Zeit, z. B. all die Verluste betrauern zu können. Dann sind die Patient:innen dankbar, wenn sie traurig sein dürfen und dabei nicht alleine gelassen werden. Wahrgenommen werden und Resonanz bekommen mit den Qualitäten des Auffangens und Haltgebens kann für die Seele des erkrankten Menschen heilsam sein.

6.4 Erlerntes Verhalten der Lebensgeschichte sinnvoll nutzen

Es gilt, alte Muster zu erkennen, welche allen Beteiligten die Sterbesituation der Patient:innen erschweren können. Hatten diese z. B. eine leistungsorientierte Kindheit unter dem Motto »Man muss durchhalten« oder »Das schaffe ich allein«, dann ist es verständlich, warum sich jemand bei Verschlechterung nicht meldet oder eine Kooperation schwer möglich ist.

Gerade diese Patient:innen brauchen Mitgefühl und Verständnis, damit sie sich nicht alleine fühlen. Das kann nur gelingen, wenn wir ihr Verhalten nicht persönlich nehmen und uns nicht für ihr Verhalten oder ihre Gefühle verantwortlich fühlen.

Für Angehörige, z. B. Ehepartner:innen, sind veränderte, meist schwierige Verhaltensweisen der Patient:innen sehr belastend. Auch sie brauchen Raum für ihre Gefühle und müssen ihre Bedürfnisse wahrnehmen dürfen. Sie sind besonders im häuslichen Umfeld unverzichtbare Kooperationspartner:innen für die professionellen Begleiter:innen. Sie zu unterstützen, zu stärken und wertzuschätzen, ist ebenfalls eine wichtige Aufgabe.

6.5 Unterschiedliche Bezugssysteme

Eine palliative Begleitung im häuslichen Umfeld bedeutet, dass wir Patient:innen aufsuchen, die eingebettet sind in der Familie oder allein zuhause leben. Allein zu leben ist objektiv gesehen nichts weiter als ein Zustand. Jemand kann allein leben, ohne sich einsam zu fühlen. Einsamkeit ist ein Gefühl und beschreibt ein inneres Befinden von innerer Leere. Zugehörigkeit und das Gefühl aufgehoben zu sein gehen verloren, das Gefühl verlassen zu sein steigt auf. Die gewohnten Konzepte von sich selbst, der Umwelt und dem eigenen Platz in der Welt weichen einem Dasein im Unvertrauten. Jemand kann mit vielen Menschen zusammen sein und sich trotzdem einsam fühlen. Genau das ist zu bedenken, wenn man Menschen begleitet, die allein leben. Diese sind nicht zwangsläufig einsam. Durch eine palliative Erkrankung kann das häufige Alleinsein jedoch als Mangelzustand wahrgenommen werden und zu Einsamkeit führen. Freund:innen und Bekannte ziehen sich vielleicht zurück, weil sie mit der zum Tode führenden Erkrankung nicht umgehen können, oder die Patient:innen ziehen sich zurück, weil es durch Schmerzen und die zunehmende Schwäche anstrengend ist, Kontakte zu pflegen. Es kann sein, dass jemand bereits jahrelang sozial isoliert lebt, weil er oder sie schon lange einen objektiven Mangel an sozialen Beziehungen und Kontakten hat, also grundsätzlich mit keinen oder nur wenigen Personen regelmäßig interagiert. Soziale Isolation kann das Risiko für Gefühle von Einsamkeit stark erhöhen, muss es aber nicht.

Eine palliative Begleitung kann für sozial isolierte Patient:innen bedeuten, lange Jahre der Verschlossenheit aufzubrechen und sich den Begleitenden gegenüber zu öffnen, sich vielleicht das letzte Mal mit Beziehungen und Erlebnissen in diesem Leben auseinanderzusetzen, was für beide Seiten eine Herausforderung bedeuten kann.

Bei allein lebenden Patient:innen, die uns immer häufiger begegnen, ist eine Zusammenarbeit mit externen Diensten, z. B. Pflegedienst besonders wichtig, um eine gute Versorgung zu gewährleisten. Auch die Bereitschaft, einen Hausnotruf zu installieren, ist eine relevante Voraussetzung, da dieser einen ständigen Zugang zur Wohnung ermöglichen kann. Auch das Vorhandensein einer Patientenverfügung und einer Vorsorgevollmacht muss gegeben sein, ansonsten muss dies in die Wege geleitet werden. Es braucht dringend eine gesetzliche Vertretung für den Fall, dass allein lebende Patient:innen nicht mehr handlungsfähig sind. Klare Absprachen mit den Patient:innen, den Bevollmächtigten, den Hausärzt:innen und den kooperierenden Diensten sind in solchen Begleitungen noch wichtiger als sonst. Sollte es nicht gelingen, die notwendigen Rahmenbedingungen zu schaffen, weil die Patient:innen ablehnend sind und sich für Hilfsangebote nicht öffnen können, muss überdacht werden, ob und in welcher Form überhaupt begleitet werden kann oder ob eine stationäre Einrichtung die bessere Lösung wäre, um ein Umsorgtsein am Lebensende zu ermöglichen.

Egal in welchem Kontext sich die zu begleitenden Personen befinden – es ist die Aufgabe der professionell Mitarbeitenden herauszufinden, welche Hilfsangebote die Patient:innen brauchen. Das bezieht sich auch auf all die Angebote, die die Patient:innen am Lebensende psychisch unterstützen.

Oft ist bei alleinlebenden Patient:innen der Besuch der Hoszpizhelfer:in oder der Besuch des Tagesangebots ein Highlight der Woche. Bei Patient:innen, die im Familienverbund leben, können diese Angebote Angehörige entlasten und auch eine Bereicherung sein, wenn es plötzlich die Patient:innen sind, die durch Kontakte von außen neue Impulse einbringen, was sonst meist durch die Angehörigen geschieht.

Angehörige und enge Freund:innen sind oft hilfreich und unterstützen die Patient:innen sehr liebevoll. Es ist wichtig, neben den Patient:innen auch die An- bzw. Zugehörigen im Blick zu behalten, damit diese sich nicht überfordern. Angehörige sind ebenfalls Betroffene und werden von der Erkrankung mit all ihren Auswirkungen (Verlusten, Arbeitsüberlastung, Rollenveränderungen) existentiell erfasst. Sie sind auf ihre Weise bedroht und konfrontiert mit den tiefgreifenden Veränderungen, die das Krankheitsgeschehen mit sich bringen kann. Dieses wahrzunehmen und in Resonanz zu gehen, schafft Vertrauen, und durch Gespräche können Ressourcen der An- und Zugehörigen erkannt und vielleicht wieder aktiviert werden. Der Einsatz von Hospizhelfer:innen kann dazu beitragen, dass An- und Zugehörige zumindest für ein paar Stunden in der Woche entlastet werden, um wichtige Erledigungen zu tätigen oder Aktivitäten nachzugehen, die gut tun, z. B. sich auszuruhen, sich mit Freund:innen zu treffen oder eine kulturelle Veranstaltung zu besuchen. Tagesangebote oder Tageshospize für palliativ erkrankte Menschen, die noch nicht flächendeckend existieren, bieten ebenfalls Entlastung für Angehörige und geben den Erkrankten die Möglichkeit, mit gleich Betroffenen in Kontakt zu kommen und Gemeinschaft zu erleben.

In dysfunktionalen Familien, die schon lange eine schwierige Beziehungsgeschichte miteinander haben, oder in denen Patient:innen oder Angehörige neben der palliativen Erkrankung eine psychiatrische Diagnose haben, ergeben sich mitunter große Herausforderungen für das Palliativteam, weil eine lebensbedrohliche Erkrankung zusätzlich belastet und das System aus den Fugen geraten kann. Persönlichkeitsstörungen zum Beispiel gehören zu den häufigsten Diagnosen in der Psychiatrie. Sie werden nach charakteristischen Merkmalen unterteilt, wobei jedoch häufig Überschneidungen vorkommen. Bei der Borderline-Störung handelt es sich z. B. um eine Persönlichkeitsstörung, die durch Impulsivität und Instabilität von Emotionen und Stimmung, der Identität sowie zwischenmenschlichen Beziehungen charakterisiert ist. Merkmale einer paranoiden Persönlichkeitsstörung sind Misstrauen und Verdächtigungen gegenüber anderen. Diese Patient:innen handeln oft manipulativ und sind der Behandlung gegenüber sehr misstrauisch. Solche Menschen hatten in der Kindheit keine stabilen vertrauensvollen Bindungen und sind meist von ihren nächsten Bezugspersonen verletzt worden. Deshalb ist ein Beziehungsaufbau schwierig, denn zu viel Nähe wird als bedrohlich erlebt. Je nach psychischer Erkrankung können andere herausfordernde Verhaltensweisen auftreten. Auch wenn mit den Patient:innen lebende Angehörige psychiatrische Anzeichen aufzeigen, erschwert dies die palliative Behandlung und hospizliche Begleitung.

In diesen Fällen ist es besonders wichtig, dass sich Teammitglieder mehr als sonst austauschen und gemeinsam Vorgehensweisen besprechen. Dies gilt auch für die Zusammenarbeit zwischen den kooperierenden Diensten, wie z. B. den Pflegediensten, dem Hospizverein und den Hausärzt:innen. Wenn möglich, sollten psychiatrische Dienste hinzugezogen werden, um diesen Patient:innen und Angehörigen besser gerecht werden zu können; dies gilt auch für andere psychische Störungen, wie z. B. Depressionen und Ängste. Und genau hier kann die Biografiearbeit wertvolle Hinweise und Einsichten liefern und neue Wege in der Begleitung aufzeigen.

6.6 Chancen, innere Prozesse anzustoßen

Das Sterben ist eine schwierige Aufgabe, eine letzte Krise, die die gesamte Existenz betrifft. Sie stellt sicher geglaubte Werte und eigene Vorstellungen infrage. In diesem Prozess des Sterbens haben viele Menschen das drängende Bedürfnis, etwas zu klären, das ihnen wichtig ist, oder sich auf die herausfordernde Lebenssituation an ihrem Lebensende einzulassen. Sie verspüren den Wunsch, ihrem vergangenen Leben einen Sinn zu geben. Dieser Prozess am Lebensende kann eine große, innere Bewegung und Wachstum auslösen, der bei manchen Menschen dazu führt, das eigene Lebesende bewusst zu leben und den Tod im Idealfall anzunehmen.

Die Biografiearbeit am Lebensende, die vom Prinzip der Ressourcenorientierung geleitet ist, fragt nach Gelungenem und Bewältigtem, nach Stärken und Kompetenzen. Der Blick auf diese »Lebensleistungen« kann hilfreich sein, um den Selbstwert und die Würde zu stärken.

Die Lebensbilanz umfasst aber auch schmerzliche Erlebnisse und Erfahrungen. Diese dürfen ebenso auftauchen und sollen nicht ausgeblendet werden. Vielleicht gelingt es den Patient:innen im Gespräch darüber, sich selbst und anderen zu vergeben. Konrad Stauss (2010), der als Facharzt für Psychotherapie und Psychiatrie eine psychosomatische Klinik leitete, entwickelte ein Konzept der Vergebungsarbeit. Das vorgestellte siebenphasige Vergebungs- und Versöhnungsmodell ist ein vergebungsortientiertes psychotherapeutisches Modell. Empathie, Mitgefühl und Perspektivenwechsel sind wesentliche Elemente in der Vergebungsarbeit. Er macht mit seinem Buch darauf aufmerksam, wie wichtig und heilsam Vergebung und Versöhnung sind und berichtet, dass ein Professor Tausch, einer der ersten Psychotherapeuten, in einer breit angelegten Studie die Auswirkungen von Vergebung erforschte. Dieser kam zu dem Ergebnis, dass Vergebung Gefühle, Gedanken und

Verhalten der an der Studie beteiligten Menschen positiv veränderte. Nach erfolgreicher Vergebungsarbeit berichteten die Betroffenen von einer befreienden Wirkung. Es ergab sich auch, dass Menschen, die zur Vergebung neigen, weniger unter Depressionen, Angst und Wutgefühlen leiden als Menschen, die nicht vergeben können.

Die Würdezentrierte Therapie von Dr. Harvey Max Chochinov (2017) ist kein Lebensrückblick, sondern beinhaltet ein Sich-Erinnern an Gedanken, Ideen und Ereignisse, die für die Patient:innen besonders bedeutungsvoll sind und an andere weitergegeben werden sollen. Es sind bestimmte Fragen, die in Interviewform gestellt werden. Die Würdezentrierte Therapie geht auf das Bedürfnis Sterbender ein, etwas für ihre Liebsten zu hinterlassen und zu spüren, dass das Leben einen Sinn hatte. Sie hilft den Patient:innen dabei, sich wieder auf Taten und Erfahrungen zurückzubesinnen, die sie zu einzigartigen und wertgeschätzten Menschen gemacht haben. Die Patient:innen hinterlassen ihren Liebsten ein schriftliches Dokument oder eine Audioaufnahme. Diese Art der Intervention kann auch darauf reduziert werden, einen Brief zu schreiben, weil die Form mit Interviews und Aufnahmen aufgrund von Zeitmangel oder Schwere der Erkrankung nicht immer möglich ist. Es braucht für diese Kurzintervention, die auf fundierten Erkenntnissen über einen von Sterbenden selbst definierten Würdebegriff beruht, meines Erachtens die Hilfestellung einer Begleitperson, die eine Weiter- oder Fortbildung in Würdezentrierter Therapie absolviert hat.

Zum Nachweis der Wirksamkeit der Würdezentrierten Therapie gibt es empirische Forschung (Chochinov et al., 2011). Patient:innen, die daran teilgenommen haben, berichten über hohe Zufriedenheit, einen Gewinn für sich selbst und ihre Familien, und auch über ein stärkeres Gefühl von Würde und Lebenssinn (Chochinov, 2017).

6.7 Fazit

Um zu erfahren, was es für das Sterben zuhause braucht, ist der Austausch mit den Patient:innen und deren Angehörigen von großer Bedeutung. Biografische Gewohnheiten herauszufinden und familiäre Gegebenheiten zu evaluieren, hilft Fachleuten und Ehrenamtlichen, die Patient:innen individuell zu begleiten. Unter Umständen können auch alleinlebende Patient:innen zuhause besser betreut werden, wenn sie sich das wünschen.

Wünsche und Bedürfnisse der Patient:innen zu verstehen und mitzutragen, ist nicht immer einfach, aber die Auseinandersetzung mit der Biografie kann helfen, die Ursprünge der Wünsche besser zu verstehen, sie einzuordnen und mitzugehen.

Neben der Biografiearbeit, der Würdezentrierten Therapie und der Vergebungsarbeit sind weitere hilfreiche Angebote u. a. die Kunst- und die Musiktherapie, die einen Zugang zu Gefühlen und Erinnerungen ermöglichen, um Patient:innen am Lebensende die Möglichkeit zu eröffnen, ihrem Leben einen Ausdruck zu verleihen und dadurch Lebensqualität zu gewinnen. Die Kunsttherapie ist eine Therapie mit bildnerischen Medien, die in der Palliativmedizin schon seit vielen Jahren neben einer palliativen Komplexbehandlung als begleitende Therapiemaßnahme empfohlen wird. Durch Farben und Formen können innere Kräfte und Ressourcen aktiviert oder entdeckt werden, die zur Bewältigung von emotionalen und psychischen Herausforderungen hilfreich sind. Musik hat einen Einfluss auf zahlreiche physikalische Vorgänge im Körper. Sie kann beruhigen, entspannen, Erinnerungen wachrufen und sogar Schmerzen lindern. Eine seelsorgerische Begleitung am Lebensende, die religiöse Bedürfnisse berücksichtigt, kann für stark im Glauben verwurzelte Menschen eine hohe Bedeutung haben. Sie kann bei der Suche nach existenziellen Fragen unterstützen. Das Wissen über die persönliche Lebensgeschichte der Patient:innen und die Offenheit dafür ermöglicht meist das Finden eines entsprechenden hilfreichen Angebots.

Literatur

Chochinov, H. M., Kristjanson, L. J., Breitbart, W. et al. (2011). Effect of dignity therapy on distress and end-of-life experience in terminally ill patients: A randomised controlled trial. *The Lancet Oncology*, 12(8), 753–762.
Chochinov, H. M. (2017). *Würdezentrierte Therapie: Was bleibt – Erinnerung am Ende des Lebens*. Vandenhoeck & Ruprecht.
Klingenberger, H. (2019). *Gestärkt und versöhnt: Biografiearbeit in der Sterbe- und Trauerbegleitung*. https://hospiz-stmk.at/h562-gestaerkt-und-versoehnt-biografiearbeit-in-der-sterbe-und-trauerbegleitung/
Pfeffer, S. (2010). *Krankheit und Biografie – Bewältigung von chronischer Krankheit und Lebensorientierung*. VS Verlag für Sozialwissenschaften.
Stauss, K. (2010). *Die heilende Kraft der Vergebung*. Kösel.

7 Ehrenamtliche Sterbebegleitung – Qualität der Beziehungsarbeit in Nähe und Distanz

Josef Raischl und Birgit Reindl

Die moderne Hospizbewegung will eine Antwort auf die Angst der Menschen vor einem leidvollen Sterben, und damit einem Sterben mit Schmerzen und ohne menschlichen Beistand geben. Qualifizierte *ehrenamtliche Begleiter:innen* können dabei ein unersetzlicher Bestandteil sein. In diesem Beitrag soll mit Fokus auf das ehrenamtliche Engagement möglichst praxisbezogen und umfassend beschrieben werden, worauf es hinsichtlich der dafür notwendigen Qualität ankommt.

7.1 Rolle und Besonderheit qualifizierter ehrenamtlicher Hospizbegleitung

Qualifizierte Ehrenamtliche stehen für die freiwillige Zuwendung und das Nicht-allein-Gelassen-Werden am Ende des Lebens und können hinsichtlich dieses Aspektes nicht von Hauptamtlichen »ersetzt« werden. Deren Diensttätigkeit ist immer mit abhängiger Anstellung und dem Interesse, den Lebensunterhalt zu sichern verbunden, was nichts darüber aussagt, dass es auch hier um Beziehungsarbeit und Zuwendung geht. Hospizhelfer:innen stellen ihre Fähigkeiten, ihre Interessen und nicht zuletzt ihre Zeit zur Verfügung und bringen so ihre persönlichen Ressourcen als Mitmenschen der Situation entsprechend ein. Sie teilen die alltägliche Lebenswelt der Betroffenen und verdeutlichen durch ihre freiwillige Zuwendung, dass sterbende Menschen und ihre Zugehörigen zu uns und unserer Gesellschaft gehören. Freiwilligkeit und Unentgeltlichkeit des Engagements sind angesichts von Tod und Sterben besondere Akzente (Deutscher Hospiz-und PalliativVerband, 2017). Bürgerschaftlich in der Hospiz- und Palliativarbeit Engagierte stehen für die gelebte Solidarität mit den schwerstkranken und sterbenden Menschen in unserer Gesellschaft, sozusagen als deren Repräsentant:innen. Die *Helfer:innen* stehen für die Integration der Themen Sterben, Tod und Trauer in die sozio-kulturelle Lebenswelt.[21]

---

21 Vgl. die Rahmenvereinbarung nach § 39a Abs. 2 Satz 8 SGB V zu den Voraussetzungen der Förderung sowie zu Inhalt, Qualität und Umfang der ambulanten Hospizarbeit vom 03.09.2002, i. d. F. vom 14.03.2016. www.dhpv.de/files/public/themen/Rahmenvereinbarung_%C2%A7_39a_Abs%20_2_Satz_8_SGB%20V_2016_03_14_.pdf. (zuletzt abgerufen am 12.01.2024)

Sehr häufig erleben *Patient:innen* und ihre Zugehörigen in der letzten Lebensphase einen erheblichen Druck von allen möglichen Seiten – auch und gerade finanzieller Art. Allzu schnell drängt sich das Unwort vom »sozial verträglichen Frühableben« in die soziale Wirklichkeit.

In dieser existenziellen Bedrohungssituation kommt ganz »unverdient«, beinahe »gnadenhaft«, ein normaler Mitmensch, der sich diesen Menschen begrenzt zur Verfügung stellt, sei es für eine Nacht, einige Wochen oder Monate (Klie et al., 2019, S. 254). Nicht selten bedeutet allein dieser Hintergrund für die Betroffenen einen inneren Aufschwung, oder sogar neue Hoffnung. Der Glaube an und die Hoffnung auf Menschlichkeit und das Gute kann neu aufleben – gerade in der nicht selten kommunikativen Enge einer häuslichen Privatwohnung, wo zunehmend sozialer Rückzug eintritt. Ehrenamtliche bringen sozusagen eine alltägliche Lebenswelt mit – es dreht sich nicht mehr alles nur noch um Krankheit. Betroffene Patient:innen werden in ihrer Ganzheit gesehen mit allen Qualitäten, die sie vor ihrer Erkrankung ausgemacht haben. Sie werden nicht auf ihre Erkrankung reduziert.

Vertrauen kann sich aufbauen. Mitmenschliche Beziehungen entstehen. Menschen fühlen sich ernst- und wahrgenommen, wenn ein Gegenüber zuhört. Situativ angepasste, kreative Solidarität gibt einer sorgenden Kultur eine konkrete Gestalt. Die Entwicklung, das Wachstum und die Integrität der Begleiteten stehen im Hier und Jetzt im Mittelpunkt. Allein das Zusprechen und Versprechen kann so viel auslösen. Viele Sterbende und besonders auch ihre Zugehörigen können auf diese Weise ein Stück mehr loslassen und dem Schritt über den Tod hinaus ein wenig mehr trauen. Die Betroffenen erleben auf ihrem Weg in aller Regel sehr oft das Gefühl, allein gelassen worden zu sein. Obwohl Sterbebegleitung unbedingt Hauptamtliche und »Fachleute« braucht, sind gerade durch die Freiwilligkeit und ihre Wirkung auf die Betroffenen Ehrenamtliche nicht durch Hauptamtliche ersetzbar.

Vorauszuschicken ist, dass es Ehrenamtliche, also bürgerschaftlich Engagierte, waren, die die Grundlagen für die Hospizarbeit geschaffen haben. Sie haben die Idee getragen, sind Wege für Vereinsgründungen gegangen und haben den Aufbau neuer Organisationen betrieben. Sie tragen mit ihrer Tätigkeit in Vorstand und Beirat, in verschiedenen Arbeitskreisen und Gremien die Hospizbewegung auch weiter. Dieses »allgemeine Ehrenamt«, wie wir es im Christophorus Hospiz Verein in München nennen, ist nicht selten mit tatsächlichen »Ämtern« wie Vorstandschaft verknüpft.

In diesem Beitrag wird jedoch ausschließlich auf die ehrenamtliche Patient:-innenarbeit eingegangen.

7.2 Qualitätsbausteine für die ehrenamtliche Hospizbegleitung

Die Gestaltung der folgenden Qualitätsstufen ist ein wesentlicher Auftrag für die Koordinationsfachkräfte ambulanter Hospizdienste, den sie im Rahmen ihres jeweiligen Trägers zu verantworten haben. Die Ehrenamtlichen erfüllen die beschriebenen und definierten Aufgaben der mitmenschlichen Begleitung, so wie es in ihrer Rollendefinition beschrieben ist, in kreativer und individueller Eigenverantwortung, vergleichbar etwa mit einer Fußballspielerin, die auf das Feld geschickt wird, um zu spielen. Die Spielerin kann ihre Fähigkeiten nur einbringen, wenn sie Lust am Spielen entwickeln kann und nicht ständig den misstrauischen Blick ihrer Trainerin auf sich gerichtet fühlt. Sie braucht das Vertrauen der Leitung, um zu einer freien Entfaltung zu kommen.

Niemand wird beispielsweise im Sport unterstellen, dass die Sportler:innen selbst durch Coaching in ihrer Rolle als Spieler:innen unwichtig werden – im Gegenteil. Denn gerade auf sie kommt es an, wenn das Spiel gelingen soll. Gleichwohl gewinnt in der Entwicklung des Spiels, zumindest im Bereich des sog. Hochleistungssports, das Coaching mehr und mehr an Gewicht. Wer spielt überhaupt, d. h. wer darf mitspielen? Wer kommt wann und wie dazu, mit welchem Auftrag? Wie ist die »Taktik« für dieses besondere und einmalige Spiel? Wie ist diese – je nach Spielverlauf – ggf. anzupassen? Ein Coaching-Team muss das jeweilige Spiel überblicken, also die Betreuungssituation mit allen Beteiligten und Ressourcen; es muss die eigenen Spieler:innen und ihre Verfassung gut kennen, um die richtigen Entscheidungen treffen zu können. Wie die Auf- und Einstellung für ein Spiel aussieht, ist nicht Sache der Spieler:innen. Um vom vergleichenden Bild wieder in die Hospizpraxis zu wechseln, soll die ganze Sorge der Ehrenamtlichen dem kranken Menschen gelten.

Wir meinen aufgrund unserer langjährigen und breiten Erfahrung mit über 250 aktiven qualifizierten Hospizhelfer:innen und über zehn qualifizierten Koordinator:innen, dass die in der Hospizbewegung weit verbreitete Sorge vor Professionalisierung und Institutionalisierung die Bedeutung eines qualifizierten Miteinanders von Koordinationsfachkräften und Ehrenamtlichen verkennt.

Im Sinne der Nutzer:innen dieses Angebots braucht es Kontrolle, Führung und Förderung. Es liegt in der Verantwortung der Koordinationsfachkräfte, dass es beiden Seiten, also dem betroffenen Menschen und seinem persönlichen Umfeld und den Ehrenamtlichen, in der Begleitung gut geht. Es braucht eine Person, die die Gesamtsituation im Blick hat, d. h. das nötige Versorgungsnetzwerk implementiert, passgenaue Einsätze (»matching«) koordiniert und für den nötigen Austausch unter den verschiedenen »Mitspieler:innen« aus dem eigenen Team und dem externen Netzwerk sorgt.

Die ehrenamtlich Mitarbeitenden sollen sich ganz auf den mitmenschlichen Beistand konzentrieren können. Dabei geht es auch um den Schutz der Ehrenamtlichen, damit sie nicht in (rechtliche) Konflikte geraten. Die Ehrenamtlichen sind im Auftrag des Vereins und nicht als Privatpersonen unterwegs. Auch das dient dem Schutz und der Abgrenzung, die im Einzelfall ebenso notwendig ist wie die offene und freie Zuwendung (Rosenkranz & Weber, 2012). Gerade in der häuslichen Situation treffen Helfer:innen ungefiltert auf die private Lebenswelt der Menschen. Die zunächst fremde Welt kann schnell vertraut werden, sodass das Eigene und das jeweils Andere allzu schnell eins werden können. Spätestens dort, wo ehrenamtliche Hospizbegleiter:innen »in die Familie« aufgenommen werden, ist es höchste Zeit, an der Abgrenzung zu arbeiten. Gerade im häuslich-privaten Rahmen ist eine gute supervisorische Begleitung unabdingbar, um die Ehrenamtlichen nicht zu verlieren. Supervision dient hier insbesondere der Reflexion der Rolle und des persönlichen Verhaltens inmitten hochsensibler Abschiedsprozesse im persönlichen Bezugssystem von Patient:innen.

Es liegt auf der Hand, dass persönliche Angelegenheiten der ehrenamtlich Begleitenden (wie z. B. ein schwieriger Abschiedsprozess von der eigenen Mutter) unerwartet im Engagement für eine Patientin »auftauchen« und eine Rolle spielen können. Diese Überblendungen oder Einflüsse sind normal, legitim und unvermeidbar. Es ist jedoch unbedingt zum Schutz beider Seiten wichtig, dass diese Prozesse auf der Seite der Helfenden reflektiert und »bearbeitet« werden, um schließlich richtig »eingeordnet« werden zu können, nach dem Motto: »Was von dem Erlebten gehört tatsächlich zu mir und was gehört zum System der Patientin?«.

Im Folgenden werden die zentralen Qualitätsbausteine ehrenamtlicher Hospizbegleitung in einer Übersicht noch einmal dargestellt (▶ Abb. 7.1).

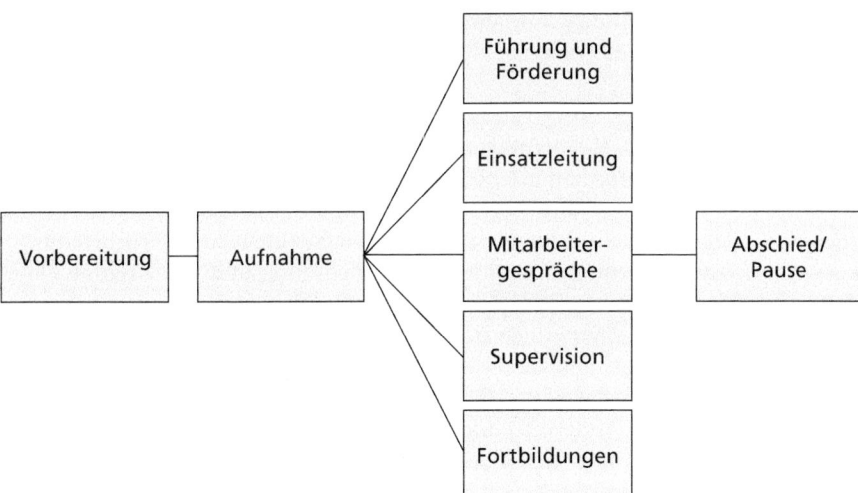

Abb. 7.1: Qualitätsbausteine ehrenamtlicher Hospizbegleitung

7.3 Gewinnung und Befähigung

Die gelebte Praxis (»Mundpropaganda«) wird neben regionalen Werbestrategien die Gewinnung neuer Mitarbeiter:innen wesentlich mitbestimmen. Ein wichtiges Element in der Akquise kann sicherlich auch sein, die ehrenamtliche Tätigkeit prominent in der Öffentlichkeitsarbeit zu präsentieren.

Anders als im Hauptamt, wo sich vieles arbeitsrechtlich selbstverständlich verbietet, ist es elementar, wichtige persönliche Lebenserfahrungen und deren Verarbeitung im Auge zu behalten. Um Chancen und Risiken einer Begleitung für beide Seiten einschätzen zu können, muss das Koordinationsteam um schwere Vorerkrankungen und deren Bewältigung wissen, auch ob z. B. jemand schon an Krebs erkrankt war.

Zur Schulung gehört die Freiheit für beide Seiten, ggf. auch die Nichteignung einzelner Kandidat:innen festzustellen. Die Auswahl der Geeigneten sichert die Qualität und muss im Sinne der zukünftigen Betreuten gewährleisten, dass keine Menschen in den Dienst aufgenommen werden, die mehr damit beschäftigt sind, eigene Erfahrungen zu verarbeiten, sondern solche, die wirklich offen für die Not anderer sind. Zum Vergleich: Der Feuerwehrkommandant einer Freiwilligen Feuerwehr muss sich persönlich davon überzeugen, dass alle Mitglieder der Feuerwehr ihren Aufgaben gewachsen sind. Schließlich kann es um Menschenleben gehen. So gilt das erst recht für Hospizdienste. Betroffene müssen davor geschützt werden, dass hilfsbedürftige Helfer:innen ihre jeweiligen Probleme noch zusätzlich in die belastete Begleitungssituation tragen. Nur wer gut für sich selbst sorgt, kann sich gut um andere kümmern.

Die Bereitschaft, eine hospizliche Haltung zu entwickeln, ist Voraussetzung für die Qualifizierung zur ehrenamtlichen Hospizhelfertätigkeit. Es geht in der Begleitung um Respekt vor dem gelebten Leben und dem individuellen Sterben von Patient:innen. Deshalb ist die Auseinandersetzung mit der eigenen Biografie und auch der anderer Kursteilnehmenden ein wesentliches Element des Vorbereitungskurses. Die Sensibilisierung persönlicher Wahrnehmung und gleichzeitige Differenzierung eigener Lebensentwürfe zu denen der Begleiteten ist ein wichtiges »Lernziel«. Genauso verhält es sich beim Thema Spiritualität: Das Bewusstmachen der eigenen Spiritualität und die Erfahrung im Kurs, was für andere Spiritualität bedeuten kann, schafft die nötige Offenheit für das Thema in Begleitungen. Die Fähigkeit, das Eigene zu erkennen und von dem des Gegenübers zu trennen, ist ein wesentliches Lernfeld in der Ausbildung.

In Einheiten zur Kommunikation üben die angehenden Hospizhelfer:innen, wie sie mit ihren Begleiteten empathisch und wertschätzend in Kontakt treten können. Dabei hat ein authentisches Auftreten einen besonderen Wert. Außerdem kann das Aushalten und Erleben von Stille eine vielleicht nicht vermutete Qualität zum Vorschein bringen. Worum trauern Patient:innen? Wo beginnt oder endet die Trauer der Zugehörigen? Setzt sie erst ein, wenn Tod und Begräbnis vorbei sind? Dies sind nur ein paar der Kurs-Aspekte zum Thema Trauer.

In verbindlichen Praxiseinheiten wird das im Kurs Erlernte schließlich im direkten Kontakt mit Patient:innen geübt. Flankiert wird das praktische Üben, wozu auch die »Pflegerischen Hilfestellungen« zählen, immer wieder von Lerneinheiten zur Hospizbewegung, der konkreten Arbeit der Hospizdienste sowie den ethischen und rechtlichen Themen am Lebensende.

Das erworbene Wissen und die eingeübten Tätigkeiten sollen die neu ausgebildeten Ehrenamtlichen mit einem gewissen Gefühl der Sicherheit in die folgende, oftmals anspruchsvolle Praxis entlassen.

7.4 Aufnahme und (vertragliche) Bindung

Nach Abschluss der Qualifizierungskurse geht es deshalb nicht einfach um die Verteilung von Zertifikaten, sondern um die Entscheidung der Einsatzverantwortlichen und der Bewerber:innen darüber, ob der oder die Bewerber:in aus beider Sicht für den eigenständigen Einsatz geeignet ist. Nach dem Kurs sollten die Teilnehmer:innen die Initiative ergreifen und sich bei den Koordinator:innen um die aktive Mitarbeit bewerben. Ein automatischer Übergang und eine vorschnelle Aufnahme sollten vermieden werden, um die freie Initiative und Entscheidung des oder der Einzelnen wider etwaige Gruppenzwänge sicherzustellen. Gerade in der Schulungsphase tauchen in der tiefergehenden Auseinandersetzung manche Fragen auf, die ihren Raum fordern. Ein Praktikum samt Besprechung im Rahmen des Kurses kann wertvolle Hinweise zur Eignung geben. »Probezeiten« sind für beide Seiten von Nutzen. Man kann z. B. nach spätestens sechs Monaten Praxiszeit überprüfen, ob der oder die Ehrenamtliche auch wirklich geeignet ist. Im Anschluss an die Schulung finden dementsprechend Gespräche statt, in denen eine persönliche Entscheidung geklärt wird.

Die Koordinationsfachkräfte legen dabei einen Personalbogen mit möglichst konkreten Angaben zum Einsatzrahmen sowie zu den individuellen Fähigkeiten an. Damit wird eine vertrauensvolle und geordnete Zusammenarbeit von Haupt- und Ehrenamtlichen grundgelegt. Beide Seiten müssen auf Augenhöhe ein Gefühl für das Gegenüber entwickeln können, was sich schließlich durch die praktische Teamarbeit vertiefen soll. Das Koordinator:innenteam ist dabei auf die Rückmeldungen der Ehrenamtlichen angewiesen. Die Helfer:innen verpflichten sich in der schriftlichen Vereinbarung neben der engen Zusammenarbeit mit den Koordinationsfachkräften zur Teilnahme an einer regelmäßigen Supervision. Sie verpflichten sich auch zu einer knappen, schriftlichen Dokumentation. Der zeitliche Rahmen für die ehrenamtliche Tätigkeit beträgt zwischen zwei und vier Stunden wöchentlich, es sei denn, jemand übernimmt in Notsituationen kurzfristig Nacht- oder Tagwachen. Die Bindung an die Schweigepflicht, die auf der Fähigkeit zur Diskretion aufbaut, ist ebenso elementar.

7.5 Begleitung, »Pflege« und Fortbildung ehrenamtlicher Begleiter:innen

Direkt im Anschluss an die Schulung treffen sich die geschulten Ehrenamtlichen beim Christophorus Hospiz Verein in München für die Dauer eines halben Jahres einmal im Monat mit zwei Koordinator:innen zum sogenannten Praxisseminar. Diese Einstiegsphase wurde entwickelt, um die Ehrenamtlichen in der ersten Zeit besonders nah zu begleiten. Hier können sie im geschützten Rahmen ihre ersten Begleitungen reflektieren. Es liegt bei den Koordinator:innen, geeignete Begleitungen zu vermitteln. Dabei geht es nicht zuletzt um eine »Passung« zwischen Begleiteten und Begleiter:innen. Die Koordination muss dazu neben der Kenntnis der Ehrenamtlichen eine gute Kenntnis der Patient:innenseite haben. Regelmäßige Einzelgespräche sind essenziell für eine gute Personalführung und -förderung. So kann das eigene Team der Ehrenamtlichen angemessen eingeschätzt werden. Die Begleitenden werden entsprechend den Anforderungen der Begleitungen ausgewählt. Nur in diesem klaren Gegenüber von Leitung bzw. Koordination und Mitarbeitenden lässt sich auf längere Sicht und breiter Basis Qualität beschreiben.

Im Anschluss an das Praxisseminar erfolgt die Integration in die Supervisions- bzw. Praxisbegleitgruppen.

Der aktive Dienst wird außerdem durch Fortbildungen begleitet. Supervision und Fortbildungen unterstützen das persönliche Wachstum und die Weiterentwicklung der Kompetenzen der Ehrenamtlichen. Für viele Hospizhelfer:innen ist dieser angebotene Rahmen auch ein Teil ihrer Motivation zur Mitarbeit. Dieser Rahmen ist von der Koordination organisatorisch sicherzustellen und gegenüber der Geschäftsführung zu verantworten.

Neben diesem eher dienstbezogenen Rahmen ist die mitmenschliche »Pflege« der Kontakte und der Anerkennung immer wichtig: Hospizhelfer:innenfeste, Sommerfeste, regelmäßige Gespräche der Koordinationsfachkräfte mit den Hospizhelfer:innen – all das schafft Verbindung und drückt die Wertschätzung für das freiwillige Engagement der Hospizhelfer:innen aus. So kann es gelingen, dass sich die Ehrenamtlichen als vollwertige Teammitglieder fühlen.

7.6 Gestaltung von Pausen und Abschieden vom ehrenamtlichen Engagement

Für Ehrenamtliche sollte es jederzeit gewährleistet sein, Auszeiten bzw. Pausen einlegen zu können, sei es nun als Ruhephase nach einer Begleitung oder bei persönlichen Belastungen (z. B. Erkrankung von Familienangehörigen oder etwa bei persönlichen beruflichen Veränderungen). Die tatsächliche (zeitliche und emotionale) Einsatzbereitschaft hat absoluten Vorrang. Dienstliche Dringlichkeiten sollten dabei keinen Druck erzeugen.

Ehrenamtliche können über Jahrzehnte hinweg tätig sein, allerdings sollten die Koordinator:innen stets die Grenze und Freiheit der Entscheidung überprüfen und gewährleisten. Schon bei der Unterzeichnung der »Vereinbarung« sollte jedoch auch die jederzeit mögliche Beendigung der Zusammenarbeit erwähnt werden. Bereits das Angebot von Seiten der Koordination ist Ausdruck von Wertschätzung. Eine »Kultur des Ausstiegs« gehört unbedingt dazu und unterstreicht jeweils auch die Freiheit des Engagements.

Die jährlichen Mitarbeiter:innengespräche sind dazu der geeignete Raum. Niemand kann in diesem Bereich hilfreich bleiben, wenn sie bzw. er nicht innerlich ganz frei dafür ist. Auch das Alter muss dabei kritisch im Blick bleiben. Nicht selten ist es für die Koordination eine große Herausforderung, die aktive Phase des Engagements in Begleitungen zu überprüfen und ggf. auch zu beenden. Entscheidend ist, dass man sich gemeinsam mit Vorstand und Ehrenamtlichen auf die grundsätzlichen Regeln und Entscheidungskriterien verständigt hat. Nicht zuletzt ist es gerade in einer Arbeit, bei der es um Abschiednehmen geht, eine Kunst, Abschied zu nehmen. Abschiede sollten bewusst angesprochen und gestaltet werden, zudem sollte ein Abschiedsgespräch mit den Koordinationsfachkräften stattfinden.

7.7 Fallgeschichte

Die 75-jährige Frau H. leidet an einem nicht mehr therapierbaren Nierentumor mit Knochenmetastasen im Wirbelsäulen- und Beckenbereich. Sie hat keine Zugehörigen. Einen Anwalt bezahlt sie, um ihre persönlichen Dinge zu regeln. Sie möchte unbedingt nach Hause, berichtet der anfragende Kliniksozialdienst. Nach den ersten telefonischen Informationen besucht ein hauptamtlicher Mitarbeiter des ambulanten Hospizdienstes Frau H. im Krankenhaus. Es geht darum, Frau H. kennenzulernen. Was könnten die nächsten Schritte sein? Wer und was wird zur Unterstützung gebraucht? Kann im ersten Gespräch schon eine Weichenstellung für diese letzte Lebensphase eingeleitet werden? Und vor allem: Worauf will und kann sich Frau H. mit ihrer Lebenseinstellung und Persönlichkeit überhaupt einlassen?

Frau H. ist eine resolute, ehemalige Geschäftsfrau, die weiß, was sie will und was »Sache ist«. Sie brauche zuhause rund um die Uhr Hilfe, da sie sich wegen der Knochenmetastasen kaum noch bewegen könne. Sie könne es sich ja auch leisten. Es müsse immer jemand da sein, sonst könnte sie sich nicht sicher fühlen; es müssten ja nicht immer ausgebildete Krankenschwestern sein.

Trauer und Verlassenheit von Frau H. sind sehr deutlich zu spüren. Eine Woche zuvor ist ihr Bruder, der mit ihr die Wohnung geteilt hatte, plötzlich verstorben. Neben den vielen Informationen über die physische, psychische, soziale, finanzielle und auch spirituelle Situation von Frau H., geht es in diesem Erstkontakt um den Aufbau einer tragfähigen und sicheren Beziehung.

Nach der Einigung und Festlegung der ersten weiteren Schritte, wird zunächst mit dem Sozialdienst Kontakt aufgenommen. Auch wird ein Pflegedienst eingeschaltet, der in wenigen Tagen rund um die Uhr einsteigen kann. Noch vor der Entlassung wird eine Hospizhelferin ausgewählt, informiert und zur Patientin begleitet. Sofort entsteht ein guter Kontakt zwischen den beiden. Es scheint, dass die menschliche Zuwendung einer Ehrenamtlichen und deren persönliche Art gut zur Patientin passen, was neben der Arbeit von bezahlten Kräften für diese eher isolierte Frau wichtig ist. Die Helferin kommt daraufhin regelmäßig zweimal pro Woche für einige Stunden.

Fünf Tage nach der ersten Anfrage wird Frau H. aus dem Krankenhaus entlassen. Zunächst geht zuhause alles gut; die Schmerztherapie des Krankenhauses wird weitergeführt. Doch nach einer Weile stellt sich heraus, dass der häufige Wechsel der Bezugspersonen Frau H. sehr zu schaffen macht. Frau H. lehnt den Pflegedienst nun ab und will ihre Medikamente nicht mehr regelmäßig einnehmen. Die Schmerztherapie ist in ihrer Wirkung nicht mehr zuverlässig. Die Hospizhelferin ist sehr besorgt und ruft die Koordinatorin an. Auch die Leitung des Pflegedienstes hat sich bereits gemeldet. Wie soll es zuhause weitergehen? Jetzt bieten Sozialarbeiter:innen und Palliativpflegekräfte des ambulanten Teams gemeinsam einen Besuch an.

Es ist Freitagnachmittag. Frau H. schläft tief. Die junge Helferin vom Pflegedienst berichtet, Frau H. habe gerade ein Opiat gespritzt bekommen. Sie hätte die Schmerztabletten immer wieder ausgespuckt. Daraufhin seien Tabletten, die man nur unter die Zunge legen muss, verordnet worden. Die schmerztherapeutische Situation ist unübersichtlich und auf die Schnelle nicht zu lösen. Das Wochenende verläuft dramatisch. Frau H. lehnt schließlich am Sonntag alle Medikamente ab und schreit bei jeder Bewegung vor Schmerzen. Der Pflegedienst ist unter diesen Umständen nicht mehr bereit, die häusliche Versorgung weiterzuführen, und ruft den ärztlichen Notdienst an, der vorsorglich die Papiere für eine Krankenhauseinweisung ausstellt.

Es ist gut, dass gerade die Hospizhelferin kommt. Unter vier Augen vertraut die Patientin ihr an, dass sie nicht mehr von zuhause weg will. Das Vertrauen, das zwischen den beiden Frauen gewachsen ist, trägt zu dem Zeitpunkt entscheidend dazu bei, dass alle mit der Situation angemessen zurechtkommen. Frau H. stimmt den notwendigen Maßnahmen zu.

Die Medikamenteneinnahme nach Uhrzeit bewirkt, dass Frau H. sich wieder besser bewegen kann; sie kann sogar etwas aufstehen. Die Situation entspannt sich. Die jungen Haushaltshilfen des Pflegedienstes betreuen Frau H. liebevoll und so individuell, wie es wahrscheinlich im Krankenhaus nicht möglich wäre. Die beratende Unterstützung durch die pflegerische Palliativfachkraft tut ihnen gut. In dieser Phase äußert Frau H. den Wunsch, nun »noch einiges zu regeln«. So kommt durch die Vermittlung eines Mitarbeiters des ambulanten Hospiz- und Palliativdienstes der von ihr gewünschte Kontakt zu ihrem früheren Gemeindeseelsorger zustande. Der Besuch tröstet Frau H. sehr.

Gegen Ende der Woche wird Frau H. zunehmend verwirrter und unruhiger, besonders nachts. Deshalb fragt die Palliativfachkraft die Hospizhelferin, ob sie ihre Besuche auf die Abendstunden verlegen könne. Die Hospizhelferin kann dieser Bitte nachkommen. Wenn Frau H. in ihrer Unruhe immer wieder aufstehen will, sagt die

Helferin nicht wie die anderen: »Sie sind doch viel zu schwach; das geht jetzt nicht mehr!«, sondern lädt sie zu einer Fantasiereise ein, bei der Frau H. das Ziel bestimmt. Das Einschlafen geht damit leichter.

In den nächsten Tagen halten die Hauptamtlichen die Verbindung zu allen Beteiligten aufrecht. Eine zweite Hospizhelferin wird in den Abendstunden eingesetzt, auch um die jungen Pflegediensthelferinnen für ein paar Stunden zu entlasten. Frau H. liegt nun im Koma. Am nächsten Morgen zwischen 6 und 7 Uhr verstirbt Frau H. Fünf Wochen sind seit der ersten Anfrage vergangen. Fünf Wochen lang konnten die Helfer:innen des ambulanten Hospizes Frau H. begleiten und dazu beitragen, dass sie bis zuletzt zuhause bleiben konnte.

7.8 Ausblick

Die Entwicklung des hospizlichen Ehrenamtes in Deutschland, die sog. ehrenamtliche Sterbebegleitung nach § 39a Abs. 2 SGB V, beeindruckt. Gut 70.000 qualifizierte Begleiter:innen sollen bundesweit aktiv sein. Es ist erstaunlich, was in 30 Jahren geschehen kann. Die Situation in Deutschland unterscheidet sich in diesem Punkt sehr stark von den angelsächsischen und amerikanischen Vorbildern, aber auch von Nachbarländern in Europa. Dabei spielen die sozioökonomischen und noch mehr die kulturellen Rahmenbedingungen eine entscheidende Rolle.

Eine Bewegung, die zunächst auf dem Bildungsbürgertum aufbaut, läuft Gefahr, innerhalb Deutschlands unterschiedliche Wege einzuschlagen. Ist es überhaupt möglich, von einer deutschen, ambulanten Hospizarbeit zu sprechen? Schon stoßen gerade sog. strukturschwache Gegenden auf Entwicklungen, in denen sich viele dieses unentgeltliche Ehrenamt gar nicht (mehr) leisten können.

Der gemeinsame Nenner in der ambulanten Hospizarbeit bleibt allerdings (vorerst) das Ehrenamt. Eine multiprofessionelle »Ausstattung« (psychosozial und pflegerisch) ambulanter Hospizdienste scheint für uns unausweichlich – auch und ganz besonders zur Unterstützung und Entlastung des Ehrenamts: Soziale Arbeit und Pflege bieten die notwendigen und geeigneten professionellen Kompetenzen dafür.

Literatur

Klie, T., Schneider, W., Moeller-Bruker, C. et al. (2019). *Ehrenamtliche Hospizarbeit in der Mitte der Gesellschaft?* hospiz verlag.
Deutscher Hospiz- und PalliativVerband e.V. (2017). *Qualifizierte Mitarbeit ehrenamtlicher Mitarbeiterinnen und Mitarbeiter in der ambulanten Hospizarbeit – eine Handreichung des*

DHPV (2. Auflage). https://www.dhpv.de/files/public/broschueren/2017_Broschu%CC%88re_QualifizierteVorbereitung_Ansicht.pdf

Rosenkranz, D. & Weber, A. (2012). *Freiwilligenarbeit. Einführung in das Management von Ehrenamtlichen in der Sozialen Arbeit* (2. Auflage). Beltz Juventa.

8 Letzte Gespräche – Beobachtungen zur Kommunikation am Ende des Lebens

Elisabeth Scheib und Michael Clausing

Kommunikation im Angesicht des Sterbens eines Menschen, den wir lieben, zu dem wir gehören und der uns wichtig ist, ist ein großes Thema.

Elisabeth: Als Krankheits- und Gesundheitspflegerin, seit über 30 Jahren mit wenig Unterbrechungen tätig, habe ich viele Erfahrungen gesammelt und manches über die Kommunikation dazugelernt; das meiste tatsächlich in der Praxis. Die Patient:innen ebenso wie ihre Angehörigen, aber auch Kolleg:innen im multiprofessionellen Team und unsere ehrenamtlichen Hospizhelfer:innen haben mich einiges gelehrt. Ich habe ihnen viel zu verdanken.

Michael: Das ist aus meinem Blick genauso. In den letzten 25 Jahren habe ich in verschiedenen Hospizen und Palliativstationen mitgearbeitet. Diese Aufgabe hat mich in der Frage, wie ich mit den Menschen am Ende ihres Lebens in Kontakt komme, stark geprägt. Ich bin der »mit Zeit«. Das ist im geschäftigen Stationsalltag oft eine wichtige Ressource. Sie macht es leichter, offen schauen zu können, was mein Gegenüber braucht.
Der Blickwinkel und die Erfahrungen eines Hospizhelfers unterscheiden sich natürlich etwas von dem einer Pflegekraft: Ich bin nur einmal die Woche auf Station und dabei oft für längere Zeit in einem Zimmer. Unsere Rollen unterscheiden sich: Hospizhelfer:innen arbeiten ehrenamtlich mit und stellen sich zur Verfügung für das, was hilfreich für das Gegenüber sein könnte. Elisabeth und ich merkten rasch, dass sich unsere Erfahrungen gut verbinden lassen.

Elisabeth: Die für mich vielleicht wichtigste Erkenntnis gleich zu Anfang: Fehler dürfen gemacht werden, Gespräche müssen nicht immer ein »Happy End« haben. Aber eines sollten wir vermeiden: Die Beziehung zur anderen Person abreißen zu lassen, wenn wir nicht einig sind, wenn wir uns nicht gut behandelt fühlen, wenn wir, anstatt zum Ziel, nirgendwohin zu kommen scheinen. Wir kommunizieren, verbal und nonverbal, um in Verbindung zu kommen oder zu bleiben.

Michael: Die Sterbenden sind die »Fachleute« für ihre gegebene, je eigene Lebenssituation, denn sie sind dem Tod näher als wir, und diese Nähe erzeugt einen anderen Blick und ändert die innere Prioritätenliste. Der Tod kann ein machtvoller Lehrer sein. Ein wichtiges Thema in der Begleitung ist, die Rückmeldungen und Reaktionen im Krankenzimmer nicht zu persönlich zu nehmen. Wir sind Teil der Dynamik, lösen auch einiges aus, doch wir und auch die Beziehungsdynamik stehen nicht im Zentrum. Deswegen geht es immer wieder darum, Nähe und Distanz im Blick zu behalten, damit eine unterstützende Arbeit möglich ist.

Elisabeth: Viele Menschen haben Fragen angesichts des Sterbens und des Todes, und häufig spüren sie Angst. Zugehörige sind manchmal entsetzt von der Vorstellung, dass alles »noch schlimmer« werden könnte, wenn für sie die Situation jetzt schon unerträglich schwer erscheint. Sie möchten wissen, wie es weitergeht, möchten Gründe für unsere Maßnahmen hören und auch für das, was wir nicht mehr machen.

»Ignorance is bliss«[22] – etwas nicht zu wissen kann gut sein. Dies mag für viele Situationen stimmen, in denen genaues Wissen nur eine Belastung bedeuten würde. Am Lebensende machen wir oft die andere Erfahrung: Wissen schützt. Es ordnet die Gedanken und nur das Fragen führt zu Antworten und kann Ruhe und mehr Gelassenheit schenken; auch im Nachhinein. In Seminaren, die ich zum Thema Sterbebegleitung halte, nehmen häufig Trauernde teil, die das Erlebte noch einmal Revue passieren lassen. Durch ihr jetziges Wissen können sie nun besser einschätzen, was eigentlich passiert ist und warum.

Aber es gibt eben auch die andere Kategorie von Gesprächen: Was kommt danach? Wie lange noch? Warum muss ich jetzt sterben? Muss meine Mutter sehr leiden? Ich habe Angst vor dem Sterben. Was macht das alles für einen Sinn?

Diese und andere Sätze berühren Themen, auf die es keine klaren Antworten oder Lösungen gibt. Die Versuchung, diese Lücken zu füllen, ist groß. »Es wird schon alles gut werden«, »Du brauchst keine Angst zu haben«, ist leicht gesagt und bestimmt gut gemeint.

Manchmal können wir noch ein paar konkrete Dinge aufzeigen, die hilfreich sind, aber vielleicht braucht unser Gegenüber in der Situation gar keine Antwort, sondern unsere Anteilnahme, unser geduldiges, aufmerksames Zuhören. Ein gemeinsam ausgehaltenes Schweigen, in dem sich Gedanken und Gefühle langsam formen dürfen, kann viel bewirken.

Michael: Wenn ich hier eine Sache besonders hervorheben sollte, dann wäre es die Pause. Stille. Atmen. Dasein. In der Pause passieren die wichtigsten Dinge, die Blicke begegnen sich, der Raum weitet sich und beide – Patient:in und Begleiter:in – haben die Chance beieinander anzukommen.

In der Kommunikation spielt der Inhalt der Worte nur eine geringe Rolle. Generell wird dieser im Alltag oft überschätzt. Gerade in Gesprächssituationen mit sterbenden Menschen spielen in meiner Erfahrung Daten, Fakten oder Zahlen kaum eine Rolle, es sei denn, auf dieser Ebene ist noch etwas zu klären.

Wichtig oder gar wichtiger ist also, wie man etwas sagt, insbesondere auch das Nonverbale, z. B. mit welchem Timbre und welchem Klang. Es würde einiges verändern, wenn wir unsere Stimme wie ein Instrument einsetzen könnten. Auch Gestik und Körperhaltung haben eine starke Wirkung. Dafür muss ich etwas in mir öffnen und in eine Haltung kommen, die nicht gespielt ist. Für mich ist das ein Zugang, was achtsame Annäherung abfordert: Man gibt dem Gegenüber einen Raum, in dem viel passieren kann.

Elisabeth: Dass zum Sterben häufig der Rückzug gehört, ist allgemein anerkannt. Sterbende brauchen vielleicht einen sicheren, inneren Raum, in dem sie sich vor den Unsicherheiten, die die Schwere der Erkrankung und der herannahende Tod mit sich bringen, schützen können.

Es ist nicht unsere Aufgabe, sie da herauszulösen und abzulenken. Vielmehr kann

---

22 Gray, T. (1742). *Ignorance is bliss.* https://en.wikipedia.org/wiki/Ignorance_Is_Bliss

durch absichtsloses Dasein und unsere aufmerksame Zuwendung dieser Raum geschützt und gestaltet werden. Auch jetzt sind Gespräche noch möglich, wenn wir uns auf das einlassen können, was der oder die Sterbende äußert, auch wenn es für uns keinen Sinn ergibt. Wir wissen nicht, was der oder die Sterbende braucht, um sich geborgen zu fühlen und welche inneren Prozesse im Gange sind. Dies sind sehr individuelle Wege, die die Menschen beschreiten, und abhängig von ihrer Persönlichkeit und auch der Art ihrer Erkrankung.

Eine Dame im Hospiz teilte mir an einem frühen Morgen, am Ende meines Nachtdienstes, mit, dass sie bereits gestorben sei. Ich widersprach ihr. Sie lehnte meine Reaktion ab und war sehr unzufrieden. Ich sollte ihr doch bitte zustimmen. Da erkannte ich endlich ihre Not und bestätigte ihr, dass sie gestorben sei. Große Erleichterung machte sich auf ihrem Gesicht breit. Für sie war es hilfreich, mit dieser Überzeugung ihre letzte Zeit zu erleben.

Auch der Zeitpunkt für ein Gespräch ist nicht immer vorher zu bestimmen. Wir machen oft die Erfahrung, dass es im alltäglichen Miteinander mit unseren Bewohner:innen unerwartet zu einem wichtigen Austausch kommen kann. Ich erlebe es als Herausforderung, mich dann darauf einzulassen und ganz da zu sein. Da dies aber sehr lohnend für beide Seiten ist, möchte ich es immer besser lernen.

Eine Bewohnerin im Hospiz hatte verschiedene Fragen an mich bezüglich ihres Sterbens und wollte auch ihre Gedanken darüber mit mir teilen. Wir hatten an dem Tag viel Arbeit auf Station und so vertröstete ich sie. Sie nahm es hin, blieb aber hartnäckig. Schließlich führten wir ein langes Gespräch, unterbrochen von Momenten, in denen ich zu anderen Bewohnern ging, aber immer wieder zu ihr zurückkehrte. Dies waren alles andere als ideale Bedingungen, aber für sie war es so in Ordnung. Der richtige Zeitpunkt mag sich vielleicht nie einstellen, aber was ist »richtig«? Für diese Bewohnerin und mich war es so gut. Womöglich haben gerade die Unterbrechungen unserem Gespräch geholfen.

Sicherheiten gibt es, wie bereits erwähnt, nicht mehr. Dennoch bleibt da eine Sehnsucht nach Stabilität; bei Sterbenden und auch bei ihren An- und Zugehörigen. Dieselben Fragen werden womöglich immer wieder gestellt, da in belastenden Situationen Informationen nicht so wie sonst verarbeitet werden können. Dann ist es wichtig, dass wir als Team zusammenhalten, um Missverständnisse und Irritationen zu vermeiden. Das gilt auch besonders für die Frage nach dem Zeitpunkt des Sterbens und nach dem Beenden bestimmter Maßnahmen.

»Wann sterbe ich?«, »Wie lange hat mein Mann noch?«, »Können wir noch in Urlaub fahren?«, sind Fragen, die wir fürchten. So berechtigt das Interesse ist, so wenig können wir doch in die Zukunft blicken. Sterbeprozesse sind individuell und können überraschend schnell oder langsam verlaufen. So können wir hier meist nicht die erwünschte Sicherheit vermitteln.

Einmal fragte mich eine, von der Schwere ihrer Krankheit und dem nahenden Tod gezeichnete Frau, ob sie es noch bis Ostern schaffen würde. Ich zögerte. Bis Ostern waren es noch zwei Wochen, mir schien es unwahrscheinlich. Da wurde sie sehr deutlich: »Nun versprechen Sie es mir halt. Wenn ich es nicht bis Ostern schaffe, kann ich Ihnen schließlich nicht den Kopf herunterreißen«. Da versprach ich es ihr. Sie schaffte es nicht, aber ich war froh, ihrem Wunsch entsprochen zu haben, sie hatte ein Stück Sicherheit gesucht. Warum sollte ich es bewerten, wo sie es findet?

Michael: Wie nähere ich mich an? Das hat für mich immer wieder eine große Bedeutung. Bevor ich ein Zimmer betrete, versuche ich mich von Gedanken und Vermutungen freizumachen, um offen schauen zu können, auf wen ich treffe. Das gilt auch bei Patient:innen, die ich schon kenne. Jeder Besuch ist anders. Tage und Stunden können viel verändern. Es hat sich als gute Brücke herausgestellt, etwas Praktisches anzubieten, beispielsweise das Frühstück zu machen, bei der Morgenpflege zu helfen oder eine CD abzuspielen, manchmal auch beim Rauchen zu begleiten. Es sollte eine Leichtigkeit haben, damit beide Seiten sich annähern können. Zum einen, um mitzubekommen, ob es passt, generell und besonders jetzt, aber auch, um die unterschiedlichen Lebensenergien anzunähern. Wenn ich aus dem Alltag, aus dem Machen, dem Lachen und Leben komme, bin ich sowohl in Bezug auf Tempo als auch auf Kraft auf einem anderen Niveau als jemand, der schon einige Zeit sehr krank ist. Tempo und Lautstärke brauchen Zeit sich zu synchronisieren.

Wenn das passiert, landet in meiner Erfahrung jede:r Besucher:in bei sich: Kann ich mich auf die Situation einlassen? Was macht mir selbst Angst? Da braucht es Geduld und Zeit, auch mit sich selbst. In der Verlangsamung ändert sich die Wahrnehmung, sie öffnet sich. Das scheinen mir wichtige Elemente zu sein, um mit meinem Gegenüber innerlich in Kontakt zu kommen.

Elisabeth: Als Pflegende verstehe ich das Begleiten der Bewohner:innen in unserem Hospiz als etwas, das im Hier und Jetzt geschieht. Auf manches können wir uns einstellen und dafür vorausplanen, weil wir die Situationen erwarten. Aber oft gilt: Jetzt ist es so. Wie es heute Abend oder morgen sein wird, weiß ich nicht und muss es auch nicht wissen. Jetzt ist es gut oder eben auch nicht und wir gehen diesen Weg gemeinsam. Wir suchen nach Möglichkeiten der Linderung und Erleichterung von Beschwerden und halten aus, was nicht zu lindern ist. Auch in dieser Hilflosigkeit, die vielleicht zum Schwersten in der Begleitung gehört, bleiben wir im Gespräch. Eine Hospizbewohnerin, die mit schlimmsten Schmerzen aufgrund eines akuten Geschehens schreiend im Bett lag, bleibt mir deutlich in Erinnerung. Ich verabreichte ihr Schmerz- und Beruhigungsmedikamente, die wirkungslos zu verpuffen schienen. Sie schrie und schrie. Fassungslos stand ich an ihrem Bett und erwog meine Möglichkeiten. Da unterbrach sie ihr Schreien, tätschelte meine Hand und meinte, ich könne sie ruhig allein lassen. Das Schreien würde ihr wohltun. Seither weiß ich, dass meine Gefühle nicht immer die Realität des begleiteten Menschen abbilden. Es kann schlimmer sein für den Menschen oder auch besser, als ich denke. Was Menschen erleben, empfinden oder brauchen, entscheiden sie selbst. Wir begleiten nur. Wir schwingen mit.

Auch der Aufruhr darf sein. Menschen müssen sich nicht ihrem Schicksal ergeben, wenn sie es nicht können. Von der Aufforderung doch »loszulassen«, sollten wir ebenso wie Zugehörige Abstand nehmen. Der Sterbende hält sich womöglich fest, um nicht zu fallen. Warum sollte er oder sie loslassen wollen? Diese Aufforderung kann auch indirekt durch intensives und wiederholtes Abschiednehmen der Angehörigen zum Ausdruck kommen.

Eine junge Frau stand vor mir und meinte verzweifelt, dass sie dem Papa jetzt schon dreimal gesagt habe, dass er gehen dürfe, dass sie bereit sei, Abschied zu nehmen. Der Vater schien unbeeindruckt. Die Geschichte der beiden legte nahe, dass er sich schwertun könnte, seine Tochter allein zu lassen. Aber konnte es nicht ganz andere, nämlich physische Gründe für sein Verweilen geben? Zumindest schien es mir so. Also überlegte ich mit der Tochter, dass sie das Loslassen, das sie vom Vater erwartete, selbst leben sollte – immer wieder den Raum verlassen, spazieren gehen; Luft und Ruhe anstatt angespannten Wartens. Sie folgte dem Rat und fand tatsächlich wieder in die Balance; ihr Vater starb in Würde zu seiner Zeit.

Wut, Hader oder große Trauer am Lebensende sind für die Begleitenden oft schwer auszuhalten. Wir möchten dazu ermutigen, urteilsfrei den oder die Sterbende:n seine oder ihre Kämpfe kämpfen zu lassen, seine oder ihre Tränen zu weinen, zu seufzen und zu klagen.

Unser Annehmen der Situation kann ihr oder ihm dabei helfen, zur Ruhe zu finden und sich angenommen zu fühlen. Das absichtslose Dasein, von dem wir im hospizlichen Kontext immer wieder sprechen, auch das achtsame Zuhören, können diesen schützenden Mantel bilden, der einen sterbenden Menschen umgibt.

Bestimmt brauchen die meisten immer wieder Pausen vom Themenbereich Tod und Sterben. Sogar die Frage »Wie geht es dir?« kann anstrengend sein. Da muss sich der schwerkranke oder sterbende Mensch mit den Emotionen der Umgebung auseinandersetzen. Die Frage wird aus großer Betroffenheit gestellt, aus Trauer, die sich in Stimme und Mimik des oder der Fragenden bemerkbar machen kann, aus Angst, aus gespielter Leichtigkeit, aus echtem Interesse oder aus beruflicher Routine.

Auf mich trifft der letzte Punkt zu und dadurch bin ich eigentlich in einer privilegierten Position. Denn die Frage nach dem Wohlergehen ist durch meine Rolle klar umrissen: Wie schlafen Sie? Wie ist Ihr Appetit? Schmerzen? Übelkeit? Und anderes? Wenn das »abgehakt« ist, können, wenn gewünscht, andere Themen besprochen werden. Dann darf es auch um Dinge des Alltags gehen, um Familie und Hobbies, Fußball und Politik. Denn kranke und sterbende Menschen sind Lebende und froh, wenn man sie auch so wahrnimmt und anspricht.

Michael: Ich möchte von einer Begleitung erzählen, die mich sehr beeindruckt hat.
Peter, ein 74-jähriger Mann, der vor drei Monaten seine Diagnose Lungenkrebs bekam, war zum Zeitpunkt dieser Begegnung nur noch »Haut und Knochen«. Er hatte eine gute Position im Bett gefunden. So konnte er ohne Schmerzen liegen und begann zu erzählen: »Ich bin Yogalehrer und habe bis Oktober gearbeitet. Dann merkte ich, wie ich immer kurzatmiger wurde. Als ich zum Arzt ging, hat der mich gar nicht mehr nach Hause gelassen und direkt ins Krankenhaus eingewiesen. Da haben sie mir meine Lunge punktiert und unglaublich viel Wasser rausgeholt. Schrecklich, schrecklich viele Untersuchungen, aber dann konnte ich immerhin wieder nach Hause gehen. Da rief mich dann drei Tage später eine Ärztin an und sagte mir in beiläufigen Ton, dass ich Krebs habe, der schon gestreut habe und dass es ihr leidtue. Am Telefon! Ich war echt schockiert. Kennen Sie Kerala in Indien?« Ich erzählte ihm, dass ich in einem Ashram vor vielen Jahren eine Yogalehrer-Ausbildung gemacht habe, und er schaute mich mit großen Augen an. »Wie schön! Mein Zuhause ist dort in der Nähe am Strand, aber dorthin werde ich wohl nie wieder kommen. Am 1. Dezember wollte ich fahren, aber da hat mir das Universum einen Strich durch gemacht«. Die Tränen flossen ihm über die Wangen. Es entstand eine Pause. Wir saßen in Stille, er ließ die Tränen laufen. Das Sprechen strengte ihn an.

Ich merkte in der Ruhe, wie wichtig es ihm war, sich gewählt auszudrücken. Dann kam die Unruhe zurück. »Ich muss mit dem Arzt Klartext reden – warum behandeln die hier meinen Krebs nicht mehr?« Ich hatte den Eindruck, er musste nun Schritt für Schritt gehen und für den nächsten brauchte er einen Arzt. Ich sagte Bescheid. Als ich nach einer Stunde den Raum betrat, tönte mir indische Sitarmusik entgegen. Sie beruhigte ihn. Die Pause war gut. »Also Michael, das war jetzt wichtig. Der Arzt hat mir gesagt, dass es nicht mehr um Heilung geht und er nicht weiß, wie lang ich noch habe, kann ein halbes Jahr sein, vielleicht ein Jahr. Aber schauen Sie mich doch an – der Krebs hat doch schon alles weggefressen! Da ist doch nichts mehr und nach Hause zurück kann ich auch nicht mehr. Scheiße! Ich habe die ganze Welt gesehen, soviel erlebt, das reicht für drei Leben! Ich habe keine Angst vor dem Tod, der war immer mit an Bord. Aber jetzt fühlt es sich doch ganz anders an. Kann es echt nicht fassen. Geduld, ich weiß, ich brauche Geduld, aber ich habe keine!« Wir hörten gemeinsam der Musik zu. Für heute reichte es.
Einige Tage später hatte sich die Lage verschlechtert. Als ich das Zimmer betrat, musste ich mich erstmal einen Moment an Peters Anblick gewöhnen. Er wirkte wie ein Skelett. Die Muskulatur war kaum noch vorhanden und seine Knochen traten hervor. Aber wache, klare Augen schauten mich an. Er sagte etwas, aber ich konnte es nicht verstehen, die Sprache war verwaschen. Er wollte, dass ich ihn verstehe, überlegte sich jedes Wort genau, sammelte dann Kraft, stieß etwas hervor und brauchte danach Ruhe. Ich fragte ihn, ob es in Ordnung wäre, wenn ich mich zu ihm setzte. »Bleib an meiner Seite!«, sagte er. Dann: Stille – Atmen. Vorsichtiges Annähern. Spüren. Atmen. Umfassende Schwäche – sie bleibt im Raum. Ärger, Wut, ein Aufbäumen von Lebensenergie. Peter kämpfte und gab noch nicht auf. Das Schlucken war eine Qual, aber er wollte essen. Frühstück war immer seine Hauptmahlzeit. Danach war er völlig erschöpft und ich brachte ihn wieder in eine bequeme Position.
Musik. Meditation. Wir gingen gemeinsam innerlich auf eine Reise. Ich blieb an seiner Seite, nicht zu nah, aber nah genug. Atmen. Die Musik kam von einer alten CD. Sie hatte Sprünge und setzte immer wieder aus. Pause. Dann blieb sie völlig stehen. Stille. Peter schloss die Augen. Ich hielt mit ihm die Schwäche aus. Dazwischen ein Aufbäumen. Schutzlosigkeit. Jedes Geräusch war wie eine Detonation. Atmen. Der Blick war unfokussiert und brach. Ich nahm wahr, dass er unsere Verbindung nutzen konnte und sich entspannte. Peter schaute mich an. Ein Lächeln. Er ging in tiefe Entspannung: Tiefes Ausatmen. Immer tiefer ausatmen. Und nach einer Pause wieder einatmen. Peter öffnete die Augen und wollte etwas sagen. Es brauchte Zeit.
Dann wurde es Zeit für mich zu gehen. Ich würde Peter nicht mehr wiedersehen, beugte mich über ihn und wir schauten uns in die Augen. Was sollte ich sagen? Danke! Ich hatte viel von Peter gelernt. Wichtig für ihn war, dass ich ihm die Führung überlassen habe. Sehr lange konnte er noch seine Wünsche sagen, später dann mit den Augen oder Händen signalisieren. Er starb zwei Tage später im Kreis seiner Freunde.

9 Advance Care Planning – Vorausplanung von Behandlungsentscheidungen

Sabine Petri

9.1 Einleitung

Viele Menschen äußern den Wunsch, am Lebensende zuhause in der vertrauten Umgebung bleiben zu können. Ihre individuellen Wünsche und Bedürfnisse sollen im Mittelpunkt der Versorgung und Begleitung stehen. Um dies zu ermöglichen, müssen die Angehörigen, aber auch die professionell in der Versorgung Tätigen, wie z. B. Ärzt:innen und Pflegekräfte, die Wünsche der Patient:innen kennen und umsetzen.

Solange die kognitiven und kommunikativen Fähigkeiten der Patient:innen nicht zu sehr beeinträchtigt sind, können sie ihre Wünsche in der konkreten Entscheidungssituation selbst mitteilen. Bei Fortschreiten der Erkrankung verlieren viele Menschen jedoch vorübergehend oder dauerhaft die Fähigkeit, ihre Behandlungsentscheidungen selbst zu treffen (Silveira et al., 2010; van der Heide et al., 2003). Dann kommt einer tragfähigen gesundheitlichen Vorausplanung, insbesondere für plötzlich eintretende gesundheitliche Krisen, eine besondere Rolle zu.

Mit dem Ziel, die Beachtung des Patientenwillens auch in den Situationen, in denen die Patient:innen nicht selbst entscheiden können, zu verbessern, wurde das Konzept des Advance Care Planning (ACP) entwickelt (Coors et al., 2015; Jox et al., 2025). Dieser systemische Ansatz geht über die Erstellung von Vorsorgedokumenten, wie Patientenverfügungen, hinaus. Er nimmt neben der *Ermittlung* des Patientenwillens auf der individuellen Ebene auch die *Umsetzung* des ermittelten Willens mit in den Blick. Die institutionelle (z. B. stationäre Altenhilfe) und die regionale Ebene (z. B. Rettungswesen) sind daher mit einbezogen. Dort werden spezifische Abläufe und Verfahrensweisen implementiert, die die Ermittlung und Umsetzung des Patientenwillens in der gesamten Versorgungskette fördern (Hüster, 2019; Petri, 2025). Das Konzept des ACP hat unter anderem bereits Eingang gefunden in § 132 g Sozialgesetzbuch V und in das Bayerische Rahmenkonzept zur Hospiz- und Palliativversorgung des Bayerischen Staatsministeriums für Gesundheit, Pflege und Prävention (BayStMGP 2024).

Das Kernelement von ACP bildet immer ein professionell begleiteter Gesprächsprozess, der durch spezifisch geschulte Gesprächsbegleiter:innen unterstützt und moderiert wird. Ziel des Gesprächsprozesses ist eine Vorausplanung, die dem wohlinformierten Willen der Patient:innen entspricht und für alle an der Versorgung und Begleitung Beteiligten verlässlich ist. Es handelt sich dabei immer um ein Angebot, bei dem die Patient:innen entscheiden, ob und inwieweit sie es in Anspruch nehmen. Die Elemente dieses kommunikativen Prozesses werden im Folgenden geschildert.

9.2 Ermittlung des Patientenwillens

Um sich über ihre Wünsche für zukünftige medizinische Behandlung klar zu werden, erhält die vorausplanende Person im Gespräch mit dem oder der Gesprächsbegleiter:in zunächst die Möglichkeit sich zu informieren und zu reflektieren. Auf dieser Basis kann sie dann, sofern von ihr gewünscht, Entscheidungen über die zukünftige Behandlung treffen. Die Bedürfnisse der vorausplanenden Person, ihre kognitiven Fähigkeiten, Kommunikationsformen und Emotionen sind dabei achtsam zu berücksichtigen und setzen den Rahmen für die Gespräche. Die vorausplanende Person ist Expert:in für ihre Wünsche, die Gesprächsbegleiter:innen unterstützen im Gesprächsprozess durch Information, strukturierte Impulse (shared decision making) und dokumentieren das Ergebnis anwendungstauglich. In der Regel braucht es mehrere Gespräche, bis sich die Überlegungen so verdichtet haben, dass konkrete Festlegungen für bestimmte medizinische Situationen formuliert und dokumentiert werden können. Die nun folgenden Inhalte haben sich als sinnvoll erwiesen.

9.2.1 Einstellungen zu Leben, schwerer Krankheit und Sterben

Im ersten Schritt werden die Einstellungen der Person, für die eine Vorausplanung erstellt werden soll, beschrieben. Ihre Einstellungen zu Leben, schwerer Krankheit und Sterben bilden die unerlässliche Grundlage für alle weiteren, konkreten Behandlungsentscheidungen.

In einem strukturierten Gesprächsprozess kann erkennbar werden, wie gerne die Person lebt, wie wichtig Weiterleben für sie ist, aber auch welche Ängste und Sorgen im Hinblick auf schwere Erkrankungen gegebenenfalls vorhanden sind. Nicht zuletzt kann thematisiert werden, wie ihre Bereitschaft ist, für ein Weiterleben zu kämpfen und ob es Situationen gibt, in denen die Durchführung lebenserhaltender Maßnahmen begrenzt werden soll.

Die Kernaussagen dieses Gesprächs zeichnen, zusammengefasst und dokumentiert, ein Bild der Person und ihrer Einstellungen. Für die Angehörigen bietet es eine Erinnerungsstütze. Für Berufsbetreuer:innen und Ärzt:innen, die den oder die Patient:in vielleicht erst nach Eintritt der Einwilligungsunfähigkeit kennenlernen, leistet es einen wesentlichen Beitrag zur Ermittlung des (mutmaßlichen) Patientenwillens, wenn die Person nicht mehr selbst entscheiden kann.

9.2.2 Medizinische Situationen

Im zweiten Schritt können verschiedene medizinische Situationen, wie z. B. der Notfall oder eine chronische Zustandsverschlechterung, besprochen werden. Um die Versorgung am Lebensende zuhause zu ermöglichen, ist insbesondere die Klärung der Behandlungswünsche für Notfallsituationen von Bedeutung (Feddersen et al., 2018). In Notfallsituationen, wie Herzstillstand, Schlaganfall oder Atemprobleme, besteht nicht viel Zeit für die sorgfältige Ermittlung der Indikation und des Patientenwillens. Angehörige und rechtliche Vertreter:innen sind insbesondere aufgrund des Zeitdrucks häufig überfordert. Zur Vermeidung medizinisch nicht indizierter oder von den Patient:innen nicht gewünschter Krankenhauseinweisungen empfiehlt es sich, rechtzeitig und ohne unmittelbaren Entscheidungsdruck zu überlegen: Welches Therapieziel soll in derartigen Situationen verfolgt werden? Gibt es Behandlungen, die medizinisch nicht mehr indiziert oder von dem oder der Patient:in nicht (mehr) gewollt sind?

Ein zentrales Anliegen von ACP ist es, den vorausplanenden Personen gut informierte Entscheidungen zu ermöglichen (Informed Consent). Die Vermittlung klarer Bilder von möglichen (Notfall-)Situationen, aber auch der Vorgehensweise und der zu erwartenden Ergebnisse von Maßnahmen, wie z. B. der Reanimation, bildet dafür die Basis. Sie ist Voraussetzung, um die Festlegungen in der Vorausplanung gut informiert und unter Kenntnis ihrer Tragweite treffen zu können.

Dabei kommt der Einbeziehung der behandelnden Ärzt:innen in den Gesprächsprozess eine wesentliche Bedeutung zu. Mit ihnen kann die aktuelle, individuelle gesundheitliche Situation besprochen und geklärt werden, welche Erfolgsaussichten bestimmte medizinische Maßnahmen aus ärztlicher Sicht haben. Medizinisch nicht indizierte, d. h. nicht angezeigte Maßnahmen dürfen den Patient:innen nicht angeboten werden. Gegebenenfalls können in der Vorausplanung medizinisch nicht (mehr) indizierte Behandlungen durch die Ärzt:innen ausgeschlossen und so die damit verbundenen, nicht zielführenden Belastungen für die Patient:innen vermieden werden.

Auf der Grundlage dieser Informationen hat die vorausplanende Person die Möglichkeit, ihre Wünsche für die zukünftige Behandlung zu formulieren. Sie können auf das Ziel der Lebenserhaltung, gegebenenfalls unter Ausschluss einzelner Maßnahmen (wie z. B. Reanimation), oder den vollständigen Verzicht auf lebenserhaltende Maßnahmen und den Wunsch nach ausschließlich palliativer Versorgung gerichtet sein.

9.2.3 Persönliche Hinweise

Viele Menschen haben bestimmte Vorlieben oder Abneigungen im Hinblick auf ihre Pflege und Begleitung. Während beispielsweise manche Menschen Musik oder körperliche Berührung genießen, fühlen andere sich davon belästigt. Ebenso gibt es bei schwerer Erkrankung und am Lebensende unterschiedliche religiöse oder spirituelle Bedürfnisse. Diese oder ähnliche Themen können im Gesprächsprozess aufgegriffen, erörtert und das Ergebnis gegebenenfalls dokumentiert werden. Nicht wenige Angehörige oder professionell Begleitende empfinden diese Dokumentationen als »Schatzkiste« und als sehr hilfreich bei der späteren Versorgung und Begleitung, da sie sonst nicht um diese Bedürfnisse gewusst hätten.

9.3 Kommunikation und Dokumentation

Damit die ermittelten Wünsche der Patient:innen auch wirklich zur Umsetzung kommen, müssen sie den an der Versorgung und Begleitung beteiligten Personen bekannt sein und von ihnen mitgetragen werden. Der rechtzeitgen *Einbindung dieses Personenkreises in den Gesprächsprozess* kommt daher eine besondere Bedeutung zu. Offene Fragen lassen sich klären, das Verständnis für die Hintergründe der Entscheidung verbessern und die Bereitschaft diese umzusetzen stärken. Neben den behandelnden Ärzt:innen (▶ Kap 9.2.2.) und den Pflegekräften ist dabei insbesondere an die (zukünftigen) rechtlichen Vertreter:innen (▶ Kap. 9.5) zu denken. Ihnen kommt später die häufig nicht einfache Aufgabe zu, den Willen des oder der Patient:in zu ermitteln und zur Geltung zu bringen (§ 1827 Abs. 1 Bürgerliches Gesetzbuch (BGB)). Daher ist es unerlässlich, dass sie die Wünsche des Betroffenen möglichst gut kennen und bereit sind, sich für deren Umsetzung einzusetzen. Nicht zuletzt trägt eine rechtzeitige Einbeziehung zur Verbesserung der Handlungssicherheit und psychischen Entlastung aller beteiligten Personen bei, da sie davon ausgehen können, dass ihr Handeln tatsächlich dem Patientenwillen entspricht.

Durch eine anwendungstaugliche Dokumentation wird das Wissen um die Einstellungen, Therapieziele und Behandlungswünsche gesichert und auch Dritten, wie im Verlaufe der Erkrankung neu bestellten Berufsbetreuer:innen, Pflege- oder Rettungskräften zugänglich.

Die für den Notfall getroffenen Festlegungen sollten in einem übersichtlichen, möglichst regional einheitlichen *Notfallbogen*[23] festgehalten und mit allen an der Versorgung und Begleitung beteiligten Personen kommuniziert werden. Dies erleichtert die Umsetzung, insbesondere in mit hohem Entscheidungsdruck verbundenen Notfallsituationen.

Bei bereits zum Zeitpunkt der Vorausplanung nicht einwilligungsfähigen Personen können die rechtlichen Vertreter:innen den, nach Erörterung der indizierten Maßnahmen mit den behandelnden Ärzt:innen, ermittelten (mutmaßlichen) Willen der zu vertretenden Person (§ 1828 Abs.1 BGB) in einer *Vertreterdokumentation* (Petri & Prütting, 2021) niederlegen.

Bei schweren Grunderkrankungen oder am Lebensende sind Krisensituationen häufig. Zu denken ist zum Beispiel an belastende Symptome wie Übelkeit, Atemnot, starke Schmerzen oder große Unruhe. Neben der vorausschauenden Klärung der

---

23 Ein erstes, vom Bayerischen Ministerium für Gesundheit, Pflege und Prävention gefördertes Modellprojekt zur Einführung eines regional einheitlichen Notfallbogens begann im Juli 2024.

Indikation und des Patientenwillens für solche Situationen (s.o.) ist daher auch die Vorausplanung der Symptomlinderung ein wesentlicher Bestandteil von ACP, um ein Verbleiben zuhause zu ermöglichen. Dazu eignet sich die Erstellung von Krisenplänen (▶ Kap. 12).

9.4 Aktualisierung der Vorausplanung

Sowohl im Laufe des Lebens, als auch im Verlauf einer schweren Erkrankung verändern sich die Einstellungen der Menschen zu Leben, schwerer Erkrankung und Sterben. Daneben kann das Fortschreiten einer Erkrankung dazu führen, dass bestimmte Maßnahmen, wie beispielsweise eine Reanimation, aus ärztlicher Sicht nicht mehr indiziert sind, d.h. der betroffenen Person nicht mehr angeboten werden dürfen (Bundesärztekammer, 2018). Wo zunächst vielleicht noch großer Kampfgeist in der Auseinandersetzung mit der schweren Erkrankung bestand, mag dieser nach vielfältiger Krankheitserfahrung oder bei veränderter sozialer Situation, wie dem Verlust des Ehepartners, unter Umständen nachlassen.

Damit die Vorausplanung diesen Veränderungen entspricht und die jeweilige gesundheitliche Situation und den aktuellen Willen der Person widerspiegelt, muss sie immer wieder überprüft und aktualisiert werden. Dies kann gerade bei rasch verlaufenden Erkrankungen eine große Herausforderung darstellen. Im Gespräch gilt es daher, die Patient:innnen, aber auch alle an der Versorgung und Begleitung Beteiligten für die Bedeutung der Aktualisierung zu sensibilisieren, sodass sie jeweils rechtzeitig erfolgen kann.

9.5 Rechtliche Vertretung

9.5.1 Bedeutung der rechtlichen Vertretung

Ein wesentlicher Punkt der Vorausplanung ist die Klärung der Frage, wer für den oder die Patient:in Behandlungsentscheidungen treffen darf, wenn er oder sie dies selbst nicht (mehr) kann.

Voraussetzung für die rechtliche Wirksamkeit von Behandlungsentscheidungen durch die Patient:innen selbst ist ihre *Einwilligungsfähigkeit* (§ 630d BGB). Der Begriff der Einwilligungsfähigkeit beschreibt die Fähigkeit, Tragweite, Bedeutung und Risiken der anstehenden Entscheidung für sich zu erfassen (»Einsichtsfähigkeit«), ein eigenes Urteil zu bilden und danach zu handeln (»Steuerungsfähigkeit« bzw. »Urteils- und Handlungsfähigkeit«) (Bundestag, 2012, S. 23). Sie bezieht sich immer auf die konkret zu treffende Entscheidung (Bundesärztekammer, 2016). So ist für die Einwilligung in eine Blutabnahme ein geringeres kognitives Niveau erforderlich als für eine umfassende Krebsbehandlung mit Operation und anschließender Chemotherapie. Bei volljährigen Menschen darf vom Vorliegen der Einwilligungsfähigkeit ausgegangen werden, solange keine konkreten Anhaltspunkte bestehen, die Zweifel daran aufkommen lassen (Bundesärztekammer, 2019). Sind derartige Zweifel gegeben, ist die Feststellung der Einwilligungsfähigkeit ärztliche Aufgabe.

Bei schweren gesundheitlichen Krisen oder am Lebensende ist die Einwilligungsfähigkeit häufig vorübergehend oder dauerhaft nicht mehr gegeben (Silveira et al., 2010; van der Heide et al., 2003). Die Beispiele für die Ursachen des Verlustes der Einwilligungsfähigkeit sind vielfältig und umfassen ein breites Spektrum von kurzzeitiger Ohnmacht, über Schlaganfälle, fortgeschrittene Demenzen bis hin zum Wachkoma. Menschen, die bereits mit schwersten kognitiven Beeinträchtigungen geboren wurden, fehlt die Einwilligungsfähigkeit lebenslang. Bei fehlender Einwilligungsfähigkeit kommt der *rechtlichen Vertretung* eine besondere Rolle zu.

9.5.2 Auswahl und Information des oder der rechtlichen Vertreter:in

Die Patient:innen sollten zunächst überlegen, welche Person aus ihrer Sicht am besten *geeignet ist*, ihre Interessen zu vertreten. Die Vertreter:innen haben unter Umständen über die Fortsetzung oder Ablehnung lebenserhaltender Maßnahmen oder auch die wirtschaftlichen Belange zu entscheiden. Ein ungebrochenes Vertrauensverhältnis und das Zutrauen, dass der oder die Vertreter:in auch tatsächlich den Willen des oder der Patient:in ermittelt und zur Umsetzung bringt, ist unerlässliche Voraussetzung der Vertretung. Daneben spielen die psychische Belastbarkeit und ein gewisses Durchsetzungsvermögen eine Rolle. Entscheidungssituationen, insbesondere am Lebensende, sind für die Angehörigen häufig mit Sorge, Trauer und Verlustängsten verbunden. Nicht immer sind daher die vielleicht selbst schon hochbetagten Ehegatten oder andere nahe Angehörige die Personen, die in die engere Wahl genommen werden sollten.

Von besonderer Bedeutung ist es, dass die Patient:innen rechtzeitig mit ihren (zukünftigen) Vertreter:innen *über ihre Wünsche* sprechen (Feddersen, 2022). Häufig ist die Unterstützung durch Gesprächsbegleiter:innen dabei hilfreich, da nicht selten Unsicherheit besteht, wie ein solches Gespräch geführt werden kann. Nur wenn die Vertreter:innen die Wünsche der jeweiligen Patient:innen gut kennen und mitgehen, werden sie diese zur Umsetzung bringen können.

Zudem kann sich die psychische Belastung der Vertreter:innen durch das Gespräch reduzieren, da sie die Beweggründe der individuellen Patient:innen besser verstehen und im »Ernstfall« nicht unvorbereitet entscheiden müssen.

9.5.3 Legitimation zur rechtlichen Vertretung

In der Bevölkerung ist oft nicht bekannt, dass Angehörige und Freunde nicht automatisch zur Vertretung der Patient:innen befugt sind. Es bedarf einer besonderen

Legitimation zur rechtlichen Vertretung. Diese kann durch eine Vorsorgevollmacht, die Bestellung als Betreuer oder das Ehegattenvertretungsrecht erfolgen. Ohne eine derartige Legitimation sind auch nahe Angehörige nicht berechtigt, von den Ärzt:innen eine Aufklärung über die medizinische Situation der Patient:innen einzufordern oder stellvertretend Behandlungsentscheidungen zu treffen. Dies ist aber von besonderer Bedeutung, um ein Sterben zuhause zu ermöglichen, da auch hier Behandlungsentscheidungen zu treffen sind.

Im Folgenden wird der Schwerpunkt auf die Vertretung in Gesundheitsfragen gelegt.

Vorsorgevollmacht

Mit einer Vorsorgevollmacht können die Vollmachtgeber:innen eine oder mehrere Personen ermächtigen, alle oder einzelne Angelegenheiten für sie zu erledigen (§ 1896 Abs. 2 S. 2 BGB). Ein wichtiger Regelungsbereich ist die Vollmacht in Gesundheitsfragen. Durch sie wird die vertretende Person ermächtigt, die ärztliche Aufklärung einzufordern und stellvertretend zu entscheiden, sofern der oder die Vollmachtgeber:in in der konkreten Behandlungssituation nicht selbst einwilligungsfähig ist und keine auf die Situation zutreffende Patientenverfügung verfasst hat. Damit die Vollmacht in Gesundheitsfragen auch Entscheidungen über die Aufnahme oder Nichtaufnahme von indizierten Behandlungen umfasst, die mit der Gefahr schwerer gesundheitlicher Schäden oder des Versterbens verbunden sind, muss sie schriftlich erfolgen (§ 1820 Abs. 2 BGB).

Betreuungsverfügung

Sofern keine Vorsorgevollmacht erstellt werden soll, kann die Erstellung einer Betreuungsverfügung in Betracht gezogen werden. Mit einer Betreuungsverfügung wird eine Person benannt, die durch das Betreuungsgericht als Betreuer:in bestellt werden soll (§ 1897 BGB).

Diese Person kann erst für die zu vertretende Person handeln, nachdem das Betreuungsgericht die Bestellung als Betreuer:in schriftlich vorgenommen hat. Dabei werden bestimmte Aufgabenbereiche zugewiesen, wie z. B. Vermögensangelegenheiten oder Gesundheitssorge. Der Handlungsspielraum der Betreuer:innen ist in vielen Bereichen gesetzlich begrenzt, unter anderem bei der Verwaltung der Finanzen. Zudem sind die Betreuer:innen dem Betreuungsgericht gegenüber rechenschaftspflichtig. In einer Betreuungsverfügung kann auch festgelegt werden, welche Person keinesfalls als Betreuer:in bestellt werden soll (§ 1896 Abs. 1a BGB).

Ehegattenvertretungsrecht

Mit der Reform der Betreuungsrechts wurde 2023 das sogenannte »Ehegattenvertretungsrecht« eingeführt (§ 1358 BGB). Dieses Vertretungsrecht legitimiert Ehegatten und Partner:innen von eingetragenen Lebenspartnerschaften (§ 21 Lebenspartnerschaftsgesetz) unter bestimmten Voraussetzungen für bis zu sechs Monate zur gegenseitigen Vertretung in Gesundheitsfragen und damit (eng) zusammenhängenden Vermögensangelegenheiten. Um eine umfassende und zeitlich nicht begrenzte Vertretung zu ermöglichen, sollte der Legitimierung durch Vorsorgevollmacht oder Betreuungsverfügung jedoch der Vorzug gegeben werden.

9.5.4 Klärung der Aufgaben der Vertreter:innen

Sind die Patient:innen nicht einwilligungsfähig, ist es Aufgabe der Vertreter:innen, deren Wünsche zu ermitteln und zur Umsetzung zu bringen (ausführlich hierzu Petri & Prütting, 2021, Teil 1 und 2). Sofern möglich, ist daher ein Gespräch zu den Behandlungswünschen bereits vorausschauend *vor* dem Verlust der Einwilligungsfähigkeit und/oder *vor* einer gesundheitlichen Krise dringend zu empfehlen, um die Wünsche bestmöglich und ohne den unmittelbaren Druck einer Behandlungsentscheidung in Erfahrung zu bringen und zu verstehen (Lipp, 2019).

Ist die zu vertretende Person nicht einwilligungsfähig und stehen konkrete Behandlungsentscheidungen an, prüfen die Vertreter:innen im ersten Schritt, ob die Person mit Unterstützung die Schwelle zur Einwilligungsfähigkeit überschreiten und die Entscheidung selbst treffen kann. Es gilt der Grundsatz: unterstützte Entscheidungsfindung vor stellvertretender Entscheidungsfindung (Bundestag, 2020). Auch ist zu prüfen, ob mit der Entscheidung gewartet werden kann, bis die Einwilligungsfähigkeit wieder gegeben ist (Ulsenheimer, 2020). Wenn beides nicht möglich ist, besteht der Raum für eine stellvertretende Entscheidung von Vetreter:innen nur, soweit die einwilligungsunfähige Person die Entscheidung nicht bereits selbst vorab in einer auf die Situation zutreffenden Patientenverfügung getroffen hat. Liegt eine derartige Patientenverfügung vor, entscheiden die Vertreter:innen nicht über die Behandlung, kümmern sich aber darum, dass die vorweggenommenen Entscheidungen der Patient:innen zur Umsetzung kommen. Dazu gehört zum Beispiel der Abschluss von Arztverträgen.

Liegt keine zutreffende Patientenverfügung vor, ist die Basis für die dann erforderliche stellvertretende Entscheidung der Vertreter:innen immer der durch sie zu ermittelnde (mutmaßliche) Wille der individuellen Patient:innen. Dazu müssen sich die Vertreter:innen grundsätzlich zunächst in einem dialogischen Prozess durch die Ärzt:innen aufklären lassen und darauf aufbauend den Patientenwillen ermitteln (§§ 630d Abs. 2, 1828 Abs.1 BGB).

Bei der Ermittlung des (mutmaßlichen) Willens ist die nicht einwilligungsfähige Person soweit möglich und ihr zumutbar einzubeziehen. Daneben soll nahen Angehörigen und sonstigen Vertrauenspersonen Gelegenheit zur Äußerung gegeben werden, sofern dies ohne erhebliche Verzögerung möglich ist (§ 1828 Abs. 2 BGB). Die Ermittlung des mutmaßlichen Willens darf nicht auf Spekulationen beruhen, sondern hat sich auf konkrete Anhaltspunkte zu stützen (§ 1827 Abs. 2 BGB). Dazu gehören zum Beispiel frühere Äußerungen, persönliche Wertvorstellungen (§ 1827 Abs. 2 BGB) oder die bisherige Lebensgestaltung (Loer, 2023). Die Frage lautet immer: Wie würde die betroffene Person jetzt entscheiden? Auf welche konkreten Anhaltspunkte stützen wir diese Einschätzung (Bundesgerichtshof, 2016)?

9.6 Ausblick

Aus den vorstehenden Ausführungen wird die besondere Bedeutung einer guten Kommunikation über die Wünsche der Menschen, die zuhause sterben wollen, deutlich. Kennen die rechtlichen Vertreter:innen die Wünsche der Person nicht oder nur unzureichend, besteht das Risiko, dass sie nicht zur Umsetzung kommen. Gleiches gilt, wenn die an der Versorgung und Begleitung Beteiligten nicht einbezogen werden. In der Praxis zeigt sich immer wieder eine große Unsicherheit darüber, wie ein derartiges Gespräch begonnen werden kann, welche Inhalte sinnvoll sind und wie anwendungstauglich dokumentiert werden sollte. Die Unterstützung durch spezifisch geschulte ACP-Gesprächsbegleiter:innen kann hierzu einen Beitrag leisten. Wünschenswert wäre daher die Ausdehnung der durch § 132 g Sozialgesetzbuch V bisher nur für die stationäre Alten- und Eingliederungshilfe ermöglichten Finanzierung von ACP auch auf den ambulanten Bereich. Dies wäre ein wichtiger Schritt auf dem Weg zu dem Ziel, dass Menschen zuverlässig auch dann so behandelt werden, wie sie es sich wünschen, wenn sie selbst nicht mehr entscheiden können.

Literatur

Bayerisches Staatsministerium für Gesundheit, Pflege und Prävention. (2024). Bayerisches Rahmenkonzept zur Hospiz- und Palliativversorgung in Bayern. https://www.stmgp.bayern.de/wp-content/uploads/2024/11/rahmenkonzept_positonspapier_ag1.pdf

Bürgerliches Gesetzbuch. (1896). *Bürgerliches Gesetzbuch (BGB).* https://www.gesetze-im-internet.de/bgb/BJNR001950896.html

Bundesärztekammer. (2016). *Entscheidungsfähigkeit und Entscheidungsassistenz in der Medizin.* Deutsches Ärzteblatt, A 1–6. https://www.zentrale-ethikkommission.de/fileadmin/user_upload/_old-files/downloads/pdf-Ordner/Zeko/SNEntscheidung2016.pdf

Bundesärztkammer. (2018). Hinweise und Empfehlungen zum Umgang mit Vorsorgevollmachten und Patientenverfügungen im ärztlichen Alltag. *Deutsches Ärzteblatt*, A2434–2441. https://www.bundesaerztekammer.de/fileadmin/user_upload/_old-files/downloads/pdf-Ordner/Patienten/Hinweise_Patientenverfuegung.pdf

Bundesärztekammer. (2019). Hinweise und Empfehlungen der Bundesärztekammer zum Umgang mit Zweifeln an der Einwilligungsfähigkeit bei erwachsenen Patienten. *Deutsches Ärzteblatt*, A1133–1134. https://www.bundesaerztekammer.de/fileadmin/user_upload/_old-files/downloads/pdf-Ordner/Recht/Einwilligungsfaehigkeit.pdf

Bundesgerichtshof. (2016): *Beschluss des XII. Zivilsenats vom 6. 7. 2016–XII ZB 61/16.* https://juris.bundesgerichtshof.de/cgi-bin/rechtsprechung/document.py?Gericht=bgh&Art=en&sid=e2fe02575470b89b0420d32a1a1ee7a2&nr=75565&pos=0&anz=1&Blank=1.pdf

Bundestag. (2012). *Entwurf eines Gesetzes zur Verbesserung der Rechte von Patientinnen und Patienten*, Drucksache 17/10488. https://dserver.bundestag.de/btd/17/104/1710488.pdf

Bundestag. (2020). *Entwurf eines Gesetzes zur Reform des Vormundschafts-und Betreuungsrechts*, Drucksache 19/24445. https://dserver.bundestag.de/btd/19/244/1924445.pdf

Coors, M., Jox, R., in der Schmitten, J. et al. (2015). *Advance Care Planning*. Kohlhammer.

Feddersen, B. (2022). *Der alte Mann und der Hase*. Irsisana.

Feddersen, B., Petri, S., Marckmann, G. et al. (2018). *Advance Care Planning – Behandlung im Voraus planen in der Notfallmedizin. Notfallmedizin up2date, 13*(1), 1–14.

Hüster, P. (2019). Vernetzung und Projektkoordination in der regionalen BVP, Implementierung: theologische Inspirationen für eine unterschätzte Herausforderung. In W. Höfling, T. Otten & J. in der Schmitten (Hrsg.), *Advance Care Planning/Behandlung im Voraus Planen: Konzept zur Förderung einer patientenzentrierten Gesundheitsversorgung* (S. 191–206). Nomos.

Jox, R., Krones, T., Marckmann, G. et al. (2025). *Praxisbuch Advance Care Planning – Behandlungsentscheidungen gemeinsam vorausplanen.* Kohlhammer.

Lebenspartnerschaftgesetz. (2001). *Gesetz über die Eingetragene Lebenspartnerschaft.* https://www.gesetze-im-internet.de/lpartg/

Lipp, V. (2019). Advance Care Planning und Patientenvertreter. In W. Höfling, T. Otten & J. in der Schmitten (Hrsg.), *Advance Care Planning/Behandlung im Voraus Planen: Konzept zur Förderung einer patientenzentrierten Gesundheitsversorgung* (S. 23–39). Nomos.

Loer, A. (2023). Die Wünsche der Betreuten und die Grenzen der Wunschbefolgung. *Betreuungsrechtliche Praxis,* (3), 79–83.

Petri, S. & Prütting, J. (2021). Die Rechtlichen Rahmenbedingungen der Vorausplanung für zukünftige Behandlungssituationen für nicht einwilligungsfähige Erwachsene. Teil 1 – Die Erstellung. *Kranken- und Pflegeversicherung,* 5/2021, 173–184

Petri, S. & Prütting, J. (2021). Die Rechtlichen Rahmenbedingungen der Vorausplanung für zukünftige Behandlungssituationen für nicht einwilligungsfähige Erwachsene. Teil 2 – Die praktische Umsetzung der Vorausplanung. *Kranken- und Pflegeversicherung,* 6/2021, 226–229.

Petri, S. (2025). Institutionelle Implementierung von Advance Care Planning (ACP) in der Altenhilfe. In: R. Jox, T. Krones, G. Marckmann, G. et al. (Hrsg.), *Praxisbuch Advance Care Planning – Behandlungsentscheidungen gemeinsam vorausplanen.* Kohlhammer.

Silveira, M. J., Kim, S. Y. & Langa, K. M. (2010). Advance directives and outcomes of surrogate decision making before death. *New England Journal of Medicine, 362*(13), 1211–1218.

Sozialgesetzbuch V. (1988). *Sozialgesetzbuch (SGB) Fünftes Buch (V) – Gesetzliche Krankenversicherung (Artikel 1 des Gesetzes v. 20. Dezember 1988, BGBl. I S. 2477).* https://www.gesetze-im-internet.de/sgb_5/

Ulsenheimer, K. (2020). In: K. Ulsenheimer & K. Gaede, K. (Hrsg.), *Arztstrafrecht in der Praxis* (Rn. 555). Müller.

van der Heide, A., Deliens, L., Faisst, K. et al. (2003). End-of-life decision-making in six European countries: descriptive study. *Lancet, 362*(9381), 345–350.

10 Meine Dinge, mein Raum – Wohnen und Privatheit erhalten

Gregor Sattelberger

Umfragen zeigen immer wieder, dass die Mehrheit der Bevölkerung ein Sterben zuhause wünscht. Es scheint die Vorstellung zu bestehen, dass das Sterben schon darum zu einem besseren Sterben wird, weil es daheim geschieht (Stadelbacher & Schneider, 2019; Haumann et al., 2019). Was macht das Zuhause eigentlich zu einem so begehrenswerten Ort? Und was gefährdet diese besondere häusliche oder private Qualität, wenn Menschen im Sterben im eigenen Heim begleitet werden?

Drei kurze Beispiele aus meiner Praxis sollen helfen, das Thema von der praktischen Seite zu beleuchten.

Ein Bewohner in einem Wohnheim für obdachlose Männer liegt zufrieden in seinem Bett und bittet die Wohnheimleitung darum, bleiben zu dürfen, wenn er sterben muss. Er fühle sich hier sicher und verstanden. Sein Zimmer ist karg, kaum eingerichtet, obwohl er seit mehreren Jahren dort lebt. Ein Aschenbecher, ein Fernseher und ein Jahreskalender sind das Einzige, was neben der Standardeinrichtung sein Eigentum ist. Auf dem Nachttischchen lehnt jedoch ein Bild eines Wohnheimausfluges mit mehreren Bewohner:innen und Mitarbeitenden an der Nachttischlampe. Er wäre bereit, im Notfall auch in das Pflegezimmer einen Stock tiefer umzuziehen, aber wenn möglich würde er lieber in seinem Zuhause bleiben. Wenn er gegen die Wand klopft, dann kommt sein Zimmernachbar und schaut, was er braucht.

Nach der ambulanten Begleitung einer 32 Jahre alten Frau mit einem neun Monate alten Kind bittet ihr Ehemann noch am Sterbetag das Palliativteam, dass alle Hilfsmittel baldmöglichst abgeholt werden sollen. Sie waren für das Zusammensein als Familie in den letzten Wochen unverzichtbar. Doch nun soll wieder »Normalität« Einzug halten, das Wohnzimmer wieder ein »Lebensraum« werden. Der Ehemann möchte alles möglichst schnell abwickeln, denn er habe in den letzten Wochen so viele Gesichter gesehen, dass er nun einfach Ruhe brauche.

Die Begleitung einer Patientin stellt sich als herausfordernd heraus. Sie ist Innenarchitektin und ihr Mann Inhaber eine Kunstgalerie. Die Wohnung der beiden ist geprägt durch ihren eigenen Stil, der sich durch Ästhetik und gehobenes Interieur auszeichnet. Sie haben sich hier verwirklicht. Ihren Urinbeutel versteckt sie in einer Einkaufstasche von Louis Vuitton. Ein Toilettenstuhl und ein Pflegebett komme ihr nicht ins Haus. Die vielen Menschen, die zur Unterstützung kommen, sind ihr »zu viel(e)«, sie möchte keine fremden Personen um sich, sondern in ihrem schönen Heim die Zeit genießen und keine Veränderungen haben. »Wenn das Sterben losgeht, wird das schnell gehen. Dann esse und trinke ich einfach nichts mehr. Da muss man jetzt nicht alles umbauen!«, meint sie.

10.1 Was macht das Zuhause aus?

Das Zuhause ist der Ort, wo wir wohnen, uns einrichten und eine Form von Heimat erleben; vielleicht der Ort, wo die uns wichtigen Menschen sind. Wir fühlen uns mit allem vertraut und damit ist es auch ein Platz des Vertrauens und des Schutzes. Es ist der Raum, in dem wir uns emotional zeigen und keine Rücksicht auf Blicke und Meinungen von Fremden nehmen müssen. Wir können authentisch sein und uns so geben, wie wir sind. Es müssen kaum Erwartungen der Gesellschaft erfüllt werden; Intimität und Beziehung können ausgelebt werden. In der Regel ist hier Abgrenzung und Selbstbestimmung möglich. Das Zuhause kann ein Rückzugs- und Ruheort sein, der unsere Identität unterstützt und wo wir uns inszenieren bzw. »in Szene setzen« können, nach dem Motto: »Zeig mir deine Wohnung und ich sage dir, wer du bist!« (Rössler, 2001; Gronemeyer & Heller, 2012). Das Zuhause ist keineswegs ein normfreier Raum. Auch hier gelten Gesetze sowie ethische und moralische Normen. Es ist jedoch der Bereich, den die Gesellschaft dem Individuum überlässt und der durch Intimität und emotionale Fürsorge, durch selbstbestimmte Gestaltung und Eigenkontrolle gekennzeichnet ist (Stadelbacher & Schneider, 2019).

Viele Patient:innen haben daher den Wunsch, am Lebensende nach Hause zu gehen, da dieses Umfeld in der Regel auch Stress reduziert und Wohlbefinden und Lebensqualität fördert. Oft kann man eine Verbesserung des Allgemeinzustands bemerken, wenn die Patient:innen nach Hause kommen. Für das nähere Verständnis des Zuhauses erscheint es hilfreich zu sein, sich über das Wohnen und das Private Gedanken zu machen.

10.2 Die Fähigkeit und das Bedürfnis zu wohnen

Menschen versuchen, sich einen Raum »wohnlich« einzurichten, einen Bereich von dem Blick anderer abzuschirmen und somit das Gefühl von Schutz vor dem Fremden zu erfahren. Durch diese Abgrenzung besteht die Hoffnung, sich zurecht zu finden und Unangenehmes dosiert an sich heranzulassen. Der eigene Wohnraum schafft die Möglichkeit von Gemütlichkeit. Dies zeichnet sich darin aus, das thermische, optische, akustische und olfaktorische Qualitäten selbst gesteuert werden können. Die Wohlfühltemperatur, die Lieblingsmusik oder auch gewählte Ruhe sowie Bilder von Freund:innen tragen zur Gemütlichkeit bei. Fremde und ungewünschte Gerüche können weitgehend vermieden werden Die eigene Wohnung hat für die Bewohner:innen keinen wahrnehmbaren bzw. einen selbstgewählten (Duftkerzen, Pflanzen) Geruch. In seiner Wohnung findet man sich vielleicht auch blind zurecht. Im Wohnen tritt die jeweilige Eigentümlichkeit zum Vorschein und drückt aus, wer wir sind und wie wir leben. Wohnen ist daher identitätsstiftend. Durch die Gestaltung des Wohnraums entsteht für die Bewohnenden als auch für die Besucher ein Gefühlsraum. Durch Blumen, Bilder und Vorhänge entsteht eine private Atmosphäre, welche auf das Befinden aktiv Einfluss nimmt. Jeder Gegenstand und jede Person wirken mit ihrer Gestalt und Ausstrahlung auf die Atmosphäre ein. Diese Ausstrahlung kann stimmig sein oder die private Atmosphäre stören. Einer Schmerzpumpe zur regelmäßigen Verabreichung von Medikamenten hängt erst einmal kein privat-wohnlicher-Charakter an; ebenso wenig einem Pflegebett, mag es noch so sehr durch ein Holzimitat an die Häuslichkeit angepasst sein. Wohnen ist also das gezielte, absichtsvolle Gestalten von einem Raum, um heimisch zu werden und sich wohlzufühlen. Jede Wohnung hat daher ihre eigene Intimität und Ausstrahlung. Dieser Raum kann von mehreren Menschen gestaltet werden und verbindet diese. Die eigenmächtige Gestaltungsmöglichkeit durch die Bewohnenden unterscheidet den Wohnraum von einem Aufenthaltsort wie z. B. einem Zimmer im Hotel, Krankenhaus oder Hospiz (Uzarewicz, 2016; Uzarewicz, 2007)

10.3 Die Bedeutung des Privaten – individuelles Leben leben

Privatheit ist das Gegenteil von Öffentlichkeit. Privatheit ist die Voraussetzung für das Verständnis von Zuhause. Nur im Privaten kann man ungestört handeln und seinen persönlichen und intimen Bedürfnissen nachgehen. Es ist die Privatheit, die unser individuelles Handeln vor sozialen Sanktionen schützt (Stadelbacher & Schneider, 2019). Die Privatheit zeichnet sich dadurch aus, dass man auch das Recht auf Unvernünftigkeit ausüben kann, oft ein Grund dafür, dass der Wunsch besteht, nach Hause zu gehen. Im Privaten entzieht man sich fachlicher oder gesellschaftlicher Normierung. Die Person kann rauchen, Alkohol trinken oder z. B. gegen medizinische Empfehlungen verstoßen, ohne sich vor fremden Personen rechtfertigen zu müssen.

Stadelbacher und Schneider (2019) zeigen drei Dimensionen des Privaten auf, welche für die Betrachtung der hospizlich-palliativen Begleitung hilfreich sein können. Eine Dimension betrifft *die soziale Beziehung zu signifikanten anderen Menschen*, wie z. B. Partnern, Eltern, Kindern oder Freund:innen, also zu Personen, die das Private wesentlich mitgestalten. Dieses private Beziehungssystem kann sogar bis zum Einschluss von Haustieren gehen, was mitunter ein Grund für Patienten:innen ist, nicht auf eine Palliativstation gehen oder in ein Hospiz einziehen zu wollen. Diese signifikanten anderen Menschen bilden die Unit of Care und sind für die ambulante Begleitung Sterbender besonders wichtig. Daher sind die Begleitung und Unterstützung dieser Personen fester Bestandteil der hospizlich-palliativen Arbeit. Ohne sie wird das Sterben zuhause nur schwer gelingen. Zudem muss geprüft werden, wie sie sich einbringen können bzw. möchten und welche Hilfe sie von professionellen Unterstützer:innen benötigen. Zu beachten ist, dass diese professionellen Unterstützer:innen, wie z. B. Pflegekräfte, oder Ehrenamtliche selbst ein Teil des Privaten werden, indem sie nach Hause kommen. Sie brauchen eine professionelle Zurückhaltung, damit sie das Private nicht dominieren und damit aufheben oder gar verletzen. Gleichzeitig benötigt es die Fähigkeit, eine kompetente und vorausschauende Versorgungssicherheit aufzubauen. Dies zeigt sich z. B. in der rechtzeitigen Absprache von Zielen und der Schulung und Anleitung von Angehörigen hinsichtlich Krisensituationen.

Weiterhin wird *die materielle Dimension*, die raum-zeitliche Anordnung von Dingen und damit zusammenhängende Praktiken, benannt. So wie die Dinge zuhause organisiert sind und der Alltag abläuft, ergibt es für die Bewohner:innen Sinn bzw. resultiert daraus eine für sie sinnvolle Ordnung ihrer Alltagswelt. Die von außen eingebrachten notwendigen Handlungen und medizinisch-pflegerischen Dinge sollten von den Betroffenen und der *Unit of Care* nicht als Störfaktor wahrgenommen werden. Wie im Zusammenhang mit dem Aspekt des Wohnens schon gezeigt, wirken Dinge und Personen auf die Atmosphäre ein und können diese so verändern, dass die positiven Aspekte des Zuhauses stark beeinträchtigt werden. Es soll keine Krankenhausatmosphäre Einzug halten. Im Idealfall werden Hilfsmittel von den Betroffenen selbst als hilfreich wahrgenommen und können somit in das Verständnis des Wohnens und des Privaten eingebunden werden. D.h., die Umwandlung von einem Lebens- zu einem Sterberaum findet gemeinsam mit den Patient:innen und den An- und Zugehörigen statt. Fehlt diese Umdeutung, kann es zu einer Störung des Privaten kommen. Nicht selten äußert sich dies mit erhöhter Ablehnung von notwendigen Hilfsmitteln. Besonders dann, wenn es den Betroffenen um den Erhalt der »heilen Welt« geht. Wird das »schöne Zuhause« bedroht, wird auch das »gute Sterben zuhause« infrage gestellt bzw. wandelt sich sogar zum »schlechten Sterben«. Gleiches gilt auch für die Rückwandlung von einem Sterbe- zu einem Lebensraum nach dem Tod, was an dem zweiten Beispiel zu Beginn des Textes deutlich wird.

Als dritte Dimension wird die *subjektive Selbsterfahrung* im Sinne des Erfahrens von Privatheit als Selbstbestimmung, Individualität und Authentizität genannt. Hier geht es darum, die Deutungshoheit über die eigene Situation zu behalten – z. B. Hoffnung zu haben und daher bestimmte Dinge als nicht notwendig anzusehen oder nicht besprechen zu müssen.[24] Interessant ist, dass die Mitarbeitenden der Hospiz- und Palliativversorgung als Vertreter:innen von Institutionen in das Zu-

---

24 Sellner-Pogány (2012) spricht hier von dem Auftrag »Begleite mein Leben zu Hause«. Das Sterben soll in der Planung der Versorgung keinen bzw. nur wenig Raum einnehmen. Pleschberger (2012) zeigt die verschiedenen Wünsche auf, die hinter dem Ausdruck »zu Hause sterben« stehen können. Darunter gehört u. U. auch, sich nicht mit dem Sterben auseinandersetzen zu müssen.

hause kommen, es also eine Vermischung von privatem und öffentlichen Raum gibt (Stadelbacher, 2020; Schneider, 2015; Gronemeyer & Heller, 2014).

Nur weil das Sterben im häuslichen Umfeld stattfindet, bedeutet dies nicht, dass es automatisch eine private Erfahrung ist. Man braucht dazu den Auftrag zur Unterstützung und die Mitwirkung der Patient:innen und der *Unit of Care* sowie die Bereitschaft und Erkenntnis, dass das Private in gewissen Rahmen neu definiert und gestaltet werden muss. Es bedarf aber vor allem auch einer sensiblen Haltung der ehrenamtlichen und professionellen Hospiz- und Palliativakteur:innen, von Pflegediensten und anderen Beteiligten gegenüber der Privatheit.

10.4 Veränderungen annehmen und mitgestalten – oder vom Bedürfnis, das Heile zu bewahren

Wenn man sich der Bedeutung des Zuhauses in seiner sozialen, materialen und symbolischen Ordnung durch die Aspekte Wohnen und Privatheit bewusst ist, wundert es nicht, dass kleinste Veränderungen des Zuhauses als tiefgreifender Eingriff empfunden werden können. Dabei spielt es keine Rolle, ob diese gut gemeint und rational nachvollziehbar sind. Sie sind ein Zeichen für den Verlust von Normalität und evtl. ein Vorbote für weitere Veränderungen, die noch anstehen werden. Schließlich geht es darum, Abschied vom bisherigen gewohnten Leben zu nehmen.

Schneider et al. (2014) konnten aufzeigen, dass die Versorgung im Rahmen einer spezialisierten ambulanten Palliativversorgung (SAPV) unter anderem dann von den Betroffenen als konflikthaft und weniger hilfreich empfunden wird, wenn die Privatheit nicht ausreichend geschützt wird. Das geschieht z. B., wenn vorhandene Versorgungsstrukturen und Expertenwissen der Angehörigen nicht wertgeschätzt werden und technische Hilfsmittel zu einer Befremdung der »eigenen vier Wände« führen. Der Befremdung des eigenen Zuhauses wird z. B. Vorschub geleistet, wenn eine Standardisierung von Abläufen in der privaten und individuellen Lebenswelt die Selbstbestimmung der Betroffenen tangiert, d. h. Normalität nicht weit möglichst erhalten und gefördert wird. Als Beispiele können hier strikt vorgegebene Termine von Seiten der Palliativkräfte oder Pflegedienste genannt werden, oder von den Betroffenen als »überstülpend« empfundene Maßnahmen, wie das Ausfüllen einer Patientenverfügung oder das für alle sichtbare Auslegen des Krisenplans. Aber auch technische Hilfsmittel, Medikamente (z. B. Schmerzpumpen, Infusionsmaterial) sowie vorgehaltene Verpackungen an Verbandsmaterialien, welche die Wohnung in ein klinisches Setting verwandeln, werden als störend empfunden. Es ist die Ausgestaltung der Kommunikation und Interaktion der beteiligten Personen, die nicht den gewohnten sozialen Mustern entspricht und so das Zuhause entfremdet. Die Betroffenen sehen sich zuhause als die Expert:innen der sozialen Beziehungen. Sie wissen, wie etwas abzulaufen hat, und fordern dies möglicherweise ein. Das ist z. B. daran erkennbar, dass Angehörige einen Kaffee zum Hausbesuch anbieten und sich somit nicht nur als Hilfeempfänger wahrnehmen, sondern auch etwas zurückgeben können, also Gastgeber sind.

Die Arbeit im ambulanten Setting ist eine aufsuchende Tätigkeit, welche sich von Wohnung zu Wohnung und von Personen zu Personen ändert und deshalb angepasste Herangehensweisen verlangt. Zwar ist das Palliative-Care-Konzept leitend, aber die Arbeit ist diffus, und es gibt kein starres Handlungsprogramm und keine klaren Rollenvorgaben für die ehrenamtlichen und professionellen Begleitenden. Das Arbeiten zuhause geht daher auch für Helfer:innen mit Unsicherheit einher (Stadelbacher, 2020). Kranke und sterbende Menschen sowie deren Zugehörige reagieren oftmals sehr sensibel auf Veränderungen. Es kann zu Anspannungen und Ängsten kommen. Daher sollten ihnen bekannte und vertraute Mitarbeitende, welche Wissen zu und um individuelle Lebensweisen haben, eingesetzt werden. Zudem macht es deutlich, dass der Blick für das Individuelle und Besondere am Lebensstil der Betroffenen bewusst erfasst und auch weitergegeben werden muss (psychosoziales Assessment und Biografiearbeit). Die Mitarbeitenden benötigen soziale und fachliche Kompetenz, durch die die verschiedenen Bedürfnisse erkannt werden und die ihnen hilft, diese Vielfalt und Komplexität offen anzugehen. Sie müssen in der Lage sein, eine aktive Interaktion und Kommunikation zu gestalten. Die Patient:innen und Zugehörigen sind hierbei als Expert:innen ihrer selbst anzuerkennen und aktiv in die evtl. notwendigen Veränderungen mit einzubeziehen. Je mehr die Personen selbst ihr Zuhause (um-)gestalten, umso höher ist die Akzeptanz und sinkt der Widerstand gegenüber Veränderungen, die für das Sterben zuhause nötig sein können. Es geht darum, dass die Betroffenen selbst den Sterbeort gestalten und die Deutungshoheit über ihre Lebenswelt behalten.

10.5 Behutsam Veränderungen anregen

Je mehr die Aussage der Patient:innen, zuhause sterben zu wollen, auch tatsächlich mit dem Bedürfnis einhergeht, dass der Tod in den »eigenen vier Wänden« geschehen darf, umso offener darf die Kommunikation über das Thema Sterben sein. So können Anpassung und Veränderung des Zuhauses mitgegangen werden. Dazu kommt, dass manchmal im häuslichen Umfeld die verschiedenen Wünsche und Bedürfnisse miteinander konkurrieren. So kann ein Pflegebett im Wohnzimmer für die Angehörigen beruhigend und stimmig wirken, denn sie können so leichter pflegen und fühlen sich auf die Herausforderung gut vorbereitet. Bei den Patient:innen kann der Anblick jedoch das Gefühl auslösen, der Krankheit zu erliegen und aufgegeben zu werden. Das Pflegebett, als untypisches Möbelstück, kann die besondere Atmosphäre des Zuhauses zerstören.[25] Es kann aber auch das Zuhause für

---

25 Uzarewicz (2016) beschreibt den Unterschied zwischen Bettruhe und der damit verbundenen Geborgenheit der Schlafstätte sowie der ihr zugeschriebenen therapeutischen und kraftspendenden Wirkung und der Bettlägerigkeit mit dem Bild des Zerfalls und des

die aktuelle Situation stabilisieren. Die Wahrnehmung diesbezüglich kann unterschiedlich sein. Hier kann nach Zwischenlösungen gesucht werden. Ein Toilettenstuhl kann bereits im Keller stehen, sodass er für den Notfall schon vorhanden, aber im Alltag nicht sichtbar ist.

Im professionellen Denken wird vorausgeplant. Den Fachpersonen ist bewusst, wie schnell eine Situation kippen kann. Dann sollte alles Notwendige vor Ort sein und im Idealfall schon ein Pflegedienst eingebunden sein, was die Unterstützung zuhause stabilisiert und eine Krankenhauseinweisung vermeidet. Im Vorfeld ist jedoch oft nicht klar, ob Bedarfsmedikamente, Hilfsmittel und andere Vorbereitungen nicht vielleicht unnötig sind. Dies sollte offen kommuniziert werden. Wenn keine Not in Verzug ist, sollten im Erstkontakt keine oder nur wenig Veränderungen angeregt werden, wenn dies nicht klar von den Betroffenen gewünscht und mitgegangen wird. Zunächst sollte eine Beziehung aufgebaut und den Personen zu verstehen gegeben werden, dass man zuhört und sie ernst nimmt. Hier werden wichtige Weichen für die weitere Arbeit gestellt. Durch das entwickelte Vertrauen können die Empfehlungen oft besser angenommen werden.

Unabdingbar ist eine klare Auftragsklärung. Dazu ist eine authentische Atmosphäre wichtig, in der die Bedürfnisse ausgesprochen und idealerweise ein oder mehrere Ziele formuliert werden können. Darf und soll zuhause gestorben werden? Geht es darum, nur so lange wie möglich zuhause zu bleiben und dann z. B. in ein Hospiz zu gehen? Welche Wünsche für das Lebensende bestehen? Von den Antworten hängt meist die Bereitschaft ab, Veränderungen mitzutragen. Vielleicht wird deutlich, dass es noch keinen klaren Auftrag gibt. Dies ist ebenfalls eine wichtige Information. Das Vermeiden von notwendigen Veränderungen der Wohnung und der Offenheit bezogen auf Hilfsmittel kann auch ein Zeichen dafür sein, dass das Sterben zwar nicht verleugnet wird, jedoch aktuell noch nicht im Vordergrund stehen soll.

Deutlich wird, wie wichtig im Palliativbereich der Aspekt der frühzeitigen Einbindung (early integration) ist, damit die Beratung noch vor der tatsächlichen Krise stattfinden kann. Nicht selten bestehen zu diesem Zeitpunkt noch keine klaren Vorstellungen von den erwünschten bzw. unterschiedlichen Erwartungen der Beteiligten. Sie benötigen meist erst Informationen zu den Möglichkeiten und den nächsten Schritten. Je mehr sie verstehen und selbst mitgestalten können, desto mehr schwindet der Widerstand bezüglich notwendiger Veränderungen.

Es hilft Prioritäten zu setzen. Die Maßnahmen, welche unabdingbar sind, um zuhause zu sterben, sollten erklärt und weiterverfolgt werden. Es ist ein Vorgehen in kleinen Schritten. Eine Reflexion der persönlichen Motivation oder Abwehr für oder gegen Veränderungen kann angeregt werden, indem man rückmeldet, dass die Abwehr nachvollziehbar ist. Wahlmöglichkeiten unterstützen das Gefühl, die Dinge selbst zu steuern (z. B. Standort des Pflegebetts) und im Griff zu haben. Dies kann gefördert werden, wenn die Betroffenen z. B. durch eine Schmerzpumpe erleben,

---

Siechtums. Das Krankenbett wird als Grab gesehen. Ziel wäre es, dass das Bett als Wohnstatt erlebt wird, durch das Lebenswille und Lebenslust vielleicht neu entstehen oder erhalten werden können, zumindest nicht vorzeitig erschwert, gefährdet oder gar verhindert werden.

wie ihre Autonomie wieder wächst, indem sie eigenständig die Dosis des Schmerzmittels über einen Bolus kontrollieren können oder durch Hilfsmittel wieder weniger Hilfe von außen benötigen.

Es ist hilfreich, gemeinsam mit Netzwerkpartnern auftreten zu können, die schnell und verlässlich reagieren. Hier können z. B. Sanitätshäuser genannt werden, die zügig Hilfsmittel liefern, oder Apotheken, die eine größere Auswahl an Medikamenten der Palliativversorgung auf Vorrat halten. Manche Hospizvereine können auf einen Pool an ehrenamtlichen oder bezahlten Sitzwachen zurückzugreifen, wenn sie mit einem gewissen Vorlauf eingebunden sind.

Hilfreich ist ein prozesshaftes, interdisziplinäres Denken und Herangehen. Manche Dinge brauchen ihre Zeit, damit Gedanken und Vorstellungen reifen können; Druck aufzubauen hilft kaum. Das Aushalten der Diskrepanz zwischen dem, was dringend sein sollte und was sein darf und sein kann, ist für die palliativ-hospizlichen Helfer:innen oft das Schwierigste. Eigene Grenzen und Nöte sollten anerkannt werden und die Helfer:innen sollten in der Lage sein, auch selbst Hilfe anzunehmen. Dies kann durch eine kollegiale Beratung im Team, in Supervisionen oder in Gesprächen mit Vorgesetzten geschehen. Gibt es Leitsätze oder Leitlinien, die klar vorgeben, unter welchen Bedingungen ein Versorgungsangebot aufrechterhalten wird oder wann der Dienst aussteigt? Gibt es eine Abstufung der Zielsetzung, wenn bestimmte Voraussetzungen nicht geschaffen werden? Aufträge und Erwartungen, denen sich eine Person oder ein Team verpflichtet fühlt, sind nicht immer identisch mit denen der Patient:innen und deren Familien. Evtl. muss man anerkennen, dass der Auftrag nicht umgesetzt und mitgetragen werden kann bzw. es zu Kompromissen kommen muss. Es ist wichtig, diese Einsicht dann an die Patient:innen weiterzugeben. Aus solchen offenen und authentischen Gesprächen können neue Möglichkeiten entstehen.

10.6 Überforderung in der Mitgestaltung der letzten Lebensphase zuhause

Die Veränderungen, die in der letzten Lebensphase auf die Betroffen »einprasseln«, sind nicht zu unterschätzen. Ihre Beziehungen müssen neu gefunden und gelebt werden und ihre Rollen sich neu entwickeln. Nicht selten brechen Konflikte auf. Sozialrechtliche Fragen zur Finanzierung der Versorgung müssen geklärt, Patientenverfügung und Vollmacht erstellt werden. Es kann nicht »einfach so« gestorben werden, sondern es wird erwartet, dass es organisiert wird, zumal wenn es im eigenen Zuhause stattfinden soll. Heller und Gronemeyer (2014) sprechen hier vom »Sterben als letztes Projekt«, Lob-Hüdepohl (2014) vom Schicksal zum »Machsal« bzw. »Gestaltsal«. Dazu braucht es aber in der Regel Personen, die unterstützen und für die Sterbenden da sind. Ein Pflegedienst und eine hausärztliche Versorgung allein sind meist nicht ausreichend. Überforderungen sind oft vorprogrammiert.

Fehlt es an den nötigen Unterstützer:innen und Ressourcen, kann das Zuhause auch zur Falle werden. Als Unterstützung können hier die verschiedenen ambulanten Angebote von der ehrenamtlichen Begleitung mit psychosozialer und pflegerischer Beratung bis hin zur spezialisierten ambulanten Palliativversorgung genannt werden. Damit das Projekt des Sterbens zuhause gelingen kann, braucht es einen sozialen Zusammenhalt. Dieser Aspekt macht deutlich, wie wichtig multiprofessionelle Angebote sind, die sich um den Zusammenhalt oder den Neuaufbau der Beziehungen sowie der Unterstützung der Helfer:innen vor Ort kümmern.

10.7 Zusammenfassung und Ausblick

Im Wesentlichen geht es darum, den Patient:innen und Angehörigen die Definitionshoheit und Gestaltungsmacht in ihren »eigenen vier Wänden« nicht abzusprechen und den Charakter des Zuhauses nur soweit zu verändern, wie es ihrer Vorstellung entspricht und sie es mitgehen können. Es bedarf eines sensiblen Umgangs mit der häuslichen Atmosphäre und dem Bewusstsein, diese beeinflussen zu können – positiv wie negativ. Es geht dabei immer um das Gestalten von Leben und das Vermeiden der Institutionalisierung des Zuhauses.

Professionelle Helfer:innen sollten sich der Qualität des Zuhauses bewusst sein. Es geht darum, Lösungswege zu suchen, die dem Bedürfnis nach Privatheit und Schutz des Zuhauses der Betroffenen und den von Seiten eines Fachdienstes als notwendig erachteten Maßnahmen gleichermaßen gerecht werden. Die Bedürfnisse der Betroffenen verdienen unsere Achtung. Deshalb sollten sie für uns in aller Regel bindend sein. Hier wird noch einmal deutlich, wie wichtig die Multiprofessionalität ist. Denn Seelsorge, Sozialarbeit und Ehrenamt erweitern durch ihre Zugänge und Rollen die Handlungsansätze der sonst eher pflegerisch und medizinisch ausgerichteten Vorgehensweise.

Welche Bedeutung wird das Zuhause für die nächsten Generationen haben, wenn es selbstverständlich geworden ist, aus beruflichen und privaten Gründen öfters umzuziehen? Was passiert, wenn es normal ist, seine Möbel in der alten Wohnung zurückzulassen und »einfach mal schnell« neue zu kaufen und damit einhergehend seine Wohnung und vielleicht auch sich selbst neu zu erfinden? Persönliche Dinge können heute in einem Tablet und Smartphone mit sich herumgetragen werden. Soziale Bindungen, auch wenn diese das Zuhause oft ausmachen, sind heute weniger verbindlich und verlässlich. Wie können diese fehlenden zwischenmenschlichen Beziehungen, die das Zuhause ausmachen und ein Sterben in der eigenen Wohnung unterstützen würden, kompensiert werden? Werden Konzepte der Caring Community hier ausreichen, vor allem wenn die unterstützende, professionelle Versorgung aufgrund des Fachkräftemangels nicht mehr im vollen Umfang zur Verfügung steht?

Die Palliativ- und Hospizarbeit wird sich in ihren Konzepten und Angeboten weiterentwickeln müssen und sollte dennoch ihre Orientierung an den Bedürfnissen der Betroffenen und deren Lebensqualität als Ziel behalten. Dazu braucht es auch eine gezielt geförderte Kompetenz der Mitarbeitenden zum Arbeiten im Privaten.

Literatur

Gronemeyer, R. & Heller, A. (2012). Zu Hause sterben? Über die Zukunft einer Illusion. In K. Wegleitner, K. Heimerl & A. Heller (Hrsg.), *Zu Hause sterben – der Tod hält sich nicht an Dienstpläne* (S. 464–473). der hospiz verlag.

Gronemeyer, R. & Heller, A. (2014). *In Ruhe sterben, was wir uns wünschen und was die moderne Medizin nicht leisten kann.* Pattlochverlag.

Haumann, W., Hildebrand, H., Klie, T. et al. (2019). Sterben zu Hause. Eine multimethodische Studie zu Einstellungen und Erfahrungen in der Bevölkerung und zur Versorgungswirklichkeit in Deutschland. *die hospiz zeitschrift*, 04/2019, 16–23.

Lob-Hüdepohl, A. (2014). Bedeutung und Bedrohung menschlichen Sterbens – Etische Erkundungen in schwierigem Terrain. *EthikJournal*, 2(22).

Pleschberger, S. (2012). Zu Hause sterben zwischen Wunsch und Wirklichkeit. In K. Wegleitner, K. Heimerl & A. Heller (Hrsg.), *Zu Hause sterben – der Tod hält sich nicht an Dienstpläne* (S. 106–118). der hospiz verlag.

Rössler, B. (2001). *Der Wert des Privaten.* Suhrkamp.

Schneider, W., Eichner, E., Thoms, U. et al. (2014). *Struktur- und Prozesseffekte der SAPV in Bayern – Evaluation/ Qualitätssicherung und (Aus-)Wirkungen der SAPV auf die AAPV (unter besonderer Berücksichtigung des ländlichen Raums).* https://www.pkv-stiftung.de/files/sapv_studie_2._ergebnisbericht_final_1.pdf

Schneider, W. (2015) *Sterben dort, wo man ›zuhause‹ ist – ein (W)Ort mit vielen Facetten.* Unveröffentlichtes Manuskript, Vortrag Schloss Fürstenried vom 11.03.2015.

Sellner-Pogány, T. (2012). Zu Hause sterben? – zu Hause leben! Zur Komplexität der Auftragsklärung in der Mobilen Palliativversorgung. In K. Wegleitner, K. Heimerl & A. Heller (Hrsg.), *Zu Hause sterben – der Tod hält sich nicht an Dienstpläne* (S. 134–143). der hospiz verlag.

Stadelbacher, S. & Schneider, W. (2019): Was es bedeutet, wenn man zu Hause stirbt – soziologische Überlegungen zu einem besonderen Ort des Sterbens. *die hospiz zeitschrift*, 04/2019, 11–15.

Stadelbacher, S. (2020). *Soziologie des Privaten in Zeiten fortgeschrittener Modernisierung. Eine Analyse am Beispiel des Sterbens zuhause.* Springer VS.

Uzarewicz, C. (2007). Atmosphären gestalten Pflege – oder umgekehrt? *Die Schwester Der Pfleger*, 01/2007, 55–57.

Uzarewicz, C. (2016). *Kopfkissenperspektiven, Fragmente zum Raumerleben in Krankenhäusern und Heimen.* Karl Alber.

11 Laienpflege durch Familie und Freunde – Herausforderungen und Chancen

Jessica Kauffmann

In diesem Kapitel stehen pflegende Laien im Mittelpunkt, deren Dasein und Wirken im Zuhause schwerkranker und sterbender Menschen eine ambulante Hospiz- und Palliativbetreuung häufig überhaupt erst möglich macht. Krankheit, Sterben und Tod fordern alle heraus – Betroffene und Begleitende gleichermaßen. Die folgenden Abschnitte beschreiben die Laienpflege, ihre Bedeutung für die Gesellschaft und für das Sterben zuhause. Darüber hinaus werden Licht und Schatten der sich verändernden Rollen und Beziehungen thematisiert und Unterstützungsmöglichkeiten für pflegende Laien aufgezeigt.

11.1 Laienpflege – Begriff und Bedeutung

In Abgrenzung zur professionellen Pflege wird die Laienpflege häufig auch als nichtberufliche oder informelle Pflege bezeichnet (Schwencke & Anton, 2020). Unter Laienpflege kann sowohl Selbst- als auch Fremdpflege verstanden werden, die entsprechend von der pflegebedürftigen Person selbst, von Angehörigen und Zugehörigen wie Nachbar:innen, Freund:innen oder anderen nahestehenden Personen erbracht wird (Herold, 2001). Die Pflege wird demnach von Menschen durchgeführt, die sie nicht als Beruf erlernt haben. Laienpflegende greifen vorwiegend auf ihr Erfahrungswissen und ihre Intuition zurück, wenn sie Pflegetätigkeiten ausüben (Schwencke & Anton, 2020). Bei der Thematik »Laie« versus »Profi« gilt es, die Aspekte Wissen und Status bzw. Rolle differenziert zu betrachten: Laienwissen kann in Teilbereichen um professionelles Wissen erweitert werden, indem Laienpflegende sich weitreichende Kenntnisse und Kompetenzen bzgl. der eigenen Erkrankung bzw. der des Zugehörigen aneignen. Hingegen lässt sich der Status »Laie« nicht durch den Zuerwerb von professionellem Wissen verändern. Dem »Profi« wird dieser Status aufgrund verschiedener Voraussetzungen anerkannt. Übt ein »Profi« die entsprechende Rolle aus, bleibt ihm der Status erhalten, selbst wenn die Qualität der Ausübung niedrig sein sollte. Erst durch eine offizielle Aberkennung kann ein »Profi« seinen Status verlieren.

Nach Herold (2001) ist das pflegerische Handeln von Laien häufig durch hohes Engagement und persönliche Beteiligung gekennzeichnet. Darüber hinaus sind ihnen die Gewohnheiten und das Umfeld der pflegebedürftigen Person in der Regel vertraut. Es sind Laienpflegende, die Veränderungen im Befinden oder im Gesundheitszustand oft als Erste bemerken. Ihr Aufgabenfeld in der häuslichen Pflege gestaltet sich vielfältig (Büker, 2021): Unterstützung bei grund- und behandlungspflegerischen Maßnahmen, Hilfe bei der Haushaltsführung, Begleitung bei Arzt- oder Therapiebesuchen, Informationsbeschaffung, Organisation von Hilfen, Ermöglichung von Teilhabe am sozialen Leben, emotionaler Rückhalt und unter Umständen sogar Beaufsichtigung, wenn diese aufgrund kognitiver Beeinträchtigung notwendig ist. Im Rahmen des Pflegegeldes der Pflegeversicherung können Pflegebedürftige (zwischen Pflegegrad II und V) an ihre Laienpflegepersonen eine finanzielle Anerkennung weitergeben, sofern diese die häusliche Pflege sicherstellen (BMG, 2023).

Um die große Bedeutung der Laienpflege für die Gesellschaft und im Besonderen für das Gesundheits- und Sozialsystem zu verstehen, genügt ein Blick in die aktuelle Pflegestatistik: Nach Daten des statistischen Bundesamtes (Destatis, 2022) galten Ende 2021 knapp 5,0 Millionen Menschen als pflegebedürftig gemäß des 2017 erweiterten Pflegebedürftigkeitsbegriffs im Sozialgesetzbuch (SGB) XI. Während Bewohner:innen in Pflegeheimen nur rund ein Sechstel (16 % bzw. 0,79 Millionen) aller pflegebedürftigen Menschen ausmachten, wurden hingegen etwa fünf von sechs (84 % bzw. 4,2 Millionen) Pflegebedürftigen zuhause betreut (Destatis, 2022). Davon erhielten rund 2,55 Millionen ausschließlich Pflegegeld (Pflegegrad II–V), was bedeutet, dass die Pflege zuhause weitgehend durch Angehörige – aber ohne professionellen Pflegedienst – erbracht wurde (Destatis, 2022).

Darüber hinaus belegen die Zahlen von Destatis (2022), dass eine teilweise oder vollständige Unterstützung durch ambulante Pflege- und Betreuungsdienste von mehr als einer Million Pflegebedürftigen in Anspruch genommen wird, während gut eine halbe Million Pflegebedürftige mit Pflegegrad I zuhause ohne professionelle Pflege und Betreuung bzw. mit ausschließlich landesrechtlichen Leistungen versorgt sind. Bei dieser Gruppe ist ebenfalls von einer teilweisen Unterstützung durch An- und Zugehörige auszugehen. Vor dem Hintergrund, dass häusliche Pflege häufig von mehreren Personen ausgeübt wird, belief sich deren Zahl nach den Ergebnissen des Deutschen Alterssurveys (DEAS) im Jahr 2020 auf etwa 4,8 Millionen zumeist weiblicher Laienpflegenden, von denen etwa 2,5 Millionen erwerbstätig waren (Ehrlich et al., 2022).

Dementsprechend lässt sich Folgendes konstatieren: Deutschlands größten Pflegedienst bilden Laien. Sie tragen damit maßgeblich zur Aufrechterhaltung des Pflegesystems und nicht zuletzt zu einer würdevollen Betreuung pflegebedürftiger Menschen hierzulande bei.

11.2 Laienpflege in der ambulanten Hospiz- und Palliativversorgung

Jeder zweite möchte zuhause sterben, davon wünschen knapp 80 %, dass sich jemand – möglichst aus der Familie, gefolgt von Freund:innen und Nachbar:innen – um sie kümmert (DHPV, 2022).

Für die ambulante Hospiz- und Palliativversorgung stellt die Laienpflege eine tragende Säule dar, die in den allermeisten Fällen ein »Sterben zuhause« erst realisierbar macht. Schließlich sind die Mitarbeitenden von ambulanten Hospiz- und Palliativdiensten überwiegend beratend tätig und aufgrund der räumlichen Distanz zu ihren Patient:innen besonders stark auf Kooperationen in deren Umfeld angewiesen (Schneider et al., 2015). Pleschberger und Wosko (2017) halten ein Sterben in der Häuslichkeit ohne eine aktive Unterstützung von An- oder Zugehörigen für kaum möglich.

Laienpflegende:r einer palliativ erkrankten Person zu sein, bringt neben der anspruchsvollen Sorgearbeit zusätzlich noch weitere Herausforderungen mit sich, da es um die Pflege eines Menschen geht, dessen Lebenszeit aller Voraussicht nach sehr begrenzt ist. Diese existenzielle Situation über Wochen, Monate oder gar Jahre mit auszuhalten und zu begleiten, ist erfahrungsgemäß eine vielschichtige Aufgabe. Besonders herausfordernd kann die häusliche Versorgungssituation in instabilen Phasen oder in der Sterbephase der terminalen Erkrankung sein, in der wechselnde, teils schwer zu lindernde Beschwerden wie Schmerzen, Atemnot oder Unruhezustände auftreten können und eine Versorgung rund um die Uhr nötig machen, die dem pflegenden Laien selbst kaum Erholung lässt (Albrecht et al., 2021). Ferner sollte im Vorfeld geklärt sein, ob (pflegende) Lebenspartner:innen die gemeinsame Wohnung weiter bewohnen wollen, wenn ein Mensch dort verstorben ist. Diese Klärung ist essenziell, weil eventuell negative Auswirkungen des Sterbens auf die weitere Wohn- und Lebenssituation häufig verdrängt werden.

Gleichwohl gibt es gute Gründe, die für eine Versorgung zuhause sprechen – sowohl für den Betroffenen selbst als auch für die Laienpflegenden: Der Wunsch, zuhause zu sterben, ist auch der Wunsch, im Geborgenheit und Normalität vermittelnden Umfeld zu bleiben. In der Häuslichkeit kann zumeist besser auf die Gewohnheiten und Eigenheiten der zu pflegenden Person Rücksicht genommen werden. Der Alltag erfolgt zuhause stärker im eigenen Rhythmus, im Gegensatz zum Takt einer Einrichtung, der weniger Zeit und Möglichkeiten zu Verfügung stehen, um auf individuelle Wünsche einzugehen. Darüber hinaus können die dem Pflegebedürftigen nahestehenden Laienpflegepersonen möglicherweise den gemeinsam gegangenen Weg, ihr Dasein und Dabeisein, als kostbar und hilfreich für ihren Abschied und ihre Trauer empfinden (Albrecht et al., 2021). Manche pflegenden Laien beschreiben auch ein persönliches Wachsen an ihrer übernommenen Sorgearbeit, die Ressourcen für ein gestärktes Selbstwertgefühl und Sinnerleben beinhalten kann (Carlander et al., 2011).

11.3 »Es hat sich einfach so ergeben!« – Motive pflegender Laien

Gesellschaftlich betrachtet, wird die Übernahme der Pflege durch Laien immer noch weitgehend als Selbstverständlichkeit angesehen (Büker, 2021). Mit Blick auf die Motive der Laienpflegenden lassen sich diese als multifaktoriell bezeichnen: Ein zentrales Motiv ist die Liebe im Sinne von emotionaler Verbundenheit und dem Wunsch, etwas zurückgeben zu wollen (Bestmann et al., 2014). Daneben spielen aber auch Pflichtgefühl, religiöse Überzeugungen und pragmatische Gründe wie regionale Nähe eine Rolle (Bestmann et al., 2014; Rothgang & Müller, 2018). Nicht zuletzt liegen weitere Motive in äußeren Umständen wie den Kosten der professionellen Versorgung oder dem Wunsch der pflegebedürftigen Person nachzukommen. Schließlich zeigen die Untersuchungsergebnisse im »Barmer Pflegereport 2018 – Pflegende Angehörige an der Grenze der Belastbarkeit«, dass die Mehrheit (56 %) der pflegebedürftigen Menschen es ablehnt, von jemand anderem als einer an- oder zugehörigen Person gepflegt zu werden (Rothgang & Müller, 2018).

Den Entschluss zu pflegen, treffen die wenigsten Laienpflegenden bewusst (Büker, 2021). Insbesondere bei chronischen Krankheitsverläufen ist es häufig ein schleichender Prozess, wenn die fortschreitende Pflegebedürftigkeit mehr und mehr Unterstützung und Betreuung durch Dritte notwendig macht. Doch auch bei einem plötzlich entstandenen Hilfebedarf durch ein akutes Erkrankungsgeschehen fällen An- und Zugehörige angesichts der sich überschlagenden Ereignisse oftmals keine bewusste Entscheidung für die Laienpflegetätigkeit, was sich nach Büker (2021) zu einem belastenden Aspekt entwickeln kann.

Die Relevanz einer autonomen Entscheidung und Motivation zur Pflegeübernahme heben ebenso Dombestein et al. (2020) hervor, die diese als bedeutenden Faktor für das Wohlbefinden Laienpflegender ausmachen konnten. Oftmals werde unterschätzt, welche tiefgreifenden Lebensveränderungen sich durch die häusliche Pflege im Leben von pflegenden An- und Zugehörigen vollziehen (Dombestein et al., 2020).

11.4 Wer bin ich (noch)? – Herausforderung veränderter Rollen

»Wer bin ich (noch)?« Diese Frage mag sich manch pflegender Laie immer wieder stellen angesichts der Rollenvielfalt, die er den Umständen geschuldet einnimmt. Albrecht et al. (2021) sprechen von einer »Mehrfachfunktion« (S. 517), in der sich die Gruppe der Laienpflegenden insgesamt wiederfindet: Für die Erkrankten stellen sie häufig eine sehr vertraute und nahestehende Person dar, sie sind als (Haupt-) Pflegeperson ein wesentlicher Bestandteil des Betreuungsteams und zwangsläufig ebenso Mitbetroffene und Trauernde in einer existenziellen Krisensituation. Ihr Leben ist vom Verlust einer nahestehenden Person bedroht, was antizipierte Probleme wie das Alleinsein, sowie finanzielle oder materielle Fragen mit sich bringt (Wennman-Larsen & Tishelman, 2002). Entsprechend ist nicht nur die gegenwärtige Pflegesituation, sondern auch das zukünftige Weiterleben nach dem Versterben Teil der Lebensrealität. So ist es wenig verwunderlich, dass aus dieser komplexen Konstellation eine große Gefahr der Überlastung resultieren kann, die Konflikte begünstigt.

Duggleby et al. (2010) beschreiben die Veränderung des Rollen- und Beziehungsgefüges innerhalb der Familie als zentralen Übergangsprozess in der palliativen Begleitung zuhause. Insbesondere bei der Partner:innenpflege kann eine neu erworbene Rolle wie die der Laienpflegeperson das Beziehungsgefüge elementar verändern, schließlich wird die bislang etablierte Rollenverteilung aus dem Gleichgewicht gebracht. Verantwortlichkeiten, Aufgaben und Zuständigkeiten werden neu, meist ungleich, verteilt und entsprechen unter Umständen nicht mehr ihren bisherigen Rollen (Schönberger & Kardorff, 2013, S. 14). Die damit verbundene Unsicherheit kann zu Verhaltensweisen führen, deren Extreme zwischen Überbehütung der oder des Erkrankten auf der einen und Verleugnung der Diagnose auf der anderen Seite liegen (Baider & Bengel, 2001). Partnerschaftliche Konflikte, die bislang unter der Oberfläche geblieben waren, kommen angesichts chronischer Belastung meistens deutlich erkennbar zutage (Heinrichs & Zimmermann, 2008). Zudem können sich Grenzen von Privatheit, Autonomie und Selbstbestimmung stark verschieben, je abhängiger die erkrankten Personen von der Unterstützung ihrer Partner:innen in Pflege und Betreuung werden (Carlander et al., 2011).

Leben Laienpflegende und die pflegebedürftigen Personen in einer gemeinsamen Wohnung, verändert sich auch ein zentraler Raum ihrer Beziehung. Mit zunehmendem Fortschreiten der Erkrankung werden mehr Hilfsmittel und medizinisches Material benötigt, was die Wohnumgebung verändert (Kreyer & Pleschberger, 2014). Manche pflegenden Laien erleben dann, dass ihr »Rückzugsort Wohnung« nicht mehr der ist, der er einmal war. Zudem werden Distanzierungsmöglichkeiten rar, weil sich der Bewegungsradius der erkrankten Person immer stärker einschränkt, sie die Wohnung nicht mehr verlässt und sich die Betreuung und damit die Präsenz intensivieren. Angesichts der vielschichtigen Entwicklungen sind umfassende Neudefinitionen einzelner Rollen sowie Austarierungsprozesse notwendig und machen eine offene Kommunikation erforderlich, die jedoch auf Seiten des palliativ erkrankten Menschen durch den Krankheitsprogress, entsprechende Medikation und den mentalen und physischen Abbau bereits (stark) erschwert sein kann (Duggleby et al., 2010). Darüber hinaus finden sich Beschreibungen, dass bestimmte Themen, die von den eigenen Gefühlen und Ängsten vor der Zeit nach dem Tod handeln, mit der oder dem schwer erkrankten Partner:in nicht mehr geteilt werden können (Wennman-Larsen & Tishelman, 2002). Trotz räumlicher Nähe können Gefühle von Einsamkeit und Entfremdung auftauchen.

Laienpflegende neigen dazu, ihre eigenen Ansprüche an das Leben zu vernachlässigen, was teils weitreichende Folgen für ihre psychische und physische Gesundheit, das soziale Leben und die finanzielle Sicherheit hat (Janson et al., 2022).

Büker (2021) differenziert in zeitliche, gesundheitliche, emotionale, soziale und finanzielle Belastungsfaktoren und betont, dass Laienpflegende keine homogene Gruppe sind, sondern sich vielmehr in ihren Unterstützungsbedürfnissen und in der empfundenen Belastung durch die Pflege teils stark voneinander unterscheiden. Einfluss nehmen hierbei u. a. die Art der Erkrankung und die damit einhergehenden körperlichen und geistigen Beeinträchtigungen des Pflegebedürftigen, Umfang, Dauer und Phase der Pflegesituation, die Lebenssituation (Berufstätigkeit oder nachberufliche Phase) und der Gesundheitszustand des oder der Pflegenden (Büker, 2021). Ferner spielen Alter, Geschlecht, Bildungsgrad, Herkunft, sozioökonomischer Status und Gesundheitszustand des oder der Laienpflegenden sowie das Verwandtschaftsverhältnis und seine räumliche Entfernung zum oder zur Pflegebedürftigen eine Rolle in der Charakterisierung pflegender Laien (Büker, 2021).

Inwieweit trotz der vielfältigen Belastungen und Adaptationserfordernisse eine positive Bewältigung gelingen und die häusliche Pflege als Bereicherung gesehen werden kann, hängt laut Mischke (2012) von verschiedenen individuellen Ressourcen und Fähigkeiten ab. Von Bedeutung sind dabei u. a. die soziale und professionelle Unterstützung, Persönlichkeitsmerkmale wie eine optimistische, positive Lebenseinstellung, eigene Handlungskompetenzen, Zeit für sich selbst zu haben, eine pflegegerechte Wohnsituation, finanzielle Mittel, das Gefühl, gute Pflegearbeit zu leisten und Wertschätzung zu erhalten (Mischke, 2012). Welcher Art die positiven Auswirkungen sind, die sich für Laienpflegende durch die Pflegetätigkeit ergeben, berichten Pendergrass et al. (2023): So werden die Erfahrung, für sich genauer zu wissen, was im Leben wichtig ist, ein verbessertes Zeitmanagement, der Zuwachs von Reife und Geduld sowie eine positivere Lebenseinstellung als Benefits empfunden. Die erlebten Zugewinne werden dabei unabhängig von der Belastung und der Dauer der Pflege erlebt, so die Studienautor:innen (Pendergrass et al., 2023).

Angesichts der häuslichen Palliativsituation ringen pflegende Laien um »Normalität in einer instabilen Situation« (S. 314), so beschreiben Kreyer und Pleschberger (2014) das zentrale Ergebnis ihrer Metasynthese qualitativer Studien zum Selbstmanagement von Familien eines Menschen mit palliativer Krebserkrankung. Die Familien versuchen so gut es geht, sich den dynamischen Veränderungen, die mit dem Fortschreiten der Erkrankung einhergehen, anzupassen und Stabilität und Kontrolle wiederzuerlangen, indem sie verschiedene Handlungs- und Bewältigungsstrategien anwenden (Kreyer & Pleschberger, 2014). Kreyer und Pleschberger (2014) konnten sechs Selbstmanagementstrategien identifizieren, die von Familien in der palliativen Begleitung zuhause flexibel und mehrdimensional zum Einsatz kommen, um – im Sinne eines gelingenden, hospizlich-palliativen »guten Sterbens zuhause« förderliche – Normalität zu erhalten bzw. wieder herzustellen: Anerkennung der Situation (d. h., die Realität der lebensbegrenzenden Erkrankung zu begreifen und die Einsicht, das Leben entsprechend zu gestalten), Rekonstruktion des Alltags (d. h., den Lebensalltag dem Rhythmus der Erkrankung anzupassen), Aufrechterhaltung der Balance familiärer Beziehungen (z. B. Neuverteilung von Aufgaben und Rollen), Übernahme von Verantwortung (z. B. in Pflege und Betreuung je nach Abhängigkeitsgrad der Erkrankten), Nutzung sozialer Unterstützung und der Erwerb von Kompetenzen für die pflegerische Betreuung (d. h., Entlastung sowie Erwerb von Pflegefähigkeiten/Wissen als Ressourcen im Alltag) (Kreyer & Pleschberger, 2014).

Unheilbar krank zu sein bringt eine neue Lebenswirklichkeit mit sich, die den zeitlichen Horizont für Betroffene, aber auch für die An- und Zugehörigen einschneidend verändert. Umso wichtiger ist es, als professionelle Helfende sich dieser Strategien bewusst zu sein, um sowohl Rollendynamiken in Familien besser zu verstehen als auch Selbstmanagementaktivitäten pflegender Laien zu fördern.

11.5 Mögliche Konflikte mit professioneller Unterstützung

Nach Herold (2001, S.60) »[…] ist die Kooperation zwischen professioneller Pflege und Laienpflege von allergrößter Bedeutung«, um möglichst optimale Pflegeergebnisse als sich ergänzendes Gesamtpflegesystem zu erreichen. Diese Aussage ist auch auf die Zusammenarbeit zwischen ambulanten Hospiz- und Palliativdiensten und pflegenden Laien übertragbar, da sie gleichermaßen auf Kooperation angewiesen sind.

Wie in den vorigen Abschnitten erwähnt, wird die Diagnosestellung einer schweren, lebenslimitierenden Erkrankung als erster einschneidender Bruch wahrgenommen, der die Familie regelrecht erschüttert (Kreyer & Pleschberger, 2014). Jede weitere Verschlechterung fordert die mühevoll rekonstruierte Normalität aufs Neue heraus (Kreyer & Pleschberger, 2014). Insbesondere wenn der Diagnose keine lange Krankheitsphase vorausging, wissen viele An- und Zugehörige zunächst nicht, wie sie sich dem Erkrankten gegenüber verhalten sollen, was sich in Überfürsorglichkeit, Schonung und Kontrolle, aber auch in Bagatellisierung und Verleugnung äußern kann (Baider & Bengel, 2001).

Vor diesem Hintergrund ist es wenig verwunderlich, dass es für Laienpflegende eine große Hürde darstellen kann, eine Begleitung durch einen ambulanten Hospiz- oder Palliativdienst anzufragen oder sich darauf einzulassen, weil andere Fachdienste (z. B. Kliniken, Haus- oder Fachärzt:innen, ambulante Pflegedienste) entsprechende Kontakte gebahnt haben. Die einen empfinden Mitarbeitende eines ambulanten Hospiz- oder Palliativdienstes zunächst als Bedrohung, da diese das Thema »Tod und Sterben« quasi »mit in die Wohnung tragen«. Die telefonische Bitte bei der Terminvereinbarung, die Mitarbeitenden mögen doch »inkognito« kommen, äußern meist Lebenspartner:innen mit der Begründung, sie wollen den Betroffenen schonen, weil dieser entweder von der Schwere der Erkrankung nichts wisse oder weitere Informationen nicht verkraften könne. Neben persönlicher Überforderung können sich hinter diesem eher ablehnenden Verhalten auch schlechte Vorerfahrungen verbergen, die Familien im Kontext der Diagnose und Behandlung gemacht haben. Bei anderen Laienpflegenden hingegen, deren Anpassung an die neue Situation bereits weiter vorangeschritten ist, lassen die erleichterten Blicke beim Öffnen der Wohnungstür schon erahnen, dass eine zusätzliche Unterstützung und Beratung sehr willkommen sind.

Was die häusliche Palliativsituation potenziell konfliktträchtig macht, ist, dass manchmal unter Zeitdruck Entscheidungen getroffen werden müssen, die in die Privatheit anderer (teils massiv) eingreifen. Dies ist besonders dann der Fall, wenn ambulante Hospiz- und Palliativdienste im Zeitverlauf viel zu spät mit in die Versorgung einbezogen werden und einerseits Kommunikation und Vertrauensaufbau zu kurz kommen sowie andererseits Zeit für die Laienpflegeperson, sich auf Veränderungen einstellen zu können, schlicht nicht vorhanden ist.

Professionelle und Laienpflegende verfolgen zwar beide das Ziel, dass die erkrankte Person möglichst zuhause versterben kann, haben aber aufgrund ihrer unterschiedlichen Rollen andere Perspektiven: Während An- und Zugehörige um Normalität bemüht sind und diese möglichst lange erhalten wollen, fokussieren sich Fachpersonen stärker auf Veränderungen und wie sie auf diese schnellstmöglich reagieren können. So mag es auf pflegende Laien manchmal überfordernd und übergriffig wirken, wenn Palliativfachpersonen vorausschauend »nächste Schritte« einleiten wollen, die sie selbst noch nicht für nötig erachten und – verständlicherweise – auch nicht sehen wollen. Umgekehrt fühlen sich Mitarbeitende unter Druck, wenn sie durch – aus ihrer Sicht – »vorhersehbare« Krisen zu extrem kurzfristigem Handeln gezwungen sind oder gar Dynamiken nicht mehr stoppen können, die zu unerwünschten Ereignissen, wie vermeidbaren Klinikeinweisungen, führen.

11.6 Was brauchen pflegende Laien? – Unterstützungsmöglichkeiten

Ein wichtiges Charakteristikum des Versorgungskonzeptes Palliative Care ist der ganzheitliche Anspruch, der sowohl die Bedürfnisse des unheilbar erkrankten und sterbenden Menschen als auch die seines Umfeldes berücksichtigt. Diese bilden die sog. »unit of care« (WHO, 1990), die es zu unterstützen gilt, um gute Voraussetzungen zu schaffen, damit eine Versorgung zuhause bis zuletzt gelingen kann. Untersuchungen zeigen, dass sich die Betreuung durch nahestehende Menschen positiv auf die Lebensqualität des erkrankten Menschen auswirkt, besonders dann, wenn sich die Pflegepersonen gut unterstützt fühlen (Hudson & Payne, 2011).

Die Zusammenarbeit mit professionellen Diensten wird dann als besonders hilfreich gesehen, wenn diese im Kontakt als verlässlich und vertrauenswürdig erlebt werden (Milberg & Strang, 2011). Klare Zuständigkeiten und Absprachen zwischen verschiedenen professionellen Diensten und eine Versorgungskontinuität werden ebenfalls positiv bewertet (Duggleby et al., 2010). Zudem bedarf es offener Kommunikation sowie einer respektvollen und empathischen Haltung seitens der Palliativfachpersonen, um einen Raum zu schaffen, in dem auch Fragen und Anliegen der pflegenden Laien besprochen werden können (Milberg & Strang, 2011). Daneben wird es als hilfreich erlebt, wenn Emotionen ausgedrückt werden dürfen (Milberg & Strang, 2011). Gerade im Hinblick auf die bereits beschriebene Rollenvielfalt pflegender Laien ist es essenziell, dass professionelle Dienste diese Rollen bewusst wahrnehmen und entsprechend thematisieren.

Damit eine praktische Umsetzung gelingen kann, bieten sich interprofessionelle Hausbesuche an, bei denen sich die Palliativfachpersonen zeitweise zwischen dem erkrankten Menschen und den Laienpflegenden aufteilen und sich ihnen separat zuwenden können: »Jetzt haben wir viel über Ihre:n Angehörige:n gesprochen. Wie geht es eigentlich Ihnen?« oder »Mein Eindruck ist, dass Sie hier tolle Arbeit leisten und das noch neben Ihrer Berufstätigkeit. Wie kommen Sie denn damit zurecht?« oder »Was brauchen Sie, um die nächsten Tage gut bewältigen zu können?« Die damit verbundene Botschaft »Ich sehe Dich« oder anders gesagt, das Erkennen und Anerkennen der Begleitenden sind vielleicht die am meisten unterschätzten Aufgaben, die (nicht nur) Palliativfachpersonen im Kontext der An- und Zugehörigenbetreuung leisten können. Da die Palliativsituation unausweichlich mit einer Abwärtsentwicklung verbunden ist, die eine fortlaufende Anpassung an teils rasche Veränderungen erfordert, ist es notwendig und sinnvoll, neben gegenwärtigen Anliegen auch zukünftige Entwicklungen einfühlsam anzusprechen, um die Beteiligten besser vorzubereiten.

Dabei sollten sich die Themen keinesfalls nur auf medizinisch-pflegerische oder erkrankungsbezogene Aspekte beschränken, sondern auch psychologische, soziale und spirituelle Aspekte miteinbeziehen.

Erfahrungen aus der praktischen Arbeit zeigen, dass Betroffene häufig ihre Anliegen gezielt an die entsprechende Profession adressieren: So wird Gesundheitsberufen eher von den körperlichen Symptomen berichtet, während Mitarbeitende psychosozialer Berufsgruppen häufiger von zwischenmenschlichen Problemen oder finanziellen Belastungen erfahren. Erst im Zusammentragen der Informationen entsteht ein umfassendes Bild, was deutlich macht, wie wertvoll und wichtig eine interprofessionelle Zusammenarbeit im Team und zwischen den Personen und Dienstleistenden in der Betreuung von Menschen in existenziellen Situationen ist.

11.6.1 Kommunikation mit Angehörigen – das Projekt KOMMA

Wie bereits erwähnt, stellt die Kommunikation ein zentrales Thema in der Angehörigenarbeit der häuslichen Hospiz- und Palliativversorgung dar – insbesondere dann, wenn diese in die Pflege und Betreuung der oder des Erkrankten eingebunden sind. Um den Anliegen der Angehörigen mehr Beachtung zu schenken, wurde im Zeitraum von 2016–2019 das transdisziplinäre Projekt KOMMA (Akronym für »Kommunikation mit Angehörigen«) durchgeführt, gefördert von der Stiftung Wohlfahrtspflege NRW im Rahmen der Initiative »Pflege inklusiv« (Pleschberger & Kreyer, 2018). Es handelt sich um eine Kooperation der Hospizbewegung Düren – Jülich e. V. mit den Wissenschaftspartnern Gesundheit Österreich Forschungs- und Planungs GmbH in Wien (GÖ FP) und der Privaten Universität für Gesundheitswissenschaften, medizinische Informatik und Technik, Hall in Tirol (UMIT) (Pleschberger & Kreyer, 2018). Praxispartner waren drei Dienste im Bereich der Hospiz- und Palliativversorgung in NRW (Pleschberger & Kreyer, 2018). Im Zentrum des dreijährigen Modellprojekts stand, den KOMMA-Ansatz für die deutsche ambulante Hospiz- und Palliativversorgung durch Anpassung, Erprobung und Evaluierung nutzbar zu machen (Kreyer & Pleschberger, 2024). Der Ansatz besteht aus einem Assessmentinstrument, dem KOMMA-Einschätzungsbogen, und einem fünfschrittigen Prozessablauf. In diesem Abschnitt findet der Begriff »Angehörige« Verwendung, da dieser von Pleschberger und Kreyer (2018) in ihrer Untersuchung eingesetzt wurde. Pflegende Laien (mit oder ohne unmittelbare verwandtschaftliche Beziehung) werden unter diesem Terminus hier mitgedacht.

Für KOMMA wurde ein von Ewing und Grande (2013) in England entwickeltes, evidenzbasiertes Selbsteinschätzungsinstrument »The Carer Support Needs Assessment Tool« (CSNAT) ins Deutsche übersetzt und validiert (Kreyer et al., 2020). Es eignet sich dafür, die Bedürfnisse von Angehörigen in der häuslichen Palliativversorgung systematisch zu erheben und diese auch im Zeitverlauf abzubilden (Ewing et al., 2013). Mithilfe von 14 Fragen schätzen Angehörige ihren Unterstützungsbedarf in Bezug auf die Pflege der erkrankten Person (z. B. zur Symptomkontrolle oder zum Umgang mit Hilfsmitteln), aber auch ihre persönlichen Bedürfnisse (z. B. gesundheitliche oder spirituelle Aspekte) ein (Kreyer & Pleschberger, 2018). Die Selbsteinschätzung bildet dann die Grundlage für ein Gespräch mit einer qualifizierten Fachperson, in dem die Angehörigen ihren Unterstützungsbedarf formulieren und sich gemeinsam konkrete Entlastungsmöglichkeiten überlegen (Ewing & Grande, 2013). Folglich ist das CSNAT weniger ein Instrument als vielmehr ein nutzerorientierter Ansatz, in dem es um die Stärkung (Empowerment) von Angehörigen geht (Pleschberger & Kreyer, 2018). Anwender:innen bedürfen einer Schulung, die eigens dafür entwickelt und erprobt wurde.

Mit dem Projekt KOMMA konnte gezeigt werden, dass die systematische Erfassung der Bedürfnisse pflegender Angehöriger dazu beiträgt, deren Belastungen signifikant zu reduzieren und sie dadurch zu stärken (Aoun et al., 2015; Lund et al, 2020). Für Palliativpflegepersonen stellt KOMMA einen praxisorientierten Ansatz dar, um die Angehörigenarbeit stärker zu systematisieren und sich individuell – d. h. auf den jeweiligen Einzelfall bezogen – an den Fähigkeiten und Ressourcen der jeweiligen Laienpflegenden zu orientieren (Kreyer & Pleschberger, 2024).

11.6.2 Konkrete Hilfen für Laienpflegende

Pflegenden Laien von schwerstkranken und sterbenden Menschen stehen verschiedene Hilfe- und Unterstützungsangebote zur Verfügung. Sie reichen von Informationen über individuelle pflegerische, finanzielle oder emotionale Beratungen und Schulungen bis hin zu konkreten Entlastungsangeboten. Eine Auswahl dieser Hilfen wird im Folgenden kurz beleuchtet.

Aktuelle Broschüren zu Pflegethemen vom Bundesgesundheitsministerium (BGM)

Auf der Homepage des Gesundheitsministeriums finden sich unter der Rubrik »Publikationen« aktuelle Broschüren zu verschiedenen Gesundheitsthemen. Dort gibt es u. a. einen »Ratgeber Pflege – Alles, was Sie zum Thema Pflege wissen sollten« sowie einen »Ratgeber Demenz – Informationen für die häusliche Pflege von Menschen mit Demenz« und eine Broschüre »Pflegeleistungen zum Nachschlagen«. Diese sind bestellbar oder stehen zum kostenlosen Download zur Verfügung.[26]

»DIE PFLEGETIPPS – Palliative Care«: ein Ratgeber der Deutschen PalliativStiftung

Diese Broschüre bietet konkrete und praxisbezogene Informationen in der palliativen Versorgung und Pflege für Laienpflegepersonen. Sie steht außerdem in mehreren Sprachen (u. a. Polnisch, Türkisch, Arabisch, Tschechisch, Spanisch, Portugiesisch, Italienisch, Slowakisch, Serbisch, Kroatisch, Englisch, Rumänisch, Ukrainisch, Thailändisch, Vietnamesisch) zur Verfügung und ist bestellbar oder zum kostenlosen Download erhältlich.[27]

Das »Pflegetelefon« des Bundesministeriums für Familien, Senioren, Frauen und Jugend (BMFSFJ)

Vor über zehn Jahren wurde das Pflegetelefon als kostenfreies Angebot für pflegende Angehörige ins Leben gerufen. Die Expert:innen des Pflegetelefons beraten anonym und vertraulich zu Fragen rund um die Pflegeorganisation, geben konkrete Hilfestellung und informieren zu weiteren Beratungs-, Hilfs- und Entlastungsangeboten in der Umgebung der Ratsuchenden. Darüber hinaus können sich Pflegebedürftige und pflegende Angehörige auch in belastenden und kritischen Situationen direkt an die Beratung wenden.

Das Pflegetelefon ist von Montag bis Donnerstag zwischen 9:00 Uhr und 16:00 Uhr unter der Rufnummer 030 20179131 und per E-Mail an info@wege-zur-pflege.de zu erreichen.[28]

---

26 www.bundesgesundheitsministerium.de/service/publikationen/pflege.html (zuletzt abgerufen am 04.12.2024)
27 https://palliativstiftung.com/images/downloads/pflegetipps_deutsch_17_auflage_web_2022_lesezeichen.pdf (zuletzt abgerufen am 04.12.2024)
28 www.wege-zur-pflege.de

Selbsthilfegruppen

Mit Menschen in den Austausch zu kommen, die in einer ähnlichen Situation sind wie man selbst, kann als sehr hilfreich und stärkend empfunden werden. Die Nationale Kontakt- und Informationsstelle zur Anregung und Unterstützung von Selbsthilfegruppen (NAKOS) der Deutschen Arbeitsgemeinschaft Selbsthilfegruppen e. V. (DAG SHG) bietet u. a. Informationen zur Gründung und Arbeitsweise von Selbsthilfegruppen sowie zu den Angeboten von örtlichen Selbsthilfekontaktstellen.[29]

»Letzte-Hilfe-Kurse«

Analog zu sog. »Erste-Hilfe-Kursen« werden in »Letzte-Hilfe-Kursen«[30] Grundlagen der Sterbebegleitung für interessierte Bürger:innen vermittelt. In vier Unterrichtsstunden werden neben Basiswissen zur humanen Hilfe und Mitmenschlichkeit in schwierigen Situationen am Lebensende auch einfache Handgriffe gezeigt.

Ambulante Hospizdienste

Zu allen Fragen rund um die häusliche Betreuung schwerkranker und sterbender Menschen beraten Mitarbeitende in ambulanten Hospizdiensten niederschwellig und leisten wertvolle Netzwerkarbeit, um eine tragfähige Versorgung aufzubauen. Außerdem bilden sie ehrenamtliche Hospizbegleiter:innen aus, deren Dasein praktische und emotionale Unterstützung ermöglicht, sodass (pflegende) An- und Zugehörige stundenweise entlastet sind.

Aktuelle Adressen zu über 3.200 bundesweiten Angeboten und Einrichtungen finden Sie im »Wegweiser Hospiz- und Palliativversorgung in Deutschland«.[31] Die Inhalte und Kontakte stehen in mehreren Sprachen zu Verfügung.

Literatur

Albrecht, E., Bausewein, C., Joist, T. et al. (2021). Betreuungsorte und organisatorische Aspekte. In C. Bausewein, S. Roller, & R. Voltz (Hrsg.), *Leitfaden Palliative Care. Palliativmedizin und Hospizbegleitung.* 7. Auflage (S. 503–551). Urban & Fischer.

---

29 www.nakos.de
30 www.letztehilfe.info
31 www.wegweiser-hospiz-palliativmedizin.de

Aoun, S. M., Grande, G., Howting, D. et al. (2015). The impact of the carer support needs assessment tool (CSNAT) in community palliative care using a stepped wedge cluster trial. *PloS one, 10*(4).

Baider, L., & Bengel, J. (2001). Cancer and the spouse: gender-related differences in dealing with health care and illness. *Crit Rev Oncol Hematol, 40*(2), 115–123.

Bestmann, B., Wüstholz, E., & Verheyen, F. (2014). *Pflegen: Belastung und sozialer Zusammenhalt. Eine Befragung zur Situation von pflegenden Angehörigen.* WINEG Wissen 04. Techniker Krankenkasse.

BMG/Bundesministeriums für Gesundheit. (2023). *Ratgeber Pflege. Alles, was Sie zum Thema Pflege wissen sollten. Stand: Januar 2023.* www.bundesgesundheitsministerium.de/fileadmin/user_upload/148x210_BMG_Ratgeber_Pflege_2301_RZ_BF.pdf

Büker, C. (2021). *Pflegende Angehörige stärken. Information, Schulung und Beratung als Aufgaben der professionellen Pflege.* 3., erweiterte und überarbeitete Auflage. Kohlhammer.

Carlander, I., Sahlberg-Blom, E., Hellström, I. et al. (2011). The modified self: family caregivers' experiences of caring for a dying family member at home. *Journal of Clinical Nursing, 20*(7/8), 1097–1105.

DESTATIS – Statistisches Bundesamt. (2022). *Pflegestatistik. Pflege im Rahmen der Pflegeversicherung. Deutschlandergebnisse.* www.destatis.de/DE/Themen/Gesellschaft-mwelt/Gesundheit/Pflege/Publikationen/Downloads-Pflege/pflege-deutschlandergebnisse-5224001219005.xlsx?__blob=publicationFile

Deutscher Hospiz- und PalliativVerband (DHPV). (2022). *Sterben in Deutschland – Wissen und Einstellungen zum Sterben.* www.dhpv.de/files/public/Presse/2022_BevBefragung_2022_Ergebnisse_lang.pdf

Dombestein, H., Norheim, A., & Lunde Husebø, A. M. (2020). Understanding informal caregivers' motivation from the perspective of self-determination theory: an integrative review. *Scandinavian Journal of Caring Science, 34*, 267–279.

Duggleby, W. D., Penz, K. L., Goodridge, D. M. et al. (2010). The transition experience of rural older persons with advanced cancer and their families: a grounded theory study. *BMC Palliative Care, 9*, 5.

Ehrlich, U., Kelle, N., & Bünning, M. (2022). *Pflege und Erwerbsarbeit: Was ändert sich für Frauen und Männer in der Corona-Pandemie?* www.dza.de/fileadmin/dza/Dokumente/DZA_Aktuell/DZA-Aktuell_02_2022_Pflege-und-Erwerbsarbeit.pdf

Ewing, G., & Grande, G. (2013). Development of a Carer Support Needs Assessment Tool (CSNAT) for end-of-life care practice at home: a qualitative study. *Palliative medicine, 27*(3), 244–256.

Ewing, G., Brundle, C., Payne, S. et al. (2013). The Carer Support Needs Assessment Tool (CSNAT) for use in palliative and end-of-life care at home: a validation study. *Journal of pain and symptom management, 46*(3), 395–405.

Herold, E. E. (2001). Theoretische und methodische Grundlagen für die ambulante Pflege. In M. H. Brunen & E. E. Herold (Hrsg.), *Ambulante Pflege. Die Pflege gesunder und kranker Menschen. Band 1: Grundlagen – Pflegeanleitung, Pflegeberatung, Pflegeprozess, Kommunikative Methoden – Ganzheitliche, integrative Pflege.* (2., überarbeitete und ergänzte Auflage) (S. 58–207). Schlütersche.

Heinrichs, N., & Zimmermann, T. (2008). *Seite an Seite – eine gynäkologische Krebserkrankung in der Partnerschaft gemeinsam bewältigen. Ein Ratgeber für Paare.* Hogrefe.

Hudson, P. & Payne, S. (2011). Family caregivers and palliative care: current status and agenda for the future. *Journal of Palliative Medicine, 14*(7), 864–869.

Janson, P., Willeke, K., Zaibert, L. et al. (2022). Mortality, morbidity and health-related outcomes in informal caregivers compared to non-caregivers: a systematic review. *IJERPH, 19*(10), 5864.

Kreyer, C., & Pleschberger, S. (2024). Implementierung des KOMMA-Ansatzes zur Unterstützung von Angehörigen in der häuslichen Palliativversorgung. *Pflege, 37*(6), 329–337.

Kreyer C., Bükki J., & Pleschberger S. (2020). Development of a German version of the Carer Support Needs Assessment Tool (CSNAT) – the process of translation and cultural adaptation. *Palliative & Supportive Care, 18*(2), 193–198.

Kreyer, C., & Pleschberger, S. (2018). KOMMA – ein nutzerorientierter Ansatz zur Unterstützung von Angehörigen in der häuslichen Hospiz- und Palliativversorgung. *Zeitschrift für Palliativmedizin*, *19*(6), 299–304.

Kreyer C., & Pleschberger S. (2014). »Um Normalität in einer instabilen Situation ringen«. Selbstmanagementstrategien von Familien in der Palliative Care zu Hause – eine Metasynthese. *Pflege*, *27*(5), 307–324.

Lund, L., Ross, L., Petersen, M. A. et al. (2020). Effect of the Carer Support Needs Assessment Tool intervention (CSNAT-I) in the Danish specialised palliative care setting: a stepped-wedge cluster randomised controlled trial. *BMJ Supportive & Palliative Care*, *28*.

Milberg, A., & Strang, P. (2011). Protection against perceptions of powerlessness and helplessness during palliative care: the family members' perspective. *Palliative Support Care*, *9*(3), 251–262.

Mischke, C. (2012). *Ressourcen von pflegenden Angehörigen. Entwicklung und Testung eines Assessmentinstruments.* HpsMedia.

Pendergrass, A., Weiß, S., Rohleder, N. et al. (2023). Validation of the Benefits of Being a Caregiver Scale (BBCS) – further development of an independent characteristic of informal caregiving. *BMC Geriatr*, *23*, 26.

Pleschberger, S., & Kreyer, C. (2018). *Angehörigenarbeit in der häuslichen Hospiz- und Palliativversorgung.* Pflege Professionell, *17*, 59–63.

Pleschberger S., & Wosko, P. (2017). From neighbour to carer: An exploratory study on the role of non-kin-carers in end-of-life care at home for older people living alone. *Palliative Medicine*, *31*(6), 559–565.

Rothgang, H. & Müller, R. (2018). *Pflegereport 2018. Schriftenreihe zur Gesundheitsanalyse Bd. 12* (Barmer). https://www.barmer.de/resource/blob/1028518/9186b971babc3f80267fc329d65f8e5e/barmer-pflegereport-2018-band-12-data.pdf

Schneider, W., Eichner, E., Thoms, U. et al. (2015). Zur Praxis von SAPV in Bayern: Wirksamkeit, Struktur-/Prozesseffekte und ländliche Versorgung. *Gesundheitswesen*, *77*, 219–224.

Schönberger, C., & Kardorff, E. (2004). *Mit dem kranken Partner leben: Anforderungen, Belastungen und Leistungen von Angehörigen Krebskranker* (Soziologische Fallstudien). Leske +Budrich.

Schwencke, S., & Anton, W. (2020). Grundlagen des Pflegeberufs. Professionelle Pflege. In Thieme (Hrsg.), *I care Pflege* (2., überarbeitete Auflage) (S. 20–33). Georg Thieme.

Wennman-Larsen, A., & Tishelman, C. (2002). Advanced home care for cancer patients at the end of life: a qualitative study of hopes and expectations of family caregivers. *Scandinavian Journal of Caring Sciences*, *16*(3), 240–247.

World Health Organization (WHO). (1990). *Cancer pain relief in palliative care. Report of a WHO Expert Committee.* World Health Organization.

12 Zum Handeln befähigen – ein Krisenplan für »erwartbar Unerwartetes«

Gregor Sattelberger

Die Möglichkeiten, dass schwerstkranke Menschen zuhause sterben können, haben sich in den letzten Jahren durch den Ausbau der Hospiz- und Palliativversorgung deutlich verbessert; auch dann, wenn die Wahrscheinlichkeit belastender Symptome hoch ist. Dazu kommen unterstützende Instrumente und Konzepte wie Advanced Care Planing (ACP)/Gesundheitliche Vorausplanung. Aktuell sind diese jedoch noch nicht ausreichend im ambulanten Sektor etabliert und stehen den Betroffenen daher noch nicht flächendeckend zur Verfügung.

Ein Krisenplan[32] kann die Umsetzung der Ergebnisse des ACP-Prozesses unterstützen. Er kann aber auch für sich allein ein wirkungsvolles Hilfsmittel darstellen. Er erscheint sinnvoll, wenn aufgrund einer Erkrankung oder eines generellen, altersbedingten Abbauprozesses mit Verschlechterung des Gesundheitszustandes bzw. mit Krisen zu rechnen ist und der oder die Betroffene nicht mehr ins Krankenhaus gebracht werden will oder soll.

Die Erstellung setzt Fachwissen und Erfahrung der beratenden Fachpersonen voraus sowie eine interprofessionelle Zusammenarbeit. Gerade in der Allgemeinen Palliativversorgung, also bei Menschen, bei denen es keine Rufbereitschaftsnummer und damit 24-Stunden-Erreichbarkeit gibt, ist der Krisenplan sehr wertvoll. Im folgenden Text wird eine Form beschrieben, die sich seit über 25 Jahren im ambulanten Bereich der allgemeinen ambulanten Palliativversorgung bewährt hat.

Jeder Mensch kann für sich oder als Betreuer:in bzw. bevollmächtigte Person für den oder die Betreute:n einen Krisenplan erstellen lassen. Hilfreich und sinnvoll ist es, sich durch Fachpersonen beraten zu lassen, wie z. B. von Hausärzt:innen, Hospizdiensten, SAPV-Teams oder Kliniken (z. B. mit Palliativmedizinischem Dienst). Ist der Wille der Patient:innen nicht mehr zu erfragen, ist der mutmaßliche Wille zu eruieren.

---

32 In manchen Broschüren wird von einer »Patientenverfügung für schwere Erkrankung« gesprochen, die vergleichbar zu einem Krisenplan sein kann (https://www.justiz.bayern.de/media/pdf/broschueren/vorsorge_f%C3%BCr_unfall__krankheit_und_alter_21._auflage_stand_januar_2023_br.pdf) (zuletzt abgerufen am 21. 12. 2023). Es gibt Städte, in denen der Palliativausweis (https://netzwerk-palliativmedizin-essen.de/patienteninfo/essener-palliativausweis/) (zuletzt abgerufen am 21. 12. 20223) eingeführt werden soll. Dieser zeigt zwar den behandelnden Ärzt:innen auf, welche Behandlung indiziert sein kann, hilft dem System vor Ort aber wenig, die schwierige Situation zu meistern.

12.1 Fallbeispiel Frau S. (77 Jahre)

Es ist Freitagabend. Die Tochter von Frau S. bemerkt, dass ihre Mutter schwer atmet und unruhig ist. Sie weiß, dass ihre Mutter durch den fortgeschrittenen Brusttumor mit Lungen- und Lebermetastasen bald sterben wird. In den letzten Tagen gab es viele gemeinsame Gespräche mit der Hausärztin und den Mitarbeiter:innen des ambulanten Hospizdienstes, wodurch sich Mutter und Tochter für die letzte Lebensphase gut vorbereitet fühlen. Als Symptome auftreten, verabreicht die Tochter, wie im Krisenplan beschrieben, die Medikation in der angeordneten Dosierung. Nach 30 Minuten bessern sich die Symptome, jedoch ist die Mutter nicht mehr ansprechbar. Sie stöhnt leicht. Verunsichert verständigt die Tochter den Bereitschaftsarzt. Aufgrund des vorliegenden Krisenplans kann sich dieser einen schnellen Überblick verschaffen. Von einer Einweisung der Mutter in ein Krankenhaus wird abgesehen. Sie darf zuhause sterben. Für den Fall, dass ihre Mutter die lindernden Medikamente nicht mehr schlucken kann, sollen diese in Form von Zäpfchen oder als Injektion unter die Haut gegeben werden. Die Hausärztin hat diese bereits im Vorfeld rezeptiert und sie kommen nun zum Einsatz. Die Tochter wurde dazu bereits von den Mitarbeiter:innen des Hospizdienstes angeleitet und geschult. Frau S. verstirbt in der Nacht ruhig und friedlich im Beisein ihrer Tochter und der drei Enkel.

12.2 Die Entscheidung für ein palliatives Vorgehen – Das Therapieziel ändern

Von einem »Notfall« spricht man, wenn eine unvorhersehbare oder bedrohliche Situation eintritt, die einer unmittelbaren Reaktion bedarf, wie z. B. ein Herzstillstand. In einer solchen Situation ist rasches Handeln geboten, das in der Regel nach festgelegten Standards erfolgt. Bei fortgeschrittener, schwerer und unheilbarer Krankheit müssen übliche standardisierte und notfallbezogene Reaktionsmuster jedoch kritisch hinterfragt werden, da sie meistens für die Betroffenen keinen Vorteil mehr ergeben. Anstelle der Lebensverlängerung stehen hier häufig andere Bedürfnisse und Wünsche im Vordergrund, etwa Krankenhauseinweisungen zu vermeiden, zuhause bleiben zu dürfen und dort eine rasche und effektive Symptomtherapie zu erhalten. Bei Palliativpatient:innen sind krankheitsbedingte Komplikationen häufig vorhersehbar (Alt-Epping & Nauck, 2009). Es handelt sich dabei um »Krisen« wie Atemnot, Schmerzen, Rasselatmung oder Verwirrtheit und Unruhe, die eine Änderung des Therapiezieles mit entsprechenden Handlungsvorgaben erfordern.[33]

---

[33] Vertiefend hierzu ▶ Kapitel 19. Sterbephase der erweiterten S3-Leitlinie Palliativmedizin für Patient:innen mit einer nicht heilbaren Krebserkrankung (DKG et al., 2020).

Sowohl diese möglicherweise eintretenden Krisen wie auch die dann erforderlichen Handlungsschritte sollten bereits im Vorfeld mit allen Beteiligten ausführlich besprochen, beraten und letztendlich im Sinne der Schwerstkranken und Sterbenden im Krisenplan klar formuliert und schriftlich festgelegt werden.

Die Änderungen des Therapieziels und damit der Sichtweise aller ist für einen palliativen Krisenplan entscheidend, d. h. die Abkehr vom heilenden (kurativen) Ziel hin zum lindernden (palliativen) Ansatz. Dann stehen nicht mehr die Lebensverlängerung und -erhaltung an erster Stelle, sondern das Lindern von physischem und psychischem, sozialem und spirituellem Leid.

12.3 Was ist für das Erstellen eines Krisenplans förderlich?

Je deutlicher der Wunsch, zuhause sterben zu können, geäußert und je überzeugter er von allen Beteiligten auch emotional mitgetragen wird, desto klarer kann die Kommunikation im Beratungsprozess stattfinden. Zu bedenken ist auch die Verfügbarkeit von personellen Ressourcen des Umfelds und beteiligter Dienste sowie deren Organisationsgrad/Angebot, Vernetzung und Zusammenspiel. Es gibt günstige Merkmale der begleitenden Personen wie z. B. bereits positiv erlebte Pflegeerfahrungen[34] und Sterbeprozesse in der eigenen Biografie oder ausgeprägte soziale und kulturelle Faktoren, die die Handlungsfähigkeit positiv fördern (Haumann et al., 2019). Im Sinne des palliativen Gedankens müssen Schwerstkranke und Sterbende, die zuhause bleiben möchten, eine Bedarfsmedikation für auftretende Krisen vorrätig haben. Dazu braucht es Hausärzt:innen, die dies mittragen und rezeptieren. Diese Medikation kann z. B. von Angehörigen verabreicht werden, wenn die Betroffenen selbst dazu nicht in der Lage sind. Dabei ist es wichtig, die pflegenden Angehörigen dafür sorgfältig anzuleiten. Je nach Art der Erkrankung sind verschiedene Krisen vorhersehbar, die jedoch nicht immer eintreten müssen (▶ Tab. 12.1). Es ist sinnvoll diese Krisen mitzudenken, auch wenn nicht von Anfang an gesagt werden kann, ob sie auftreten werden. Manche Krisen (z. B. Atemnot) können schon früh im Verlauf einer palliativen Begleitung, auch mehrmals, auftreten, andere eher in der unmittelbaren Sterbephase. Es bedarf einer Atmosphäre, in der eine offene und vertrauensvolle Kommunikation möglich ist und diese Situationen angesprochen werden dürfen.

---

34 So trauen sich etwa zwei Drittel der Menschen, die bereits Pflegeerfahrungen gesammelt haben, eine Versorgung bis zum Tod zu. Bei Menschen, die keine Pflegeerfahrungen haben, sind es nur 35 % (Haumann et al., 2019).

12.4 Die Ziele eines Krisenplans

Es geht darum, die Bedürfnisse und Wünsche der Schwerstkranken und Sterbenden zu hören und herauszuarbeiten. Durch frühzeitige Gespräche und angemessene Informationen können Angst, Unsicherheit und Stress der Beteiligten reduziert bzw. vermieden werden.[35] Der Krisenplan soll klare Handlungsschritte vorgeben (Wer muss was wann womit wie tun?) und durch wiederholtes, gemeinsames Besprechen und Üben Handlungssicherheit geben. Not und Leiden sollen rasch gelindert und nicht gewollte oder unnötige Krankenhauseinweisungen vermieden werden. Nicht zuletzt soll für alle Beteiligten eine ethische und rechtliche Sicherheit geschaffen werden.

Krisenpläne sind dann sinnvoll und effektiv, wenn die Beteiligten im Vorfeld ihre Sorgen und Ängste, aber auch ihre Bedenken und Zweifel offen äußern können und ein gemeinsamer Prozess der Entscheidungsfindung stattfindet. Dadurch kann ein gemeinsames Ziel entstehen und eine Haltung entwickelt werden, die in der Stresssituation ein geordnetes Handeln ermöglicht. Es ist also nicht nur der fertige Plan wichtig, sondern vor allem soll der Beratungsprozess seine Wirkung für die Versorgungspraxis entfalten. Entsprechend ermöglicht es der Prozess, nach Wünschen, Zielen, Ängsten und Ressourcen zu fragen. Im Gespräch können Berater:innen, aber auch Betroffene Feedback geben und bekommen. Das gemeinsame Abwägen und Erarbeiten, zum Schluss auf Papier festgehalten, schafft Verbindlichkeit. Die aufgeführten Maßnahmen im Krisenplan ermöglichen es, ein gezieltes Handeln einzuüben und zu überprüfen (z. B. das Aufziehen eines Medikamentes, das Vorhandensein der aufgeführten Bedarfsmedikation). Insgesamt handelt es sich um einen komplexen Prozess, der Beraten, Informieren, Begleiten sowie das Vermitteln und Schulen von Handgriffen beinhaltet. Gelingt dieses Vorgehen kann es zu einer deutlichen emotionalen Unterstützung und Entlastung aller Beteiligten kommen.

Das Erstellen eines Krisenplans führt zu einer Auseinandersetzung mit dem Thema Sterben zuhause. Es ist bereits ein großer Schritt erfolgt, wenn das Therapieziel hinterfragt wird und die Personen den Entschluss gefasst haben, das Sterben in der Wohnung zuzulassen und mitzugehen, oder aber auch zu erkennen, dass dies nicht bzw. nur bis zu einem gewissen Punkt leistbar und umsetzbar ist. Der Krisenplan kann unterschiedliche Aufgaben haben, von »nur« eine Entscheidung – für Notärzt:innen – festhalten bis hin zur komplexen Umsetzung mit Handlungsanweisungen und Schulung des Umfelds.

---

35 Vertiefend hierzu ▶ Kapitel 6. Kommunikation der Erweiterten S3-Leitlinie Palliativmedizin für Patienten mit einer nicht heilbaren Krebserkrankung (DKG et al., 2020).

12.5 Was ist bei der Erstellung eines Krisenplans wichtig?

Neben Patient:innen und den unmittelbaren An- und Zugehörigen sollten alle an der Versorgung Beteiligten einbezogen werden (Hausärzt:innen, Pflegedienste, Hausnotruf). Im Idealfall wird bereits im Entlassungsbrief der Klink auf das Ziel hingewiesen, dass der oder die Patient:in möglichst zuhause bleiben und auch sterben will. Der Brief kann dem Krisenplan dann, zusammen mit der Patientenverfügung und Vollmacht, angehängt und die Stelle farblich markiert werden. Der Krisenplan muss übersichtlich gestaltet sein und kann z.B. wie folgt gegliedert werden:

- Daten zu Betroffenen (Namen, Geburtsdatum, Wohnort)
- Diagnosen und Krankheitsgeschichte, um schnell ein prägnantes Bild des oder der Patient:in zu bekommen
- aktuelle Situationsbeschreibung, wie z.B.
  - In den letzten drei Wochen hat sich der Allgemeinzustand stark verschlechtert. Frau X hat kaum noch Interesse an ihrem Umfeld und zieht sich zunehmend zurück. Sie isst und trinkt nur noch sehr wenig.
  - Die Familie hat sich entschieden, Herrn X zuhause zu betreuen und keine weiteren Klinikeinweisungen mehr anzustreben, da diese in der Vergangenheit keine Verbesserung der Situation gebracht haben.
  - Aufgrund der zunehmenden Verschlechterung des Allgemeinzustands und der fehlenden Indikation für weitere Therapien haben sich die Patientin und ihre Familie durch einen Hospizdienst beraten lassen.
- Mögliche Ziele
  - keine Reanimation
  - keine Intensivtherapie
  - keine Intubation und künstliche Beatmung
  - keine weiteren Krankenhauseinweisungen
  - keine Antibiose
  - keine Flüssigkeitszufuhr und künstliche Ernährung
  - rein palliative Versorgung zuhause, ggf. durch Hospizverein und SAPV-Team
- geplante Maßnahmen und Bedarfsmedikation/Notfallplan (▶ Tab. 12.1)
- Unterschriften des oder der Patient:in, von Bevollmächtigten (am besten mit Kopie der Vollmacht im Anhang), Hausärzt:in und/oder SAPV-Ärzt:in, beratenden Personen

Bereitschafts- oder Notfallärzt:innen können sich auf diese Weise schnell einen Überblick verschaffen. Der Krisenplan sollte sichtbar und für alle Beteiligten zugänglich hinterlegt sein. Alle Beteiligten (z.B. auch der Anbieter des Hausnotrufsystems) sollten über den Krisenplan informiert sein.

Tab. 12.1: Formulierungsbeispiele bei ausgewählten Krisen

Mögliche Krisen	Beispiel für mögliche Handlungsempfehlungen/ Formulierungen
Schmerzen Atemnot epileptische Anfälle Übelkeit/Erbrechen Delir	entsprechende Bedarfsmedikation zum jeweiligen Symptom nach ärztlicher Absprache und Anordnung (DKG et al. 2020); z. B. • Bei Atemnot können alle 4–6 Stunden zwei Tropfen Morphinlösung 2 % oral verabreicht werden. Sollte nach 30 Minuten keine Besserung eintreten, dürfen jeweils nochmals zwei Tropfen zusätzlich gegeben werden.
Blutung	• Bei einer starken Blutung soll eine Sedierung stattfinden, falls Herr X den Zustand nicht aushalten kann. Dazu können 5 mg Midazolam (z. B. Buccolam®) nasal verabreicht werden. Bei Bedarf kann dies nach 10 Minuten wiederholt werden. • Zum Aufnehmen des Blutes liegen dunkle Handtücher bereit.
Rasselatmung	• Einstellung jeglicher künstlichen Ernährung und Flüssigkeitsgabe, wenn dies nicht schon geschehen ist.
komatöse Zustände/sich verschlechternde Vigilanz (verbunden mit der Sorge, Essen und Trinken sowie Medikamente nicht mehr eingeben zu können)	• Herr X bekommt Essen und Flüssigkeit angeboten und Unterstützung bei der Einnahme, falls dies nötig ist. Kann er diese nicht mehr zu sich nehmen, ist dies als natürlicher Prozess anzusehen. • Infusionen, außer bei palliativmedizinischer Indikation zur Beschwerdelinderung, sollen nicht gegeben werden. Dafür wird eine palliative Mundpflege durchgeführt. • Kann Herr X seine Medikamente nicht mehr schlucken, bekommt er 5 mg Morphin s. c. alle sechs Stunden. Alle anderen Medikamente werden abgesetzt.
psychische Krisen, Angst und Unruhe	entsprechende Bedarfsmedikation zum jeweiligen Symptom nach ärztlicher Absprache und Anordnung; Absprachen im Versorgungssystem wie z. B. • Bei nächtlicher Unruhe kann die Enkelin Frau Y unter 0179… angerufen werden. Außerdem kann versucht werden, über den Hospizdienst unter der Telefonnummer 0176… eine Sitzwache zu bekommen.
Versorgung von weiteren Zugehörigen (Kindern, dementen Angehörigen)	• Zur Versorgung der beiden Kinder kann Frau G. unter 0176… angerufen werden. • Im Flur stehen die gepackten Koffer der Kinder mit allen nötigen Dingen für vier Tage.
Belastung von Angehörigen	Informationen zu stabilisierenden Personen, die informiert und bereit sind zu unterstützen (z. B. Nachbarn); Telefonnummern von Kriseninterventionsteams oder psychosozialen Diensten vor Ort
bei unvorhersehbaren Situationen wie Platzwunden und Stürzen	• adäquate Versorgung von Stürzen und Platzwunden, um Schmerzen zu vermeiden; jedoch keine Mitnahme ins Krankenhaus

Tab. 12.1: Formulierungsbeispiele bei ausgewählten Krisen – Fortsetzung

Mögliche Krisen	Beispiel für mögliche Handlungsempfehlungen/ Formulierungen
	• Versuch der Symptomstabilisierung durch den Bereitschaftsdienst bis zum nächsten Tag und Weiterbetreuung durch den Hausarzt Dr. A.
Fieber	• Bei Fieber können alle sechs Stunden jeweils 1 g Paracetamol-Zäpfchen gegeben werden. • Eine Behandlung eines Infekts mit Antibiose soll nur zur Symptomlinderung stattfinden und nur, solange diese oral möglich ist.

12.6 Grenzen beim Umgang mit Krisen

Viele Situationen können durch eine vorausschauende Planung zuhause gemeistert werden. Allerdings kann auch die beste Planung nicht immer in allen Situationen greifen, da unerwartete Krisen eintreten oder geplante Maßnahmen nicht zum Ziel führen. Es kann vorkommen, dass Symptome nur unzureichend gelindert werden und dass Familie und Freunde aufgrund von Überbelastung oder eigener Erkrankung nicht mehr zur Verfügung stehen. Für derart komplexe Situationen benötigt man Alternativen, auf die bei Bedarf zurückgegriffen werden kann. Wenn Angehörige und Freunde selbst erkrankt sind oder nicht mehr die Kraft für die Pflege und Begleitung haben, sollte zusätzlich ein Pflegedienst eingeschaltet werden. Besteht schon Kontakt zu einem Pflegedienst, kann der bisherige Umfang der Versorgung vielleicht kurzfristig intensiviert werden. Es ist sinnvoll, diese Notwendigkeit schon im Vorfeld mit dem Pflegedienst zu besprechen. Zusätzlich gibt es die Möglichkeit, über Hospizvereine ehrenamtliche Helfer anzufragen, die – je nach Angebot der verschiedenen Vereine – auch akut stundenweise oder nachts die Angehörigen unterstützen und entlasten können.

Im Beratungsprozess wird evtl. ersichtlich, dass das Sterben zuhause – zumindest bis zum Schluss – nicht umsetzbar ist. Es gibt Ängste und Sorgen, die begründet sind und auch durch umsichtige Planung nicht genommen werden können (z. B. das Auftreten starker Blutungen). Es gibt Angehörige, die mit der entsprechenden Schulung und der zunehmenden Erfahrung im Verlauf über sich hinauswachsen und zunehmend an Kompetenz gewinnen. Besteht die Angst jedoch vor einer bestimmten Krise, welche nicht erlebt werden mag, muss die Beratung Alternativen aufzeigen. Es kann sein, dass die Angehörigen die Wohnung nicht als Sterbeort erleben wollen. Auch soziale Besonderheiten, wie ein Suchtverhalten oder psychische Erkrankungen und Gewalt im nahen Umfeld, können sich als erschwerende Rahmenbedingungen herausstellen. Ist eine Überforderung zu erkennen, die auch durch beste Beratung nicht abgemildert werden kann, sollte das Sterben zuhause überdacht werden, vor allem wenn nötige Unterstützungssysteme wie z. B. SAPV, Hausärzt:innen und Pflegedienste fehlen.

Sollten Symptome zuhause nicht zufriedenstellend beherrschbar sein und keine Zeit bleiben, in Ruhe nach möglichen Alternativen zu suchen, kann die Einweisung in ein Krankenhaus zunächst eine gute Lösung sein. Krisenplan, Patientenverfügung, Vollmacht und Arztbriefe sollten als Kopien mitgegeben und auf den Wunsch nach palliativer Versorgung hingewiesen werden.

Folgende Fragen können im Rahmen der Erstellung eines Krisenplans hilfreich sein:

- Wo gibt es Einrichtungen, die alternativ die Versorgung übernehmen? Welche Aufnahmekriterien gibt es? Zu welchen Zeiten nehmen sie auf? Auch am Wochenende?
- Gibt es in der Region weitere hilfreiche Angebote, wie z. B. Hospizdienste und SAPV-Teams?
- Gibt es das Angebot von sozialpsychiatrischen Diensten oder Kriseninterventionsteams, welche in Krisensituationen häusliche Unterstützung leisten können?
- Unternimmt der oder die Hausärzt:in Hausbesuche? Kann er oder sie sich vorstellen, sterbende Patient:innen in Notfällen auch am Wochenende oder nachts aufzusuchen? Gibt es von diesem oder dieser eine Telefonnummer und wann ist er oder sie erreichbar?
- Gibt es Personen im Umfeld, die sich bereit erklären, bei Bedarf zu unterstützen?

12.7 Über das Sterben hinausdenken

Nicht zuletzt sollte auch die Situation nach dem Versterben besprochen werden. Diese Informationen sind jedoch kein Teil des Krisenplans. Kenntnisse über die Leichenschau bzw. das Ausstellen des Totenscheins nehmen in der Regel unbegründete Ängste. Hierzu können folgende Fragen bzw. Informationen gehören:

- Wer sollte die Totenbescheinigung ausstellen? Wäre der oder die Hausärzt:in bereit, dies zu übernehmen? Zu welcher Zeit und unter welcher Nummer sind die Personen erreichbar? Welche Nummer hat der Bereitschaftsdienst vor Ort, falls dieser angefragt werden muss?
- Der Krisenplan und beigefügte Unterlagen können auch für die Leichenschau wichtige Informationen liefern und sollten daher ebenfalls der Person gegeben werden, die die Totenbescheinigung ausstellt.
- Die Durchführung der Leichenschau ist in der Regel erst nach einigen Stunden möglich. Evtl. wird eine vorläufige Bescheinigung ausgestellt.
- Ist es gewünscht, dass schon vor dem Tod ein Kontakt zu einem Bestattungsinstitut aufgenommen wird, ggf. alles bereits geregelt wird?
- Darf und soll der Leichnam noch für eine gewisse Zeit zuhause bleiben?

- Welche Personen im Umfeld können hilfreich sein und seelischen Beistand leisten?

Die Erfahrung hat gezeigt, dass durch das Erstellen eines Krisenplans und den damit verbundenen Beratungsprozess häufig das Sterben zuhause ermöglicht wurde. Die positiven Rückmeldungen der An- und Zugehörigen in Nachgesprächen bestätigen dies ebenfalls. Auch Hausärzt:innen und Pflegedienste erfahren durch dieses Vorgehen eine Entlastung und Sicherheit. Inwieweit ACP in Zukunft im ambulanten Bereich eine Rolle spielen wird und damit den Bedarf an Krisenplänen ersetzt, wird sich in den nächsten Jahren zeigen. Einen ersten Schritt in diese Richtung findet man z. B. im Rahmenkonzept zur Hospiz- und Palliativversorgung für Bayern (Bayerisches Staatsministerium für Gesundheit, Pflege und Prävention, 2024).

Im Folgenden wird exemplarisch ein solcher Krisenplan dargestellt.

12.8 Muster-Krisenplan[36]

Individueller Behandlungsentscheid/Krisenplan: 13.06.2023
Für S., Marianne, geb. am 22.12.1946

Diagnosen:
Bronchialtumor mit Metastasen in der Leber und Brustwirbelsäule, Zustand nach palliativer Bestrahlung wegen Knochenschmerzen, zunehmende Verschlechterung des Allgemeinzustands (siehe Arztbrief vom 10.4.23)

Aktuelle Situation:
Frau S. lebt seit dem Tod ihres Mannes allein in ihrer Wohnung, versorgte bisher den Haushalt weitgehend selbstständig und ist über den Krankheitsverlauf vollständig aufgeklärt. Sie wird von ihrer Tochter (Vollmacht siehe Anhang) und den drei Enkelkindern unterstützt. Seit drei Wochen verschlechtert sich ihr Allgemeinzustand zusehends. Sie isst und trinkt nur noch kleine Mengen und hat keinen Appetit. Tagsüber schläft sie viel. In der letzten Zeit litt sie zunehmend unter Atemnot und Schmerzen. Beides ist unter der aktuellen Medikation gut eingestellt (siehe Medikamentenblatt). Frau S. möchte keinesfalls mehr in ein Krankenhaus, sondern zuhause von der Familie und der vertrauten Hausärztin betreut werden. Es liegt eine Patientenverfügung vor (siehe Kopie im Anhang). Zur Unterstützung hat sie den ambulanten Hospizdienst eingeschaltet. In den letzten Wochen konnten durch palliativmedizinische Maßnahmen die Symptome ausreichend gelindert werden. Frau S., ihre Familie und die Hausärztin haben

---

[36] Der Musterkrisenplan ist Bestandteil des vom Verfasser mit entwickelten CHV-Schulungsmaterials.

zusammen mit dem Hospizdienst die folgenden Maßnahmen für einen Krisenfall besprochen.

Behandlungsentscheidung
Ziel dieses Krisenplans ist es, eine *ausschließliche symptomorientierte, palliative Behandlung zuhause* sicherzustellen, eine Krankenhauseinweisung zu vermeiden und hinzugezogenen Ärzt:innen Hilfe für ihre Entscheidungen zu geben.

Frau S. möchte:

- keine Herz-Lungen-Wiederbelebung
- keine Intubation oder Maskenbeatmung
- keine Mitnahme ins Krankenhaus

Mit der Hausärztin ist folgende Medikation abgesprochen, die von ihr verordnet wurde und vor Ort ist.

Maßnahmen bei Schmerzen

- ☒ Novaminsulfon-Tropfen 40 Tropfen – bis 6 × tgl. oral (kann zusätzlich zur Basismedikation Morphin gegeben werden).
- ☒ zusätzlich 5 mg Morphin (= 4 Tropfen Morphinlösung 2 %) bei starken Schmerzen. Kann nach 30 Minuten wiederholt werden – bis zu 6 × tgl.

Maßnahmen bei Unruhe, Angst, Delir

- ☒ Tavor expidet 1 mg oral; sollte keine Besserung eintreten, ist nach ca. 30 Minuten eine erneute Gabe von 1 mg möglich – bis 4 × tgl.

Maßnahmen bei Fieber

- ☒ Novaminsulfon-Tropfen 20–0 Tropfen oral alle sechs Stunden

Maßnahmen bei Atemnot

- ☒ 5 mg Morphinlösung 2 % (4 Tropfen) oral; kann nach 30 Minuten wiederholt werden
- ☒ Handventilator, Fenster öffnen, aufrechte Sitzposition

Bei einem Unfallgeschehen (z. B. Sturz mit Oberschenkelfraktur) soll eine Einweisung in ein Krankenhaus nur dann stattfinden, wenn ausschließlich dadurch Symptome gelindert werden können und eine Versorgung zuhause dadurch wieder sichergestellt werden kann.

Sollten diese Maßnahmen und das Hinzuziehen eines Bereitschaftsarztes keine zufriedenstellende Wirkung zeigen, soll Frau S. auf die Palliativstation im Heiliggeistspital kommen, da sie dort bereits bekannt ist. Sollte dort kein Bett frei sein, soll sie vorübergehend auf einer anderen Station dort aufgenommen werden.

_____

Datum, Patient:in

_____

Datum, Angehörige:r/Bevollmächtigte:r

_____

Datum, Hausärztin, Dr. med.

_____

Ort, Datum, Christophorus-Hospiz-Verein e. V.

Literatur

Alt-Epping, B. & Nauck, F. (2009). Notfälle in der Palliativmedizin – Krisen am Lebensende. *die hopsiz zeitschrift, 39/2009,* 24–37.

Bayerisches Staatsministerium für Gesundheit, Pflege und Prävention. (2024). *Bayerisches Rahmenkonzept zur Hospiz- und Palliativversorgung in Bayern.* https://www.stmgp.bayern.de/wp-content/uploads/2024/11/rahmenkonzept_positonspapier_ag1.pdf

Christophorus Hospiz Verein. (2011). *Zu Hause würdevoll leben bis zuletzt.* https://www.chv-ibb.org/fileadmin/example_media/downloads/Sonstige/Zu_Hause_w%C3%BCrdevoll_leben_bis_zuletzt.pdf

Deutsche Krebsgesellschaft (DKG), Deutsche Krebshilfe & AWMF. (2020). *Erweiterte S3-Leitlinie Palliativmedizin für Patienten mit einer nicht-heilbaren Krebserkrankung.* https://register.awmf.org/assets/guidelines/128-001OL1_S3_Palliativmedizin_2020-09_02.pdf

Haumann, W., Hildebrand, H., Klie, T. et al (2019). Sterben zu Hause. Eine multimethodische Studie zu Einstellungen und Erfahrungen in der Bevölkerung und zur Versorgungswirklichkeit in Deutschland. *die hospiz zeitschrift, 04/2019,* 16–23.

13 Befähigung von An-/Zugehörigen und Fachdiensten

Annette Becker-Annen und Kerstin Hummel

Damit ein Sterben im häuslichen Umfeld möglich sein kann, ist es wichtig, dass alle an der Versorgung Beteiligten im Sinne der Betroffenen eng zusammenarbeiten. Außerdem sollten Personen, die im Rahmen der Palliativversorgung tätig werden, über die erforderlichen Fachkenntnisse und Fähigkeiten verfügen und ihr Handeln reflektieren (Deutsche Gesellschaft für Palliativmedizin et al., 2017).

Während Mitarbeitende von spezialisierten Diensten (z. B. Hospiz- und Palliativdienste, SAPV-Teams) in der Regel über spezifisches Fachwissen und Erfahrungen verfügen und ihr Handeln beispielsweise im Rahmen von Supervisionen oder Fallbesprechungen reflektieren, kann bei Primärversorgern (z. B. Pflegedienste, Krankenhäuser) nicht unbedingt davon ausgegangen werden. Trotzdem nehmen sie im Rahmen der palliativen Versorgung und Begleitung oft eine zentrale Rolle ein. Gleiches gilt für die An- und Zugehörigen. Daher ist es essenziell, diesen Personenkreis zu befähigen und deren Handlungskompetenz zu erweitern. In diesem Text soll immer wieder auf das nachfolgende Beispiel Bezug genommen werden.

Fallbeispiel

Der 31-jährige Herr R. hat einen malignen Keimzelltumor. Es handelt sich um einen Zufallsbefund. Es folgen mehrere Operationen und Chemotherapien. Daneben treten vielfältige Komplikationen wie Nachblutungen, ein Platzbauch mit abdominellem Vakuum-Saugverband und eine inkomplette Querschnittslähmung auf.

Die Erkrankung schreitet rasant voran. Kurative Behandlungsmaßnahmen werden eingestellt. Der Patient wird aus der Klinik zum Sterben nach Hause entlassen und dort von einem SAPV-Team und einem Pflegedienst begleitet. Die Ehefrau bringt sich auf eigenen Wunsch von Anfang an in die medizinische und pflegerische Versorgung ein.

Herr R. lebt mit seiner Frau im eigenen Haus. Er ist selbständiger KFZ-Gutachter. Die Ehefrau arbeitet als Physiotherapeutin in der behandelnden Klinik und ist von ihrer beruflichen Tätigkeit freigestellt.

Anfangs finden täglich Hausbesuche durch das SAPV-Team statt. Es führt die aufwendigen Verbandswechsel durch, passt die Therapie kontinuierlich an und begleitet den Patienten und seine Frau intensiv psychosozial. In Gesprächen wirken beide sehr auf- und abgeklärt. Über den raschen, progressiven Krankheitsverlauf und dessen Tragweite sind sie sich bewusst. Sie wollen die letzten Tage noch gemeinsam zuhause erleben.

Die Mutter von Herrn R. ist immer wieder vor Ort. Ihre Anwesenheit führt teilweise zu massiven intrafamiliären Spannungen.

Im weiteren Krankheitsverlauf treten beim Patienten gehäuft Schmerzkrisen, Angst- und Panikattacken auf. Kurze Zeit später zeigt er sich zum ersten Mal präfinal, ist aber bei vollem Bewusstsein. Es folgt ein Wechsel von wachen Phasen bis hin zur Somnolenz mit Atempausen. Dieser Zustand dauert über sieben Tage an.

Nach acht Wochen ambulanter Versorgung verstirbt Herr R. zuhause, im Kreis seiner Familie und in Anwesenheit eines SAPV-Mitarbeiters.

13.1 Hilfreiche Haltungen und Ansätze im Rahmen der Befähigung

Verschiedene Ansätze und Haltungen können den Kompetenzerwerb und die Befähigung von Zugehörigen und Fachdiensten unterstützen. Dazu zählen zum Beispiel systemische, lösungs- und ressourcenorientierte Ansätze oder auch die Haltung des Nichtwissens.

In der *systemischen Beratung* kommt der Auftragsklärung eine hohe Relevanz zu. Sie findet in der Regel in Form eines Gesprächs statt, bei dem die Ziele der Zusammenarbeit, der Unterstützungsbedarf und Rahmenbedingungen herausgearbeitet werden. Bevor Maßnahmen zur Erweiterung der Handlungskompetenz durchgeführt werden, sollte die Auftragsklärung mit der Person erfolgen, die befähigt werden soll.

An- und Zugehörige oder Mitarbeitende von Fachdiensten möchten oder müssen vielleicht bestimmte Aufgaben im Rahmen der palliativen Versorgung und Begleitung übernehmen, oder sie fühlen sich unsicher und haben Fragen. Gemeinsam kann herausgefunden werden, was für jemanden hilfreich sein könnte und welche Anliegen die Person hat.

Folgende Fragen können dabei nützlich sein:

- Wer möchte oder soll befähigt werden?
- Für welche Aufgabe?
- Welche Kenntnisse oder Fähigkeiten sind dafür erforderlich?
- Ist eine Person für die Aufgabe geeignet bzw. kann sie die Eignung erlangen?
- Ist die Person bereit, die Aufgabe zu übernehmen?
- Unter welchen Rahmenbedingungen soll die Befähigung erfolgen?
- Über welche Ressourcen (z. B. Kenntnisse, praktische Erfahrungen, unterstützende Netzwerke) verfügt die Person?

Jeder Mensch verfügt über ureigene Ressourcen, wobei zwischen strukturellen, personalen und sozialen Ressourcen unterschieden werden kann. Diese tragen zur gelingenden Bearbeitung oder Bewältigung von belastenden Alltagsanforderungen bei. Ein Mangel an Ressourcen oder der befürchtete Verlust von Ressourcen kann Stress auslösen (Büker, 2015).

Nicht immer sind sich Menschen ihrer Potenziale bewusst. Ressourcen zu entdecken, sie nutzbar zu machen oder auch auszubauen sind wichtige Aspekte im Rahmen der Befähigung. In der *Ressourcenorientierung* liegt der Versuch, eine Lösungssuche auf Augenhöhe herzustellen. Es gibt nicht die wissende Fachkraft und den »schwachen« Angehörigen. Beide begeben sich miteinander auf die Suche nach Ressourcen und möglichen Lösungen.

Fallbeispiel

Die Ehefrau von Herrn R. ist Physiotherapeutin. Sie bringt sich von Anfang an in die Pflege und Betreuung ihres Mannes ein. Themen wie die Lagerung oder die Unterstützung bei Positionswechseln kennt sie aus ihrer beruflichen Tätigkeit. Das erlebt sie als wertvolle Ressource.

Andere Erfahrungen sind für sie neu. Sie ist zum ersten Mal damit konfrontiert, dass eine ihr nahestehende Person lebensbegrenzend erkrankt ist und sterben wird. Das belastet sie sehr und löst Gefühle von Trauer, Ohnmacht und Verzweiflung aus. Die Sozialarbeiterin des SAPV-Teams fragt, ob sie bereits in anderen Situationen Ähnliches empfunden hat. Das ist der Fall. Gemeinsam überlegen sie, was für sie in diesen Situationen hilfreich war und welche Strategien sie in der aktuellen Situation nutzen kann.

Während des Krankenhausaufenthaltes profitierte die Ehefrau von der psychotherapeutischen Begleitung der Klinik. Frau R. wird motiviert das Angebot weiterhin in Anspruch zu nehmen. Sie möchte ihren Mann aber nicht allein lassen. Eine ehrenamtliche Hospizbegleiterin wird miteingebunden, die während der Therapietermine bei ihrem Mann bleibt.

Eine Sicht, die ausschließlich auf Probleme orientiert ist, hat oft den Effekt, dass eine schon vorhandene, belastende Hilflosigkeit bei dem oder der Klient:in aktiviert oder aufrechterhalten wird (Bamberger, 2010). Anstelle von Problemen sollten mögliche Lösungen in den Blick genommen werden. »Unter der Annahme, dass Menschen grundsätzlich über die Fähigkeit verfügen, das Leben aus eigener Kraft positiv zu gestalten und sich gut zu entwickeln, ist es das Ziel der *lösungsorientierten* Beratung, die persönlichen Kompetenzen und sozialen Ressourcen eines Klienten zu identifizieren und zu aktivieren, damit er den Herausforderungen in der jeweiligen Gestaltungssituation […] besser gerecht zu werden vermag. Ziel der lösungsorientierten Beratung ist also nicht die Lösung als solche, sondern die Lösungsorientierung« (Bamberger 2010, S. 64). Diese Sichtweise ist auch im Rahmen der palliativen Versorgung und Begleitung hilfreich, da nicht jedes Problem gelöst werden kann. Trotzdem kann den Menschen beigestanden werden. Sie können gestärkt und unterstützt werden.

Ein weiterer wesentlicher Aspekt der Lösungsorientierung ist der Blick auf das, was funktioniert bzw. schon einmal funktioniert hat. Bei Menschen, die sehr in Problemen verhaftet sind, kann die Frage nach Ausnahmen hilfreich sein.

Fallbeispiel

Herr R. wird immer schwächer und sein Ruhebedürfnis nimmt zu. Das ist für seine Mutter schwer zu ertragen. Je ruhiger Herr R. wird, desto aktiver wird seine Mutter. Sie liest ihm aus der Zeitung vor, versucht weiterhin Gespräche mit ihm zu führen oder cremt ihn ein. Herr R. versucht wach zu bleiben, was ihn sehr anstrengt. Das Verhalten der Mutter führt immer wieder zu Konflikten mit der Ehefrau, die ihrem Mann diese Belastung ersparen möchte.

Die Sozialarbeiterin fragt nach, ob es Situationen gibt, in denen die Mutter ihren Sohn schlafen lassen kann. Das ist der Fall, wenn sie nicht direkt am Bett ihres Sohnes sitzt oder wenn sie selbst etwas zu tun hat (z. B. Handarbeiten, Zeitunglesen). Diese Strategien soll die Mutter zukünftig bewusst einsetzen.

Gelingendes und Funktionierendes sollte wiederholt werden. Dadurch können Verhaltensweisen oder Fertigkeiten gefestigt, verstetigt und im Alltag leichter abgerufen werden.

Palliativfachkräfte verfügen über spezifisches Wissen und werden als Fach-Expert:innen zu Begleitungen hinzugezogen oder auch gebeten, andere Personen in Palliative Care zu schulen. Häufig besteht die Erwartung, dass sie ihr Wissen weitergeben oder schnell eine Erleichterung beziehungsweise eine Verbesserung der Situation herbeiführen. Trotzdem kann es in geeigneten Situationen sinnvoll sein, Wissen erst einmal für sich zu behalten. In der *Haltung des Nichtwissens* kommt der Respekt für das Gegenüber (Patient:in, Zugehörige, Mitarbeitende) zum Ausdruck. Diese sind Expert:innen für sich, ihren Alltag und ihre individuelle Lebenssituation und verfügen über nützliches Wissen, Fertigkeiten und Erfahrungen, auch wenn diese ihnen nicht immer bewusst sind. Es gilt gemeinsam herauszufinden, was eine Person bereits mitbringt und wie sie diese Ressourcen in der aktuellen Situation nutzen kann.

13.2 Ziel der Befähigung

Die Befähigung von Primärversorgern sowie An- und Zugehörigen ist häufig eine wesentliche Voraussetzung, um ein Sterben in der häuslichen Umgebung zu ermöglichen. Mitarbeitende von Fachdiensten sowie An- und Zugehörige sind eine wichtige Ressource, die es zu stärken und zu erhalten gilt.

Sind Menschen zum ersten Mal mit einer herausfordernden Situation (z. B. einer lebensbegrenzenden Erkrankung oder einer Medikamentenpumpe) konfrontiert, kann das Gefühle wie Unsicherheit, Angst oder Hilflosigkeit auslösen. Anspannung und Stresserleben können die Folgen sein. Werden diese Personen dabei unterstützt, herausfordernde Beobachtungen, Erlebnisse und Situationen einzuordnen und sie besser zu verstehen (wissen, *warum*), kann sich die Belastung reduzieren.

Fallbeispiel

Bei Herrn R. kommt es in der Sterbephase zu einer Rasselatmung. Seine Mutter ist beunruhigt und befürchtet, ihr Sohn könnte ersticken.

Die Pflegekraft des SAPV-Teams erklärt ihr Folgendes: »Was Sie hören, nennen wir Rasselatmung. Diese Atemgeräusche treten bei den meisten Menschen in den letzten Stunden vor dem Tod auf. Das ist normal. Der Speichel kann nicht mehr so gut geschluckt werden. Aber ihr Sohn bekommt genügend Luft. Er leidet nicht darunter. Sehen Sie, seine Stirn ist ganz glatt und der Mund ist leicht geöffnet. Das ist wie bei einem Schnarcher. Der Schnarcher selbst leidet nicht unter dem Schnarchen, aber die Person, die neben ihm liegt und nicht schlafen kann. Wenn der Oberkörper Ihres Sohnes leicht erhöht und der Kopf seitlich liegt, kann der Speichel besser abfließen. Ich zeige Ihnen, wie Sie Ihrem Sohn helfen können, diese Position einzunehmen…«

Durch die Erklärungen der Pflegekraft kann die Mutter die Atemgeräusche besser einordnen. Sie weiß nun, wodurch sie entstehen und woran sie erkennen kann, dass ihr Sohn nicht leidet. Die Pflegekraft nutzt mit dem Schnarchen ein Beispiel, welches der Mutter aus ihrem Alltag vertraut ist.

Neben der Verstehbarkeit gilt es auch die Handhabbarkeit, also den Umgang mit einer Situation, zu fördern. Die Handlungskompetenz kann beispielsweise durch den Erwerb von Wissen und Fertigkeiten oder Verhaltensänderungen erweitert werden (wissen, *wie*). In unserem Fallbeispiel lernt die Mutter ihren Sohn zu lagern.

Ein Gefühl von (Selbst-)Wirksamkeit entsteht häufig dann, wenn Menschen aktiv etwas tun oder eine Situation verbessern können. Aber das ist nicht immer möglich oder gewünscht. So kann es beispielsweise sein, dass verordnete Medikamente abgelehnt werden oder Patient:innen am Lebensende immer weniger essen und trinken. Dann bezieht sich das Thema Handhabbarkeit nicht mehr auf den Umgang mit anderen Personen (z. B. Patient:innen, SAPV-Team), sondern auf den Umgang mit sich selbst.

Wie kann eine Ehefrau aushalten, dass ihr Mann kaum noch isst und trinkt? Wie kann sie unabhängig von Essen und Trinken ihre Fürsorge zeigen und ihrem Mann etwas Gutes tun? Wie kann eine Pflegekraft damit umgehen, wenn ein Patient trotz Schmerzen die angebotene Bedarfsmedikation ablehnt?

Wie das nachfolgende Beispiel zeigt, ist auch im Rahmen von Lern- oder Befähigungsprozessen ein gemeinsames Verständnis der Ausgangssituation, des angestrebten Ziels und wie dieses erreicht werden kann, wichtig.

Fallbeispiel

Herr R. hat eine ausgeprägte Wunde. Eine Mitarbeiterin des Pflegedienstes ist Wundmanagerin, verfügt über spezifische Fachkenntnisse und fühlt sich kompetent in der Wundversorgung. Sie strebt eine Heilung der Wunde an. Die Art, wie das SAPV-Team die Wunde versorgt, lösen bei ihr Irritationen und Unverständnis aus. Diese verstärken sich, als ihr das SAPV-Team eine Einweisung in die Wundversorgung anbietet. In einem Gespräch kann geklärt werden, dass die

Mitarbeitenden des SAPV-Teams nicht die Heilung der Wunde anstreben. Es geht vielmehr darum, wie eine starke Sekretbildung, unangenehme Gerüche oder Schmerzen vermieden bzw. bestmöglich gelindert werden können. Außerdem soll die Anzahl der belastenden und schmerzvollen Verbandswechsel minimiert werden. Die Mitarbeiterin lernt vom SAPV-Team, mit welchen Maßnahmen (z. B. Verbandsmaterial mit hoher Saugkraft und geruchsabsorbierender Fähigkeit) sie diese Ziele erreichen kann und erweitert damit ihr Wissen in *palliativer Wundversorgung*.

13.3 Instrumente zur Befähigung

Im Zentrum der Sorge steht die »Unit of Care«, also der kranke Mensch und sein soziales Bezugssystem, welches gleichsam betroffen ist. Patient:innen und ihr persönliches Umfeld sollen frühzeitig in die Versorgung integriert werden. Durch professionelle Unterstützung können Fähigkeiten des Selbstmanagements und der Selbstpflege entwickelt und dadurch die Lebensqualität erhalten oder verbessert werden.

Bei der Befähigung nehmen häufig Hospiz- und Palliativdienste oder Palliativfachkräfte eine besondere Verantwortung wahr. Sie geben Informationen weiter, vermitteln Wissen und Fertigkeiten, fördern die Vernetzung und unterstützen die Reflexion. Alle Maßnahmen sollten auf die individuelle Situation angepasst und handlungspraktisch sein. Mögliche Instrumente zur Befähigung werden nachfolgend dargestellt.

13.3.1 Information

Informationsgespräche verfolgen das Ziel erforderliches Wissen verständlich zu erklären. Patient:innen sollen in die Lage versetzt werden, Nutzen und Risiken einer möglichen Behandlung gegeneinander abzuwägen und eine Entscheidung zu treffen. Zugehörige sind möglichst immer mit einzubeziehen, sofern die erkrankte Person einverstanden ist.

Auch sollten im Verlauf der Erkrankung die Vorboten des Sterbens und der Sterbeprozess selbst erklärt werden. Dadurch können Irritationen und Verunsicherung vermieden oder reduziert werden. Im Rahmen aller Gespräche sollte nachgefragt werden, was verstanden wurde bzw. welche Informationen aufgenommen werden konnten.

Eine vorausschauende Vorgehensweise sowie Handlungswissen, welches auf das Gegenüber und die konkrete Situation individuell angepasst ist, bereiten auf Krisen vor und können Sicherheit schaffen. Dabei muss zu jedem Zeitpunkt der Versorgung beachtet werden, dass das Recht auf Nichtwissen ein essenzieller und unabdingbar zu respektierender Aspekt ist. Verhalten sich Patient:innen oder An- und

Zugehörige anders als erwartet, kann der Eindruck entstehen, dass keine oder eine unzureichende Aufklärung stattgefunden hat. Das muss nicht der Fall sein. Häufig müssen Inhalte mehrfach kommuniziert werden.

13.3.2 Beratung

Wer braucht welche Beratung? Haben Patient:innen und Zugehörige unterschiedliche Bedürfnisse? Benötigen sie differente Beratungsinhalte und Informationen zum Krankheitsverlauf oder zur Versorgung? Oder brauchen sie Informationen über den Ist-Zustand und den Umgang mit möglichen Symptomen? Von einer antizipatorischen Vorgehensweise geprägt, gelingt es über diese Beratungsgespräche und ein auf das Gegenüber angepasstes, individuelles Handlungswissen eine Sicherheit für krisenhafte Situationen zu schaffen. Dabei muss zu jedem Zeitpunkt der Versorgung beachtet werden, dass das Recht auf Nichtwissen ein wichtiger und unabdingbar zu respektierender Aspekt ist! Dies schließt eine entsprechend kommunizierte transparente Vorgehensweise und stets eine vorausschauende Handlungsplanung für Krisen ein.

Aus der Betrachtung der Ist-Situation kann eine frühzeitige Beratung über unterstützende Dienste zu einer spürbaren Entlastung der Betroffenen, aber auch der Angehörigen führen. Sie kann entscheidend dazu beitragen, dass eine häusliche Versorgung auch bei krisenhaften Verläufen gelingen kann. Daneben ist es hilfreich zu wissen, was jemand kann bzw. nicht kann oder möchte bzw. nicht möchte. Um das herauszufinden, ist eine wahrhafte und empathische Kommunikation auf Augenhöhe wichtig, die auch den Kreis der involvierten Leistungserbringer miteinbezieht.

Häufig geht es auch um sozialrechtliche Themen, Sinnfragen und wie »letzte Dinge« geregelt, Beziehungen noch geklärt oder Abschiede gestaltet werden können. Die Aufgabenbereiche der psychosozialen und seelsorgerlich-spirituellen Begleitung sind entsprechend vielfältig. Sie umfassen die Beratung in sozialen, ökonomischen und sozialrechtlichen Fragen, die Unterstützung bei Antragstellungen, die Lebens-, Sterbe- und Trauerbegleitung, aber auch ethisch-rechtliche Entscheidungsprozesse wie z. B. Vorsorgeverfügungen.

Informations- und Beratungsbedarf besteht häufig auch bei Mitarbeitenden von Fachdiensten oder anderen beteiligten Personen (z. B. »24-Stunden-Kräfte«). Krankheitsbilder, zu erwartende Symptome oder palliative Vorgehensweisen können unbekannt sein oder vom bisher üblichen Vorgehen oder von eigenen Vorstellungen abweichen. Das zeigt auch das Fallbeispiel zum Thema Wundversorgung (s. o.).

13.3.3 Anleitung

Eine Anleitung kann u. a. zum Einsatz von Pflegehilfsmitteln oder zu bestimmten Pflegeaufgaben (z. B. Waschen, Verbandswechsel, Umgang mit der Medikamentenpumpe) erfolgen. Ein wiederholtes Einüben verschafft Sicherheit.

Zugehörige und Fachkräfte sollten Möglichkeiten kennen, wie sie in krisenhaften Situationen vorgehen können (z. B. schriftliche Notfallplanung, Bedarfsmedikation). Ein palliativer Behandlungsplan, der mit allen involvierten Leistungserbringern abgestimmt ist, liegt in der Häuslichkeit parat und ist jederzeit für alle einsehbar.

Um das vermittelte Wissen zu sichern, kann es hilfreich sein, wenn sich Zugehörige oder Mitarbeitende anderer Dienste Notizen machen, Fotodokumentationen oder kleinere Videosequenzen erstellen und ihre Fragen sammeln.

13.3.4 Ermutigen

Patient:innen und Zugehörige sollen ermutigt werden, ihre Vorstellungen, Wünsche, Bedürfnisse und Werte im Zusammenhang mit der Begleitung und dem Lebensende zu entwickeln und zu äußern. Dies gelingt nur mit einer offenen, wertschätzenden und nicht bewertenden Kommunikation.

Angehörige sollten bestärkt werden, die eigene Belastungsgrenze wahrzunehmen und zu benennen sowie Entlastungsmöglichkeiten in Anspruch zu nehmen (z. B. Besuch von Selbsthilfegruppen, Einsatz von ehrenamtlichen Hospizbegleiter:innen).

Ein weiterer Aspekt der Ermutigung bezieht sich darauf, wie die beteiligten Dienste genutzt werden können. Das Leistungsangebot der SAPV kann sich erheblich von dem anderer Dienste unterscheiden (z. B. 24-Stunden-Rufbereitschaft). Betroffene sollten dazu motiviert werden, bei Unsicherheiten zeitnah den Kontakt zur SAPV und zu anderen Diensten zu suchen und alle Fragen offen zu stellen.

13.3.5 Fallbesprechung/kollegiale Beratung

Neben der Zusammenarbeit ist der regelmäßige Austausch der Akteure an den Schnittstellen zwingend erforderlich.

Die unterschiedlichen Perspektiven und Fachkompetenzen im (multiprofessionellen) Team bzw. in den verschiedenen Berufsgruppen sind dabei besonders relevant. Im Fokus steht eine ganzheitliche Vorgehensweise in der Versorgung, welche an der Selbstbestimmung und der Lebensqualität der schwerstkranken und/oder sterbenden Menschen ausgerichtet ist. Diese wird genutzt, um in der Versorgung und bei möglichen Krisen eine abgestimmte, individuelle Begleitung zu ermöglichen. Hilfreich ist es bei Bedarf, Zugehörige und andere involvierte Leistungserbringer einzubeziehen und unklare Punkte mit ihnen zu besprechen.

Durch Fallbesprechungen und kollegiale Beratung können neue Sichtweisen gewonnen, Kompetenzen erweitert sowie alternative Handlungsoptionen erarbeitet werden. Der strukturierte Prozess einer kollegialen Beratung unterstützt dabei.

Die Verbesserung der Zusammenarbeit sowie die Reduktion von emotionalen Belastungen können weitere wichtige Effekte sein. Die Ergebnisse sollten schriftlich dokumentiert werden und auch für weitere Leistungserbringer einsehbar sein (Sitte et al., 2020).

13.4 Aus der Praxis für die Praxis

Nachfolgend werden einige Materialien vorgestellt, die im Rahmen der Befähigung von An- und Zugehörigen und Fachdiensten eingesetzt werden können.

13.4.1 Fachinformationen

Fachinformationen sollten gut zu verstehen, praxisorientiert und anschaulich sein und sich an den Bedarfen der Zielgruppe orientieren. Es gibt bereits eine Vielzahl von spezifischen, teilweise mehrsprachigen Materialien. Auf der Webseite der Deutschen PalliativStiftung sind die »Pflegetipps-Palliative Care« in mehr als 15 Sprachen zu finden (Sitte, 2022).

Darüber hinaus besteht die Möglichkeit, selbst passgenaue Fachinformationen zu erstellen. Hier hat sich bewährt, folgende Aspekte zu berücksichtigen: einfache Sprache, Konzentration auf wesentliche Inhalte sowie die Beteiligung potenzieller Nutzer:innen bei der Erstellung von Fachinformationen.

Anders als für die Leichte Sprache gibt es für die einfache Sprache keine festen Regeln, aber es gibt Empfehlungen, wie zum Beispiel:

- kurze, einfach strukturierte Sätze oder Stichpunkte
- möglichst nur eine Information pro Satz
- Fremdwörter vermeiden (v. a. bei Informationen für Angehörige) oder erklären
- gleiche Wörter verwenden und Synonyme vermeiden, z. B. immer das Wort Medikamente verwenden und nicht einmal Medikamente und einmal Arzneimittel oder Medizin
- gebräuchliche Wörter verwenden[37]

Es kann herausfordernd sein, komplexe Sachverhalte einfach und trotzdem korrekt zu formulieren, dennoch lohnt es sich. Bei Bedarf können spezielle Übersetzungsdienste hinzugezogen werden. Eine einfache Sprache kann zum Beispiel die Qualität von Beratungen verbessern und sich positiv auf die Wissensvermittlung auswirken.

Beispiele für Themen um die Palliativversorgung finden sich auf der Webseite des Christophorus Hospiz Instituts für Bildung und Begegnung bei den Unterlagen der Fachstelle Pflegeheime.[38]

Fachkräfte der palliativen Versorgung verfügen über ein spezifisches Fachwissen. Daraus kann das Bedürfnis entstehen, möglichst viel davon weiterzugeben. Sind Fachinformationen sehr umfangreich oder zu textlastig, kann es dazu führen, dass diese nicht gelesen werden. Daher sollten sie auf wesentliche Aspekte begrenzt werden. Gleiches gilt für Beratungsgespräche.

---

37 Lexsys, Einfache Sprache: Regeln und Tipps für verständliche Texte. https://lexsys.de/de/blog/einfache-sprache-regeln-und-tipps (zuletzt abgerufen am 25.02.2024)
38 Christophorus Hospiz Institut für Bildung und Begegnung, Unterlagen der Fachstelle Pflegeheime. https://www.chv-ibb.org/service; Informations- und Schulungsfilme in einfacher Sprache. www.chv-ibb.org/filme (zuletzt abgerufen am 25.02.2024)

Menschen, die besonders belastet sind, deren Konzentration beeinträchtigt ist oder die über eingeschränkte Sprachkenntnisse verfügen, können meist nur begrenzt Informationen aufnehmen. Die Einschränkung der Thematik und der zu vermittelnden Inhalte, welche im Konzept »One Minute Wonder« (▶ Kap. 13.4.3) zentral sind, ist dann besonders wichtig. Dabei kann folgende Frage hilfreich sein: Was sind die wichtigsten fünf bis acht Aspekte, die ich vermitteln möchte?

13.4.2 Informations- und Schulungsfilme

Die Fachstelle Palliativversorgung in der stationären Altenhilfe und das Christophorus Hospiz Institut für Bildung und Begegnung haben z. B. fünf Informations- und Schulungsfilme zu folgenden Themen erstellt:

- Wann ist man palliativ?
- Was sind häufige Symptome am Lebensende?
- Ist Morphin gefährlich?
- Wie viel Nahrung und Flüssigkeit braucht ein Mensch am Lebensende?
- Wer entscheidet über eine Therapie?

Die Filme vermitteln anhand einer konkreten Patientensituation Basiswissen in palliativer Versorgung und Begleitung.[39] Angehörige und Fachkräfte erhalten die Möglichkeit, sich zu einem frei gewählten Zeitpunkt und im eigenen Tempo mit einem Thema auseinanderzusetzen. Die Filme sind ebenso geeignet, um Schulungs- und Beratungsinhalte zu wiederholen oder zu vertiefen. Aber es können auch eigene kleine Filme, z. B. mit dem Handy, aufgenommen oder Anleitungen mit Fotos erstellt werden.

13.4.3 One Minute Wonder

Zeitknappheit und Wissensvermittlung müssen sich nicht ausschließen. In Arbeitsprozessen kann es regelmäßig zu Wartezeiten kommen. Das macht sich das aus England stammende Konzept »One Minute Wonder« (OMW) zunutze. Es handelt sich um eine Art »Mini-Fortbildung«. Das Prinzip ist einfach. Die Inhalte werden auf das Wesentliche begrenzt, in kurzen verständlichen Texten dargestellt, mit Bildern oder Grafiken aufgelockert und ansprechend gestaltet. Die Begrenzung führt dazu, dass sich nicht alle Themen für ein OMW eignen. Bei umfangreichen oder komplexen Themen (z. B. Opioide) können Teilaspekte (z. B. Nebenwirkungen von Opioiden) herausgegriffen und dargestellt werden. OMWs werden an den Orten

---

[39] Die Filme stehen allen Interessierten kostenfrei unter www.chv-ibb.org/filme zur Verfügung.

aufgehängt, wo es regelmäßig zu Wartezeiten kommt (z. B. Aufzug, Kopierer, Kaffeeautomat). Das Lesen soll nicht wesentlich länger als eine Minute dauern.[40]

Das Hospiz am Ohmplatz der Diakonie Erlangen arbeitet seit 2021 mit OMWs und stellt seine Mini-Fortbildungen anderen Interessierten zur Verfügung.[41]

Zum Thema Demenz und Palliative Care haben der Arbeitskreis Palliative Geriatrie des Hospiz- und Palliativnetzwerkes München und die Fachstelle Palliativversorgung in der stationären Altenhilfe entsprechende Materialien erstellt.[42]

Der Einsatz des Konzepts kann im stationären und ambulanten Setting genutzt werden.

Literatur

Bamberger, G. G. (2010). *Lösungsorientierte Beratung* (4., vollständig überarbeitete Auflage). Beltz.

Büker, C. (2015). *Pflegende Angehörige stärken. Information, Schulung und Beratung als Aufgaben der professionellen Pflege* (2., überarbeitete Auflage). Kohlhammer.

Deutsche Gesellschaft für Palliativmedizin (DGP), Deutscher Hospiz- und PalliativVerband e. V. (DHPV), Bundesärztekammer (BÄK). (2017). *CHARTA zur Betreuung schwerstkranker und sterbender Menschen in Deutschland. Handlungsempfehlungen im Rahmen einer Nationalen Strategie.* https://www.charta-zur-betreuung-sterbender.de/files/dokumente/220207_Handlungsempfehlung_online.pdf

Sitte, T. et al. (2020). *Deutsche Palliativstiftung. Kollegiale Beratung – Fallbesprechung.* https://palliativstiftung.com/images/pdfs/pipip/2020-02-24_pipip_folie_1-10.pdf

Sitte, T. (2022). *Die Pflegetipps. Palliative Care* (17., überarbeitete und ergänzte Auflage). Deutscher PalliativVerlag.

---

40 Eine Anleitung zum Erstellen eigener OMWs ist auf der Webseite des Herz- und Diabeteszentrums Nordrhein-Westfalen zu finden: https://omw.hdz-nrw.de/eine-anleitung.html (zuletzt abgerufen am 25.02.2024).

41 https://www.diakonie-erlangen.de/ich-brauche-hilfe/hilfen-im-alter/seniorenheime-hospiz/hospiz-am-ohmplatz/one-minute-wonder (zuletzt abgerufen am 25.02.2024)

42 https://www.chv-ibb.org/service (zuletzt abgerufen am 25.02.2024)

14 Sterben zuhause – eine Orientierungshilfe

Josef Hell

14.1 Einführung[43]

In diesem Beitrag soll der Blick auf die letzten Lebenswochen gerichtet werden, wenn Sterbende engmaschig Hilfe brauchen, bis hin zur Sterbephase, in der die Betroffenen das Bett nicht mehr verlassen können.

Diese Orientierungshilfe beleuchtet verschiedene Bereiche, auf die man sich im Sinne einer Planung vorbereiten kann, um die Voraussetzungen für die Betreuung eines schwerkranken Menschen im häuslichen Umfeld zu schaffen. Dabei soll sie als Annäherung an die Komplexität jeder ganz individuellen Situation verstanden werden.

14.2 Motivation – Warum nehmen wir das auf uns?

Bei einem Großteil der Sterbenden gibt es den Wunsch zuhause zu sterben. Häufig ist das Zuhause auch der Ort, an dem man sich geborgen und sicher fühlt, sofern keine schwerwiegenden Konflikte die Beziehungen zu den nahen Menschen stören.

Kruse (2021) spricht davon, dass Palliative Care dazu dient, die körperlichen Symptome zu lindern, um sich dann den seelischen und geistigen Herausforderungen des Sterbens stellen zu können. Dieser seelisch-geistige Prozess dient dem Ziel, seinen inneren Abgründen ohne Scham und Schuld zu begegnen, um schließlich Versöhnung und Frieden mit sich selbst zu finden.

Wo sollte das besser gelingen als zuhause im Kreise seiner Lieben? Wenn dieser Frieden erreicht wird, ist dies von großer Bedeutung für die Trauernden, weil es Sicherheit gibt: »Wir haben alles getan und sie oder er hat ihren bzw. seinen Frieden gefunden«. Diese Gewissheit erleichtert häufig den persönlichen Trauerprozess der Angehörigen.

---

43 In die vorliegende Orientierungshilfe sind mehr als 20 Jahre praktische Erfahrung als ambulanter Palliativarzt eingeflossen. Viele Situationen haben gezeigt, wann die Versorgung von Sterbenden zuhause an Grenzen kommt oder sogar unmöglich wird. Die Sterbenden und ihre Familien haben mich aber auch gelehrt, wie das Lebensende zuhause »gut« werden kann.

14.3 Die ersten Schritte – Vorbereitungen und Voraussetzungen schaffen

Medizinisch-pflegerische bzw. körperliche Aspekte sind oft das Erste, worüber sich Betroffene Gedanken machen und was sie beunruhigt. In der Praxis treten aber auch auf der psychischen, der sozialen und der spirituellen Ebene verschiedene Themen auf, die möglichst früh angeschaut werden sollten. Diese ganzheitliche Sichtweise macht deutlich, wie wichtig eine multiprofessionelle Arbeit im häuslichen Umfeld ist.

So stellen sich z. B. verschiedene Fragen zum sozialen Umfeld. Wer lebt zuhause? Welche nahen Menschen sind wichtig und können einbezogen werden? Können Kinder Urlaub oder Pflegezeit nehmen oder sich ggf. krankschreiben lassen? Hat jemand Erfahrungen bei der Betreuung von Sterbenden zuhause gemacht? Sind diese mit der jetzigen Situation vergleichbar oder können negativen Vorerfahrungen relativiert werden? In welchem zeitlichen Umfang können sich die Begleiter einbringen? Sind sie auch bereit, pflegerische Aufgaben zu übernehmen?

Oft eng verbunden mit den Fragen des Umfelds sind die zur finanziellen Situation. Können die Mehrkosten, die durch die Betreuung eines schwerkranken Menschen entstehen, von den Beteiligten getragen werden? Ist durch den Fortschritt der Erkrankung mit Einkommenseinbußen zu rechnen, z. B. durch Erwerbsminderungsrente? Gibt es Bedarfe, die nicht von der Kranken- oder Pflegeversicherung getragen werden? Wer kann zu den Fragen der Finanzen beraten? Pflegeberater:innen bei den Krankenkassen und Sozialarbeiter:innen bei Hospizdiensten oder SAPV-Teams bieten hier Unterstützung an.

Ein wichtiges und emotionales Thema ist die Körperpflege. Wer übernimmt sie? Passt es, wenn sie von Partner:innen oder Kindern übernommen wird? Gibt es einen geeigneten Pflegedienst? Eine rechtzeitige Einbindung eines Pflegedienstes, ggf. auch mit geringem Leistungsumfang, hat sich bewährt. So können sich Pflegedienst und Patient:in kennenlernen, und es kann Vertrauen aufgebaut werden.

Um zu erkennen, wo die Betroffenen stehen, ist es unabdingbar, den individuellen Stand an Information und Aufklärung zu kennen. Patient:in und Bezugspersonen sollen verstehen, welcher Krankheitsverlauf aufgrund der vorliegenden Diagnosen zu erwarten ist. Auf dieser Basis können sie entscheiden, ob und ggf. wie lange eine Betreuung zuhause möglich ist. Dabei sollten die häufigen Komplikationen für die jeweilige Erkrankung genannt werden. Es soll aufgezeigt werden, welche Folgen auf die Betreuenden im häuslichen Umfeld zukommen und wann die Aufnahme in eine stationäre Pflegeeinrichtung, eine Palliativstation oder ein stationäres Hospiz sinnvoll sein kann.

Dieser Informations- und Aufklärungsprozess ist nur möglich, wenn über die Lebensbedrohung der vorliegenden Erkrankung offen gesprochen werden kann. »Wahrheit am Krankenbett« ist eine unabdingbare Voraussetzung, damit eine Begleitung im häuslichen Umfeld gelingen kann. Wenn sich Betroffene und Zugehörige gegenseitig schützen wollen und sich gegenseitig die Wahrheit der Lebens-

bedrohung nicht zumuten können, führt dies zu Blockaden in der weiteren Gestaltung der Betreuung.
Das folgende Beispiel soll dies verdeutlichen.

Fallbeispiel

Ein Patient leidet an einem Zungengrundtumor, der aufgrund seiner Lage eine große Schlagader zerstören kann, sodass die Gefahr besteht, dass er an einer massiven Tumorblutung verstirbt. Die Ehefrau sagt dem Palliativarzt in einem vertraulichen Gespräch, dass sie es nicht ertragen könne, wenn ihr Mann an einem massiven Blutverlust im gemeinsamen Schlafzimmer sterben würde. Sie könne sich nicht vorstellen, im gemeinsamen Schlafzimmer weiterzuleben. Aber sie will auf keinen Fall ihren Mann enttäuschen. Hier ist die Aufgabe des Palliativteams, auf beiden Seiten Verständnis für die veränderte Situation zu entwickeln. Dies gelingt nur, wenn die Beteiligten offen über die Tragweite der bedrohlichen Komplikation sprechen und die gut gemeinte gegenseitige Schutzhaltung überwinden. Ein Ausweg könnte in diesem Fall die Aufnahme in ein stationäres Hospiz sein, mit engmaschigen Besuchen durch die Ehefrau.

In der nachfolgenden Tabelle sind beispielhaft einige Grunderkrankungen, Komplikationen und Symptome genannt.

Tab. 14.1: Übersicht über Grunderkrankungen, Komplikationen und Symptome

Grunderkrankung	Komplikation	Symptome
Hirntumor	Delir	Wesensveränderung, Halluzinationen, Unruhe, Desorientiertheit
Bauchspeicheldrüsenkrebs	Dünndarmverengung mit Darmverschluss	Schmerzen, Erbrechen
Lungenkrebs, Prostatakrebs, Brustkrebs	Knochenmetastasen	bewegungsabhängige starke Schmerzen
verschiedene Krebsarten	Lungenmetastasen	Luftnot, Blutung
Enddarmkrebs, Eierstockkrebs	Dickdarmverschluss	Übelkeit, Koterbrechen
Lungenkrebs	Einengung der Atemwege	Luftnot, Blutung
HNO-Tumor	Zerstörung von Blutgefäßen	Blutung

Die Patient:innen bringen unterschiedliche Erwartungen und Voraussetzungen mit. Welche Ansprüche haben sie an eine Betreuung zuhause? Welche biografischen Erlebnisse beeinflussen den bevorstehenden Verlauf? Welche seelischen Verletzungen können durch die existenzielle Bedrohung des herannahenden Todes aktiviert werden? Welche Ressourcen haben die Patient:innen, mit diesen Krisen umzugehen, und auf welche Weise werden durch den drohenden Tod die Beziehungen zu den betreuenden nahen Menschen beeinflusst bzw. belastet?

Mir ist es wichtig zu betonen, dass die Antworten auf die soeben gestellten Fragen keine Bewertung der Betroffenen nach sich ziehen, sondern dabei unterstützen sollen, rechtzeitig Krisen zu erkennen und ggf. Anpassungen im weiteren Betreuungsverlauf vorzunehmen.

14.4 Die unterschiedlichen Formen der Krankheitsverarbeitung

Im Alltag trifft man auf Menschen, die näherungsweise in drei Typen eingeordnet werden können.

Zum realistischen Typ gehören Menschen, die offen mit ihrer Erkrankung umgehen und ein Gefühl für ihre Prognose entwickeln. Nahestehende Personen sind in den weiteren Prozess eingebunden. Entscheidungen über den weiteren Verlauf werden unter Berücksichtigung der eigenen Bedürfnisse und auch der Bedürfnisse und Ressourcen der Betreuenden getroffen. Auf dieser Basis kann meistens eine entspannte und friedliche Atmosphäre geschaffen werden. In der Begleitung am Lebensende können Krisen rechtzeitig erkannt werden und Anpassungen des Betreuungsprozesses erfolgen.

Betroffene des ambivalenten Typs schätzen ihre lebensbedrohliche Situation teilweise realistisch ein, aber sie können diesen Blick nicht bewahren, sondern betonen immer wieder: »Ich kann doch die Hoffnung nicht aufgeben!« Hier kann es hilfreich sein, in der Begleitung zweigleisig zu fahren: einerseits die Hoffnung und die Möglichkeit eines »Wunders« zuzulassen, aber andererseits an die Vernunft zu appellieren: »Falls es schief geht, müssen wir gewappnet sein, aus Verantwortung für die Familie sollten bestimmte Dinge geplant werden«.

Beim negierenden Typ wird der drohende Tod, der mit der Erkrankung einhergeht, ausgeblendet. Die Betroffenen vermeiden kritische Gespräche mit Ärzt:innen und fragen nicht nach. Sie äußern zum Beispiel: »Wenn ich erst einmal zuhause bin, dann geht's mir wieder besser!« Für eine vorausschauende Krisenplanung fehlt meist die Basis. Das Risiko ist hoch, dass eine Betreuung zuhause scheitert, der Notarzt geholt wird und eine Klinikeinweisung erfolgen muss.

Die drei genannten Typen stellen eine Annäherung dar. Durch die Bildung eines umfassenden Betreuungsnetzes und die hospizlichen und palliativen Versorgungsangebote kann ein hohes Maß an Zuverlässigkeit und Sicherheit entstehen. Dadurch kann auch bei Patient:innen mit schwierigen Voraussetzungen eine Betreuung zuhause ermöglicht werden.

14.5 Therapiezieländerung – Wann beginnt die Palliativbetreuung im häuslichen Umfeld?

Bei Patient:innen mit einer Tumorerkrankung geht in der Regel eine gesundheitliche Krise voraus, zum Beispiel ein Klinikaufenthalt, weil Beschwerden wie Schmerzen, Luftnot, Verdauungsbeschwerden oder Gelbsucht neu aufgetreten sind oder zugenommen haben. In der Diagnostik zeigt sich, dass es trotz kontinuierlicher Chemotherapie zu einem Fortschreiten des Metastasenwachstums gekommen ist. Gleichzeitig hat der Allgemeinzustand abgenommen, sodass ein Fortführen der Chemotherapie sogar lebensverkürzend sein könnte. An diesem Punkt geben Onkolog:innen oft die Empfehlung zur »Best supportive care« – »es soll alles angeboten werden, was den Betroffenen Lebensqualität gibt und bestehende Symptome lindert«.

Es geht also um den Zeitpunkt, an dem aus medizinischer Sicht eine Heilung der Erkrankung nicht mehr möglich ist und eine palliative Chemotherapie keine Verbesserung der Lebensqualität bzw. Verlängerung der Lebenszeit herbeiführen kann. Die verschiedenen Faktoren, die eine Veränderung des Therapieziels von »Heilung/palliative Tumortherapie« auf »Best supportive care« herbeiführen, sind hochkomplex und können hier nur angedeutet werden. Dies kann z.B. bei einer Routine-Staging[44]-Untersuchung festgestellt werden.

Häufig wird zu diesem Zeitpunkt auch eine Anbindung an ein SAPV-Team oder einen Hospizverein von der Klinik angeregt, sodass ein professioneller Dienstleister von extern das betroffene System unterstützt. Um den richtigen Zeitpunkt zu erkennen, wann eine Palliativversorgung sinnvoll ist, kann der sog. SPICT-Leitfaden (Supportive and Palliative Care Indicators Tool)[45] dienen. SPICT-DE™ ist ein Leitfaden zur Identifikation von Patient:innen, die von einer Palliativversorgung profitieren können, und bei denen ein palliatives Basisassessment sowie eine palliative Versorgungsplanung angezeigt sind.

Wenn dieser Prozess in enger Abstimmung mit den Betroffenen und deren An-/Zugehörigen gelingt, kann eine gute Basis für die weitere Betreuung im häuslichen Umfeld gelegt werden. Betroffene sollten verstehen, warum ihr:e behandelnde:r Ärzt:in keine weitere Therapie mit dem Ziel der Heilung bzw. Lebensverlängerung anbieten kann.

Bei Patient:innen mit internistischen Vorerkrankungen, wie z.B. schwerer Herzschwäche, terminalem Nierenversagen oder chronisch obstruktiver Lungenerkrankung (»Raucherlunge«) mit wiederholten Lungenentzündungen, ist der wei-

---

44 Als Stadienbestimmung oder (englisch) Staging bezeichnet man in der Onkologie den Teil der Diagnostik, der die Feststellung des Ausbreitungsgrades eines bösartigen Tumores dient. Sie dient als Basis für die Entscheidung, zu welcher Therapie dem oder der Patient:in geraten wird (https://de.wikipedia.org/wiki/Stadienbestimmung_(Onkologie)).

45 Vgl. https://www.spict.org.uk/the-spict/spict-de/ (zuletzt abgerufen am 04.03.2024); weitere Informationen zum Thema »Therapiezielklärung und Entscheidungsfindung können Sie im Kapitel 7 der S3-Leitlinie Palliativmedizin auf den Seiten 122–131 nachlesen (DKG et al. 2020).

tere Verlauf nur schwer vorhersagbar, weil es immer wieder zu Stabilisierungen kommen kann. Gleichzeitig bleibt das Risiko erneuter lebensbedrohlicher Krisen hoch. Nicht selten wollen Patient:innen nicht mehr mit dem Notarzt ins Krankenhaus. In diesen Fällen ist ein ausführlicher Krisenplan wichtig.

Bei Patient:innen mit neurologischen Erkrankungen wie Amyotrophe Lateralsklerose, Multiple Sklerose, Parkinson oder Schlaganfall muss je nach Krankheitsbild gut aufgeklärt und auf zu erwartende Krisen vorbereitet werden. Oft stellen diese Krankheiten für das betroffene Bezugssystem eine besondere Herausforderung dar, weil die palliative Phase über mehrere Jahre andauern kann – begleitet von verschiedenen pflegerischen Herausforderungen. Hier geht es möglicherweise zunächst um eine punktuelle palliative Beratung zu verschiedenen Zeitpunkten.

14.6 »Das letzte Projekt« – trotz vorausschauender Planung das Leben nicht aus dem Blick verlieren

Mit der Feststellung der Therapiezieländerung sollte die häusliche Betreuung konkretisiert werden. Es stellen sich folgende Fragen: Wer sind die Hauptansprechpartner:innen? Welche Angebote gibt es vor Ort? Hat der oder die Patient:in den Wunsch, zuhause betreut zu werden?

Folgende Faktoren *begünstigen* das Gelingen einer Betreuung zuhause:

- gutes Verhältnis zwischen Patient:in und Bezugsperson, Vertrauensbasis, offene Kommunikation
- räumliche Situation, d. h. die Wohnung ist groß genug, um Hilfsmittel zu nutzen. Sie bietet Rückzugsmöglichkeiten für Betroffene und Helfer:innen.
- Hausärzt:in ist gut erreichbar und macht Hausbesuche
- Ein kompetenter Pflegedienst steht zur Verfügung und eine frühzeitige Anbindung ist möglich.
- Möglichkeit, das Betreuungsnetz nach Bedarf zu erweitern, wie z. B. das Hinzuziehen eines Hospizdienstes oder SAPV-Teams
- Vorhandensein aller notwendigen Krisenmedikamente und gutes Verständnis über deren Einsatz (Krisenplan)
- Apotheke, die bei Bedarf auch nach Hause liefert
- Vorhandensein notwendiger Hilfsmittel
- Die Symptomlast bleibt gering oder nimmt nur gleichzeitig mit der Sicherheit des Versorgungssystems zu. Zum Beispiel sollte bei schweren Schmerzkrisen, Erstickungsanfällen, großen Blutungen, starker Verwirrtheit oder Darmverschluss ein SAPV-Team rund um die Uhr erreichbar sein, und Angehörige können über eine Schmerz-/Medikamentenpumpe auf Knopfdruck eine Zusatzdosis verabreichen. So kann sehr schnell Linderung erreicht werden.

Folgende Faktoren *erschweren* das Gelingen einer Betreuung zuhause:

- Das Verhältnis zwischen Patient:in und Zugehörigen ist belastet.
- Die Krankheitsverarbeitung der Betroffenen ist ambivalent oder negierend und damit fehlt eine offene Kommunikation.
- Betroffene und Zugehörige wollen »fremde« Personen im eigenen Zuhause vermeiden.
- Betroffene haben keine Offenheit für die rechtzeitige Beschaffung von Hilfsmitteln.
- Der oder die Hausärzt:in macht keine Hausbesuche.
- Der Pflegedienst soll erst eingesetzt werden, wenn es sich nicht mehr vermeiden lässt.
- Hospizliche und palliative Dienste werden vermieden, weil sie mit raschem Tod gleichgesetzt werden.
- hohe Symptomlast
- hohes Risiko, schwere Komplikationen zu erleiden
- Misstrauen gegenüber Schulmedizin wie zum Beispiel der Einnahme von Opiaten
- negative Vorstellungen oder sogar Erfahrungen mit dem Sterben und Tod in der Vergangenheit

Folgende, externe Dienstleister unterstützen nach Bedarf den Betreuungsprozess und sollten nach Möglichkeit von einer oder wenigen Personen koordiniert werden.

- Pflegedienst: bietet die Basisversorgung – Grundpflege und Behandlungspflege – an. Es ist sinnvoll, wenn dieser Dienst mit der Betreuung von Palliativpatient:innen Erfahrung hat und im Verlauf die Betreuungsintensität auf mehrmals täglich erhöhen kann.
- Sanitätshaus: liefert Hilfsmittel wie Pflegebett, Toilettenstuhl, Rollator, Rollstuhl, Duschhilfen etc., sodass die Pflege zuhause möglich wird.
- Ernährungs- und Pumpendienste: liefern parenterale und enterale Ernährung, Schmerzpumpen sowie entsprechende Geräte zur Verabreichung.
- Spezialisierte Pflegeberatung: Bei ausgeprägten Wunden kann ein:e Wundmanager:in notwendig sein, oder bei Vorhandensein eines künstlichen Darm- oder Harnausganges kann ein Stomadienst benötigt werden.
- Hospizdienst: bietet allgemeine palliative Beratung an und stellt ehrenamtliche Helfer:innen zur Verfügung. Diese bieten zum Teil auch Tag- oder Nachtwachen an, z. B. in der Sterbephase.
- SAPV-Team: SAPV steht für *Spezialisierte Ambulante Palliativbetreuung*. Palliativpflegefachkräfte, Palliativärzt:innen und gegebenenfalls Sozialarbeiter:innen sind zusammen für die Betreuung von Palliativpatient:innen in den letzten Lebenswochen und -monaten zuständig. Gemeinsam koordinieren sie das Betreuungsnetz und sorgen für eine vorausschauende Behandlung der Symptome. Mögliche Krisen sollen vorab erkannt und Behandlungsstrategien entwickelt werden. Diese Spezialist:innen sind auf die Behandlung schwerer Symptome eingestellt und haben das Ziel, den Betroffenen Sicherheit zu geben und wieder Normalität in

deren Alltag zu bringen. Die SAPV kann im Rahmen einer Teilversorgung auch eine 24-Stunden-Rufbereitschaft anbieten und so im Falle einer Krise eine erneute Klinikeinweisung bzw. einen Notarzteinsatz verhindern.

Wenn viele externe Dienstleister in einem Betreuungssystem mitwirken, bleibt die Koordination ihrer Angebote eine besondere Herausforderung. Hauptziel ist dabei, dass die versorgenden An-/Zugehörigen entlastet werden und durch die Dienstleister kein zusätzlicher Stress von außen kommt. Patient:innen wollen mit ihren An-/Zugehörigen wieder zu einem »normalen« Alltagsrhythmus finden, der nicht durch Besuche und Telefonate durchbrochen wird. Deshalb ist die Koordination der Dienste unter Berücksichtigung der Bedürfnisse der Betroffenen von großer Bedeutung für deren Lebensqualität.

Medikamente können wirkungsvoll Leid lindern. Betroffene und Zugehörige sollten nach Möglichkeit verstehen, welche Medikamente sie gegen welche Symptome zu welcher Uhrzeit einnehmen sollen. Gleichzeitig müssen sie wissen, auf welche möglichen Nebenwirkungen zu achten ist.

Für die regelmäßige Basismedikation kommen viele mit einem Plan in Form einer Tabelle zurecht, die folgende Spalten enthält: Name des Medikaments, Dosierung, Art (Tablette, Kapsel usw.), Uhrzeiten oder Tageszeiten der Einnahme, Verwendungszweck.

Tab. 14.2: Medikamentenplan

Medikamentenplan: Name, Vorname, Geburtsdatum BASIS-Medikation						
Wirkstoff	**Dosis/ Form**	**Früh**	**Mittag**	**Abend**	**Nacht**	**Grund der Einnahme**
Hydromorphon retard	8 mg Tablette	1		1		starke Schmerzen
Metamizol	Tropfen	30	30	30	30	Schmerzen
Dexamethason	8 mg Tablette	1				Abschwellende Wirkung
Levomepromazin	Tropfen		2		3	Übelkeit/Schluckauf
Pantoprazol	40 mg Tablette	1				Magenschutz

Zusätzlich braucht es eine Tabelle für die Bedarfsmedikamente für mögliche unvorhersehbare Beschwerden, mit der Angabe, in welcher Dosis und wie häufig sie in einem bestimmten Zeitabstand eingenommen werden dürfen, ohne den oder die verordnende:n Ärzt:in oder das SAPV-Team zu verständigen.

Tab. 14.3: Bedarfsmedikation

Medikamentenplan: Name, Vorname, Geburtsdatum BEDARFS-Medikation				
Beschwerde/Symptom	Wirkstoff	Einzeldosis	Zeitabstand	Max. Dosis in 24 Std.
Starke Schmerzen/Atemnot	Hydromorphon akut	2,6 mg Kapsel	1 Stunde	6 Kapseln
Unruhe/Angst	Lorazepam	1 mg Tablette	2 Stunden	5 Tabletten
Übelkeit/Erbrechen	MCP	10 mg Tablette	4 Stunden	3 Tabletten
Verstopfung	Natriumpicosulfat	10 Tropfen	1 × abends	20 Tropfen

Darüber hinaus ist zu bedenken, dass zahlreiche Pflegeartikel im Verlauf einer Sterbebegleitung benötigt werden und rechtzeitig besorgt werden können, wie z. B.:

- Körperpflege, Cremes, Öle,
- Inkontinenzmaterial (Einlagen, Windelhosen, Bettunterlagen),
- Mundpflegeartikel (Sprühflasche, Pipetten, Watteträger, Schaumstoffträger) oder
- Lagerungshilfen.

Schließlicht ist die Frage nach Ernährung und Flüssigkeitsgabe[46] zentral in der Betreuung schwer kranker Menschen am Lebensende. Menschen haben die unmittelbare Ahnung, dass mit dem Einstellen der Ernährung das Ende des Lebens bedrohlich nahekommt. In vielen Systemen spielt das Essen eine zentrale Rolle, liebevoll zubereitet oder auch als künstliche Ernährung über Magensonde oder einen Venenport. Es zeigt sich am Lebensende, dass Sterbende Nährstoffe nicht mehr aufnehmen bzw. verstoffwechseln können. Als Folge treten Verschleimung, Völlegefühl, Übelkeit und Erbrechen auf. Diese Symptome verschwinden meist umgehend, sobald die Ernährung reduziert oder eingestellt wird. Ebenso wird Flüssigkeit im Rahmen des physiologischen Sterbeprozesses nicht benötigt. Der sterbende Mensch drückt durch seinen Körper aus, dass er weder Essen noch Trinken braucht und zeigt allen Zugehörigen, die in größter Sorge sind, dass es bald zu Ende geht. An diesem Punkt sind in der Regel viele Gespräche und verständnisvolle Erklärungen notwendig.

---

46 »Nach sorgfältiger Abwägung im Einzelfall (z. B. Stillen von Hunger und Durst) sollten künstliche Ernährung und Flüssigkeitszufuhr bei Sterbenden nicht fortgeführt bzw. begonnen werden« (DKG et al., 2020, S. 465 f.).

14.7 Verlauf des Betreuungsprozesses

Jeder einzelne Krankheitsverlauf ist höchst individuell, dennoch zeigen sich bei bestimmten Krankheitsgruppen wiederkehrende Themen. Während des Krankheitsprogresses gibt es aber immer wieder Zeitpunkte, an denen man nachjustieren soll. Wenn die Probleme erkennbar sind, kann die Notwendigkeit einer Anpassung der bisherigen Strategie erklärt und umgesetzt werden.

Ein Beispiel ist Luftnot aufgrund von fortschreitendem Metastasenwachstum in der Lunge: Diese nimmt bei körperlicher Anstrengung massiv zu. In der Therapie dieser Luftnot werden Morphintropfen eingesetzt, die aber 20 Minuten vor der Belastung eingenommen werden müssen. Bleibt nicht so viel Zeit, weil z. B. ein dringender Gang zur Toilette erfolgen soll, kann anstelle der Morphintropfen ein Fentanyl-Nasenspray (ebenso ein starkes Opioid, das ähnlich wie Morphin wirkt) eingesetzt werden, das bereits nach drei bis fünf Minuten wirkt. Außerdem kann bei der Auswahl des Bedarfsmedikaments gegen Luftnot dessen Wirkdauer berücksichtigt werden. Morphin wirkt drei bis vier Stunden, Fentanyl wirkt eine halbe bis eine Stunde (Remi et al., 2022). Daher muss der Umgang mit belastenden Symptomen immer im Blick behalten werden.

Daneben ist die Belastung der Zugehörigen von großer Bedeutung. Haben sie sich den Prozess so vorgestellt? Reichen die Kräfte aus, um ihn bis ans Ende zu gehen? Ist eine andere Lösungsstrategie notwendig, z. B. eine Verlegung in ein stationäres Hospiz oder akut auf eine Palliativstation oder in eine Klinik? Auch diese Entscheidungen brauchen Zeit und Vorbereitung. Manchmal reicht auch das Wissen um einen jederzeit möglichen Ausweg bereits als Entlastung, ohne diesen dann in Anspruch nehmen zu müssen.

14.8 Allein lebende Patient:innen

Vor allem in Großstädten gibt es häufig allein lebende Menschen, die ebenfalls den Wunsch haben, in ihrem Zuhause zu sterben.

Nachfolgend sollen beispielhaft Kriterien eines SAPV-Teams für die Aufnahme von allein lebenden Patient:innen dargestellt werden. Diese können aber auch für ein Netzwerk, wie z. B. aus Hospizdienst, Pflegedienst und Hausärzt:in, eine Orientierung darstellen.

- Für das versorgende Team ist es wichtig, sich ein Bild darüber zu machen, welche Versorgungsmöglichkeiten und Ressourcen vor Ort vorhanden sind. Es ist notwendig, klare Absprachen bezüglich der Erwartungen der Patient:innen und der erreichbaren Betreuungsziele des Teams zu treffen.
- Von Anfang an müssen Chancen, aber auch Grenzen der Betreuung aufgezeigt werden. Dazu gehören auch Rahmenbedingungen wie die Zusammenarbeit mit

externen Dienstleistern, z. B. mit einem Pflegedienst oder der Einsatz von ehrenamtlichen Hospizhelfer:innen. Das Vorhandensein eines Bevollmächtigten ist von Beginn an essenziell.
- Ein Hausnotruf ist sinnvoll. Ein außerhalb der Wohnung angebrachter Schlüsselsafe, um den Zugang zur Wohnung sicherzustellen, kann eine zusätzliche Alternative darstellen.
- Sind Betroffene mit notwendigen Voraussetzungen nicht einverstanden, kann unter Umständen nur ein eingeschränktes Versorgungsangebot, z. B. ohne Rufbereitschaft, gemacht werden.
- Zu Beginn der Betreuung sollte ein Evaluationszeitpunkt vereinbart werden, um die geschaffene Versorgungsrealität mit den Bedürfnissen der Betroffenen und den Möglichkeiten des SAPV-Teams abzustimmen. Sollte nach einer entsprechenden Zeit des Kennenlernens und der Vertrauensbildung keine ausreichende Versorgungssicherheit gewährleistet werden, kann auch die Beendigung einer SAPV-Betreuung sinnvoll sein. Eine ambulante Begleitung setzt voraus, dass bestimmte Voraussetzungen geschaffen werden können. Ansonsten kann es bei den Beteiligten zu Überforderungen und Stress kommen.

14.9 Ausblick

Anhand der dargestellten Orientierungshilfe wird auch deutlich, dass in den letzten 20 Jahren ein abgestuftes Versorgungsangebot in der allgemeinen und spezialisierten Palliativversorgung etabliert wurde, sodass eine Betreuung in der vertrauten häuslichen Umgebung der Betroffenen gelingen kann. Gleichzeitig ist zu beobachten, wie sich die Bedingungen im Gesundheitswesen verändern werden, denn der aktuelle Fachkräftemangel wird die häusliche Versorgung vor neue Herausforderungen stellen.

Wichtig bleibt es, durch anhaltende Aufklärungs- und Informationsangebote den Betroffenen mit ihren An-/Zugehörigen die Angst zu nehmen, den letzten Weg zuhause zu gehen, bzw. diesen – so weit wie möglich – zu begleiten.

Literatur

Deutsche Krebsgesellschaft (DKG), Deutsche Krebshilfe & AWMF. (2020). *Erweiterte S3-Leitlinie Palliativmedizin für Patienten mit einer nicht-heilbaren Krebserkrankung.* https://register.awmf.org/assets/guidelines/128-001OL1_S3_Palliativmedizin_2020-09_02.pdf
Kruse, A. (2021). *Vom Leben und Sterben im Alter. Wie wir das Lebensende gestalten können.* Kohlhammer.

Remi, C., Bausewein, C., Wilcock A. et al. (2022). *Arzneimitteltherapie in der Palliativmedizin.* Elsevier.

15   Spiritualität und Alltagsrituale

Norbert Kuhn-Flammensfeld

»Es ist sehr wichtig, dass jemand bei einem ist, wenn man stirbt. Aber nicht jemand Beamteter.«[47]

Der folgende Beitrag beschäftigt sich mit der Frage der spirituellen Dimension der Versorgung zuhause. Der Spiritualitätsbegriff der Hospiz- und Palliativversorgung sieht Spiritualität als Grunddimension des Menschseins an, das heißt, Spiritualität spielt im Leben eines jeden Menschen eine Rolle, ebenso wie die Körperlichkeit, die Psyche und die soziale Seite des Menschseins.

Spiritualität zeigt sich in der individuellen Haltung, dem »Geist«, aus dem heraus ein Mensch sein Leben lebt. Dazu gehört der persönliche Sinnhorizont des Lebens, ebenso wie Glaubensüberzeugungen und der Umgang mit Werten, die das Handeln leiten.

Blickt man auf den Ursprung des Wortes aus der jüdisch-christlichen Tradition, wird dies in der Bedeutung des Wortes »spiritus«, das mit Geist, Atem, Hauch übersetzt wird, bildhaft deutlich. Das Wort bezieht sich letztlich auf den Lebensatem, den Gott dem Menschen einhaucht. Es geht um die Beziehung, in der ein Mensch zum Ganzen, zum letzten Grund des Lebens und des eigenen Lebendigseins steht.

Spiritualität beinhaltet neben der Frage nach den Beziehungen zu sich selbst, zu den Mitmenschen, zur Umwelt und zum letzten Grund auch die Suche nach Sinn und Halt. Es geht um nichts weniger als das, was im Leben trägt und Vertrauen, Sinn und Erfüllung gibt.

Als Beziehungsgeschehen ist Spiritualität ein dynamisches Geschehen. Im Laufe des Lebens verändert sich der Erfahrungshorizont und wird geprägt durch biografische Entwicklungen, Veränderungen, Begegnungen und Schicksalsschläge. Spiritualität hängt eng mit der Art zusammen, wie Menschen existentielle Situationen in ihrem Leben deuten und darauf reagieren. In den religiösen Traditionen wird die spirituelle Praxis häufig als Weg oder in Stufen dargestellt. Die Spiritualität eines Menschen ist dann die individuelle Antwort auf den existentiellen Ruf des eigenen Lebensgrundes, die mit einem immer tieferen Eintauchen in die Beziehung zum eigenen Lebendigsein verbunden ist.

Spiritualität bezeichnet damit eine geheimnisvoll kostbare Seite des Menschseins. Das, was der Begriff meint, ist schwer zu bestimmen und bleibt als individueller, intimer Raum eines Menschen letztlich nicht nur unbestimmbar, sondern auch

---

47 Aichinger, I. (2021). »Ich halte meine Existenz für völlig unnötig« [Online-Interview], https://www.profil.at/home/ilse-aichinger-ich-existenz-67666 (zuletzt abgerufen am 01.10.2023).

unverfügbar. Die Einmaligkeit der Spiritualität eines Menschen drückt sich in Erzählungen, Symbolen und Handlungen aus und ist für außenstehende nicht automatisch von vornherein verständlich.

Ziel der Hospiz- und Palliativversorgung ist die Begleitung und Linderung von Leid in einem umfassenden Sinn. Deshalb gehört neben der körperlichen, psychischen und sozialen auch die Berücksichtigung der spirituellen Dimension zum Versorgungskonzept. Dies zeigt sich in einer Haltung der Offenheit gegenüber unterschiedlichsten Spiritualitäten und Lebensentwürfen. Ziel ist es dabei, Patient:innen und Angehörige mit ihrem individuellen Sinn- und Lebenshorizont wahrzunehmen und zu unterstützen. Mitglieder des Behandlungsteams bieten Patient:innen und Angehörigen Gespräche an, zu existentiellen Fragen, Nöten und Ressourcen in ihrer jeweiligen Situation. Es geht um Fragen nach Identität und Selbstwert, nach Gelingen und Scheitern in der Vergangenheit, nach Unerledigtem, nach der Zukunft, dem Lebensende und dem »Darüberhinaus«.

15.1 Die Bedeutung der Spiritualität zuhause

15.1.1 Fremd im eigenen Haus

Die Spiritualität eines Menschen bildet einen sehr persönlichen, intimen Bereich des Menschseins, der viel mit der Persönlichkeit und der eigenen Lebensgestaltung zu tun hat. Gerade am Lebensende wird die Frage nach dem Zuhause und der Beheimatung in besonderer Weise auch ein spirituelles Thema. Für viele Menschen, beispielsweise auf Palliativstationen, ist der Wunsch, trotz optimaler Versorgung noch einmal nach Hause zu gehen, sehr stark.

In religiösen Traditionen wird die Erfahrung von Zuhausesein mit einem Zustand von Geborgenheit, Vollendung und Heilsein in Verbindung gebracht. Dabei spielt auch das Bild vom Heimkommen nach der irdischen Wanderschaft eine Rolle, das sich letztlich erst in der ewigen Heimat nach dem Tod erfüllt.

Der Wunsch nach dem Zuhausesein erwächst aus dem Wunsch nach einem Zustand der Normalität und des Eingebundenseins in Vertrautes, nach Sebstbestimmtheit. Zuhause ist da, wo ich die Beine hochlegen und ich selbst sein darf, die Geborgenheit des Vertrauten erfahre und mich zurückziehen kann und gemocht werde, so wie ich bin. Deshalb beinhaltet der Wunsch, zuhause zu bleiben oder nach Hause zu können, in der Regel mehr als die äußeren pragmatischen organisatorischen Fragen, die vor allem die Versorgung betreffen.

Immer wieder versuchen Angehörige, Normalität als Basis dieser Beheimatung aufrechtzuerhalten und nehmen dafür auch große Belastungen in Kauf. So beispielsweise eine Tochter, die jeden Abend ihren allein zuhause lebenden Vater versorgt und die Unterstützung des Pflegedienstes nicht in Anspruch nimmt, weil es unzumutbar erscheint, dass der Vater dann bereits um 17:00 Uhr ins Bett gebracht würde. Umso schmerzhafter ist es dann oft, wenn diese individuellen Lösungen beispielsweise aufgrund einer fortschreitenden Erkrankung an ihre Grenzen kommen und letztlich doch die Routinen der Versorgungsdienste mehr und mehr den Tageslauf mitbestimmen.

Gleichzeitig führt eine Erkrankung häufig dazu, dass das Zuhause umgestaltet wird. Das Wohnzimmer wird beispielsweise zum Krankenzimmer, in dem ein Pflegebett aufgestellt wird. In Räumen, die bisher nur mit den nächsten Familienangehörigen geteilt wurden, wie das Badezimmer oder das Schlafzimmer, gehen plötzlich fremde Menschen – z. B. Angehörige eines Palliativ- oder Pflegedienstes – ein und aus und haben vielleicht sogar den Haustürschlüssel bekommen. Es kommt gewissermaßen zu einer Medikalisierung des Zuhauses, zur »Auslagerung der medizinisch-pflegerischen Versorgung in den privaten Bereich« (Gronemeyer & Heller, 2014, S. 206).

Neben diesen Veränderungen im äußeren Zuhause kann eine lebenslimitierende Erkrankung mit entsprechender Symptomatik auch zu dem Gefühl führen, sich selber fremd zu werden. Der äußere Verlust an Normalität korrespondiert nicht selten mit einer inneren Entfremdung bis hin zum Vertrauens- und Lebenssinnverlust. Im Total-Pain-Konzept wird diese Situation der inneren Heimatlosigkeit als spiritueller Schmerz bezeichnet. Es ist ein Gefühl des Fremdseins im eigenen Haus, im eigenen Leben, im eigenen Körper.

15.1.2 Rituale und Alltagsroutinen als Suche nach Heimat

Je mehr die bisher vertraute Normalität unter anderem infolge fortschreitender Erkrankung und zunehmender Einschränkungen der körperlichen Handlungsfähigkeit fragil wird, desto größer wird die Bedeutung von alltäglichen Routinen und Alltagsritualen. Oft sind es unspektakuläre kleine Gesten oder Symbole. Diese beinhalten häufig die Dimension von Beziehung, Fürsorge und Vertrauen.

Ein anschauliches Beispiel hierzu handelt von Frau H., die seit längerer Zeit zuhause gepflegt wird. Jeden Tag bekommt sie von ihren Angehörigen das Frühstück vorbereitet: ein Brot mit Marmelade bestrichen und in Stücke geschnitten, dazu Kaffee aus der Tasse mit der Blume. Bei diesem immer gleichen Frühstück mit der immer gleichen Tasse mit dem immer gleichen Brot geht es nicht nur um die Sättigung, sondern auch um die Erfahrung von Vertrautheit, Geborgenheit und Heimat. Als Frau H. noch aufstehen konnte, saß sie zuletzt immer auf dem gleichen Stuhl am Esstisch; das war ihr Platz. Gegenüber saß früher ihr bereits verstorbener Mann. Im Laufe der Zeit, als das Aufstehen am Tisch zu mühsam wurde, blieb nur noch die Tasse. Diese wird zum Symbol, das auf eine existentielle Dimension verweist. In diesem Fall erinnert sie an das gemeinsame Frühstück und symbolisiert ein Stück Normalität. Für die Angehörigen bedeutet die regelmäßige Versorgung, auch im Angesicht der Ohnmacht durch den nahenden Tod, doch noch etwas tun zu können, Zuneigung und Liebe zeigen zu können. Diese spirituelle Dimension wird zumeist nicht bewusst wahrgenommen. Die Bedeutung und Stabilisierungsfunktion dieser Alltagsrituale zeigen sich nicht selten erst an der emotionalen Reaktion, wenn sie durchbrochen werden.

Zugleich kann die Bedeutung der Symbole und Handlungen zu einer wichtigen Ressource werden, wenn sie Raum bekommen und erzählt werden. Es kann sich ein Platz für die Lebensgeschichte und das »Gewordensein« eines Menschen eröffnen. Die Gegenstände in der Wohnung und die Alltagsroutinen verweisen dabei auf diese einmalige Lebensgeschichte. Sie können dabei so etwas wie eine Landkarte sein für interessiertes Nachfragen und Erzählen. Auf diese Weise kann ein von Vertrauen getragener Erzähl- und Verstehensraum entstehen.

Die Frage, ob sich ein Mensch zuhause fühlt, hängt wesentlich davon ab, inwieweit er oder sie sich in ein familiäres, soziales Netz eingebunden und getragen fühlt. Hier zeigt sich die Bedeutung der Beziehungsdimension als spirituelles Gegengewicht zur Entfremdung durch den nahenden Tod. Insofern bezieht auch die spirituelle Begleitung das An-/Zugehörigensystem mit ein. Auch hier geht es um ein empathisch wahrnehmendes Würdigen der Situation. Die Situation von Krankheit und Sterben bedeutet insbesondere auch für die An- und Zugehörigen einen Ausnahmezustand, der Improvisation und Flexibilität erfordert und für alle Beteiligten immer wieder überfordernd ist.

15.2 Spirituelle Begleitung

15.2.1 Gastfreundliches Zu-Gast-Sein

Es geht im Umgang mit Spiritualität im Kontext der Hospiz- und Palliativversorgung primär darum, einem Menschen in seiner jeweils individuellen Grundinspiration gerecht zu werden, das heißt seiner oder ihrer individuellen Lebensgeschichte Raum zu geben. Die Gestaltung des Wohnraumes, Gerüche, Gegenstände und Bilder zeigen und symbolisieren in vielfältiger Weise Aspekte dieses eigenen Lebens. Die Begegnung mit dem oder der Patient:in in seiner oder ihrer eigenen Wohnung kann so zur Begegnung mit dem äußeren und inneren Lebensraum werden. Patient:in und/oder An-/Zugehörige bestimmen die Themen und entscheiden auch, wie intensiv sie sich einlassen wollen. Der oder die Begleiter:in öffnet und hält den Raum für Gespräch und Schweigen. Die Haltung in der Begleitung zeichnet sich durch einen behutsamen, achtsamen Umgang mit dem Raum des anderen aus. Bereits vor der Tür sollte man sich bewusst machen, dass die Begegnung mit einem Menschen zuhause im Kontext der Vulnerabilität der palliativen Situation großer Behutsamkeit im Umgang mit dem privaten Bereich des äußeren und inneren Lebens eines Menschen bedarf. Es geht dabei für die oder den Begleiter:in in besonderer Weise darum, das für sie oder ihn selbst möglicherweise Fremde im Zuhause, im privaten Bereich der Begleiteten, zu beachten und zu achten.

Es gibt Kulturen, in denen es üblich ist, beim Betreten der Wohnung die Schuhe auszuziehen. Dabei geht es nicht nur darum, keinen Straßenstaub hereinzutragen, sondern das Ausziehen der Schuhe ist auch eine Geste der Achtung vor dem »heiligen Raum« des anderen. Egal ob mit oder ohne Schuhe, erscheint es in der Zusammenkunft mit einem sterbenden Menschen zuhause hilfreich, dem oder der anderen in einer »Barfuß-Haltung« zu begegnen. Barfuß bin ich vorsichtiger in meinem Auftreten, spüre gleichzeitig mehr vom Boden, bin in anderer Weise geerdet.

Wenn ich die Schuhe vor der Tür ausziehe, lasse ich den Straßenstaub draußen, trage nichts mit hinein, sondern achte eine Unantastbarkeit der Wohnung und bin bereit, mich auf die Wirklichkeit des Gegenübers einzulassen.

Es geht um eine Haltung des interessierten Sich-Einlassens auf die Lebenswelt dieses Menschen. Der oder die Begleiter:in – egal welcher Profession – ist fremd, d. h. ein Gast. Zugleich eröffnet und hält er oder sie im Rahmen der Spiritual Care auch den Raum bereit, in dem die Lebenswirklichkeit eines Menschen sein oder ihr »Gewordensein« ausgesprochen, gewürdigt und symbolisiert werden kann und gehalten wird. Die Haltung in Bezug auf die existentiellen Themen ist daher eine interessiert fragende, wertschätzende, würdigende und Halt gebende. Es ist gewissermaßen ein »gastfreundliches Zu-Gast-Sein«.

Wichtig ist dabei, sich des Gefälles zwischen Versorgern und Versorgten bewusst zu sein. Anders als im medizinisch-pflegerischen Bereich, in dem die Helfer:innen als Expert:innen angefragt sind, ist im Bereich der spirituellen Lebensgestaltung und Sinnfindung jede:r Experte ihrer oder seiner selbst. Gerade die individuelle Gestaltung der Situation gilt es daher zunächst in ihrer bisherigen Form zu würdigen. Das Interesse bezieht sich auf Fragen nach dem, was Kraft und Halt gibt. Auch Verluste und Belastungen können Raum bekommen. Davon ausgehend lassen sich neue Gestaltungsmöglichkeiten entwickeln.

Wo es sinnvolle, pragmatisch verwirklichbare Möglichkeiten gibt, die den Alltag erleichtern und für die Betroffenen möglich sind, ist es gut, diese umzusetzen. In Bezug auf existentielle Fragen gibt es häufig keine einfache Lösung oder Antwort. Hier ist der oder die Begleiter:in als jemand gefragt, der oder die mit dabei ist, sich auf einen Prozess einlässt und die Fragen und gegebenenfalls die damit verbundene Not mit aushält. Diese mitmenschliche Solidarität gehört zu den ältesten Formen des Sterbebeistands. Sie drückt die Zugehörigkeit zu einer solidarischen menschlichen Gemeinschaft aus und ist getragen von der Bereitschaft zur Begegnung.

15.2.2 Begleitung in Ritualen

Wie oben dargestellt symbolisiert sich die tiefere Dimension des Lebens, auf die sich die Spiritualität eines Menschen bezieht, nicht selten im Alltäglichen, vermeintlich Profanen und ist von außen häufig zunächst nicht in ihrer Tiefe wahrnehmbar. Von Ritualen kann im Unterschied zu Routinen dann gesprochen werden, wenn die Tätigkeit neben der Zweckfunktion noch eine andere symbolische Sinnebene umfasst. Dabei spielt es zunächst keine Rolle, ob es sich um individuelle bzw. gemeinschaftliche Rituale handelt oder um gesellschaftliche oder religiöse. Weil im häuslichen Bereich (individuelle bzw. gemeinschaftliche) Rituale aus dem Alltäglichen gespeist und darin verankert sind, können mit dem Fortschreiten einer Erkrankung jegliche alltägliche Tätigkeiten Ritualcharakter gewinnen.

Dies wird insbesondere auch im unmittelbaren Umfeld des Todes bedeutsam. Begleitung in Ritualen kann ein wichtiger Beitrag dafür sein, dass die existentiell überfordernde Situation des Sterbens zuhause für Sterbende und Angehörige lebbar, gestaltbar und begehbar werden kann. Rituale dienen dazu, Übergänge zu gestalten und Sinn und Halt zu symbolisieren. Die einmalige Ausnahmesituation des endgültigen Abschieds ist geprägt von gesellschaftlich getragenen und kulturell geprägten Ritualen. Hier stellt sich für die Angehörigen häufig die Frage, was zu tun ist. Hilfreich sind Begleiter:innen, die Sicherheit im medizinisch-pflegerischen und im spirituellen Bereich vermitteln können. Die Frage der Gestaltung der letzten Lebenszeit wird immer mehr zur Aufgabe der individuellen Gestaltung. Deshalb sollte über Bedürfnisse und Wünsche in Bezug auf die Möglichkeit des Abschiednehmens zuhause gesprochen werden. Da immer weniger Menschen Erfahrungen im Umgang mit dem Sterben überhaupt und vor allem mit dem Sterben zuhause haben, kommt den Begleiter:innen hier eine wichtige Lotsenfunktion zu. Sie können angesichts der fortschreitenden Erkrankung kleine Schritte und Gesten der Beziehungsgestaltung würdigen, aufzeigen und mitgehen, sowie ansprechen, was Angehörige tun können, und Halt und Sicherheit vermitteln. Im Idealfall entstehen dann aus der Situation Abschiedsrituale. Neben solchen, aus dem eigenen Alltag entstandenen Ritualen sind je nach Situation und Bedarf auch religiöse Abschiedsrituale angebracht. Sie verweisen auf das Eingebundensein in eine höhere göttliche Ordnung von Leben und Sterben. Aus der christlichen Tradition sind hier die Feier des Abendmahls/der Hauskommunion, die die Gegenwart und Stärkung durch Jesus Christus in der Sterbestunde symbolisiert, und die Krankensalbung, bei der mit der Salbung von Händen und Stirn des oder der Kranken der besondere Zuspruch von Gottes stärkender, heilsamer Nähe verbunden ist, zu nennen. Ebenso gehören Segensformen[48], in denen der Dank für das Gelungene ebenso ins Gebet genommen wird wie die Bitte um Vergebung und die Bitte um Vollendung des Begonnenen, zur religiösen Begleitung.

Die Art der Gestaltung von Ritualen nach dem Versterben hängt im Wesentlichen von den Beziehungen der Hinterbliebenen untereinander und zur verstorbenen Person ab. In Deutschland gibt es die Möglichkeit der Aufbahrung zuhause, die in vielen Fällen als hilfreich und unterstützend für den Abschieds- und Trauerprozess erlebt wird. Inwieweit kirchliche Seelsorger:innen oder Religionsvertreter:innen einbezogen werden, ob Segensrituale vollzogen werden oder das Leben noch einmal erzählt und ins Wort gebracht wird, bleibt der Entscheidung und der Situation überlassen. Ausschlaggebend ist, was die Zurückgebliebenen in dieser Zeit des Übergangs brauchen.

---

48 Ein Beispiel für einen Sterbesegen wurde vom Bistum Speyer online veröffentlicht (https://www.bistum-speyer.de/fileadmin/user_upload/1-0-0/Hauptabteilung_I/Downloads/HA_I2/Sterbesegen_Gebetskarte.pdf, zuletzt abgerufen am 29.01.2024).

Literatur

Gronemeyer, R. & Heller, A. (2014). *In Ruhe sterben: Was wir uns wünschen und was die moderne Medizin nicht leisten kann.* Pattloch.

16 Wenn der Tod zuhause anklopft... – Die »Zwischenzeit« vom Tod bis zur Bestattung bewusst gestalten

Cornelia Rommé

Das eigene Zuhause war über viele Jahrhunderte der übliche Geburts- und auch Sterbeort der meisten Menschen in Deutschland. Die Vorstellung zuhause sterben zu können, ist mit einem Gefühl von Geborgenheit verknüpft.

Doch was geschieht, wenn die letzte Lebenszeit, wenn das Sterben zuhause zu seinem Ende kommt und der Tod eintritt? Früher – bis in die 1950er Jahre – waren Menschen hierzulande vertraut mit dieser Situation. Wenn ein Angehöriger zuhause starb, wusste man, was zu tun ist. Vieles davon ist in Vergessenheit geraten. Den Anblick eines toten Menschen kennen die meisten inzwischen nur aus Krimiserien.

Es ist ein großes Anliegen der Hospiz- und Palliativbewegung, das Sterben zuhause zu ermöglichen. Gleichzeitig bedeutet dies, Angehörige und Zugehörige darauf vorzubereiten. Die »Zwischenzeit« vom Zeitpunkt des Todes bis zur Bestattung kann als leer und starr empfunden werden. Manch eine:r erlebt sie auch wie in einem Zustand des Gelähmtseins. Wer diese Zwischenzeit hingegen mit Leben füllt, Trittsteine des Abschiednehmens legt und gleichzeitig die Verbundenheit mit dem oder der Verstorbenen über den Tod hinaus für sich spürbar werden lässt, der wächst in eine Trauer hinein, die für das eigene Weiterleben förderlich ist. Trauer ist keine Krankheit, die der Behandlung, sondern eine Fähigkeit, die der Ermutigung bedarf und die gefördert werden will (Canacakis, 1987).

16.1 Begegnung und Abschied von Angesicht zu Angesicht

Stirbt ein Mensch, mit dem wir eng verbunden sind, so bricht eine Welt zusammen. Um in einer solchen Situation bestehen zu können, werden Menschen zu Trauernden. Trauer gehört zum Leben, denn sie ist die natürliche Reaktion auf einen Verlust.

Trauer ist zudem eine Fähigkeit, die es uns ermöglicht, mit Verlusten leben zu lernen. Mit der Fähigkeit zu trauern, gelingt es dem Menschen, Verluste und Abschiede in das eigene Leben zu integrieren. Der Tod eines geliebten Menschen gehört zu den schwersten Verlusten. Die Welt des gemeinsamen Erlebens, des gemeinsamen Seins und Gestaltens hat unwiderruflich ein Ende gefunden.

Es ist für die meisten Menschen nur schwer vorstellbar, dass der geliebte Mensch tatsächlich tot ist, selbst dann, wenn Sterben und Tod aufgrund einer schweren Erkrankung vorhersehbar und erwartbar waren. Der Tod bleibt zunächst irreal, selbst dann, wenn Angehörige den letzten Atemzug miterlebt haben. Man weiß zwar, dass er eingetreten ist, aber dies wirklich zu begreifen, ist ein längerer Prozess (Kachler, 2012). Umso wichtiger ist es, dass Zugehörige Gelegenheiten nutzen, sich dieser unvorstellbaren Situation zu stellen und es sich damit erleichtern, der Wahrheit ins Auge zu sehen.

16.1.1 Den Tod realisieren

Trauer ist nicht ein einziges eingrenzbares Gefühl, sie ist vielseitig und individuell. Wer trauert, befindet sich in einem Prozess, in dessen Verlauf sich die Trauer mit ihren Gefühlen verändert und wandelt. Der amerikanische Trauerforscher William Worden hat den Trauerprozess in vier Aufgaben eingeteilt (Worden, 2011). Die erste Aufgabe soll im Folgenden näher beschrieben werden.

Die Wirklichkeit des Todes zu realisieren, den Tod für wahr zu nehmen und damit den Verlust eines nahestehenden Menschen, ist nach Worden die erste Herausforderung, vor die Angehörige und Zugehörige gestellt sind. Es geht darum, langsam zu begreifen: Der geliebte Mensch ist wirklich tot. Es ist kein schlechter Traum und auch keine Einbildung. Es ist Realität, auch wenn das gar nicht vorstellbar ist.

Wenn William Worden nun von Traueraufgaben spricht, so geht er davon aus, dass trauernde Menschen ihre Trauer aktiv gestalten und durchleben können (Lehner, 2021). Im bewussten Abschiednehmen können An- und Zugehörige das Leben des verstorbenen Menschen nochmals würdigen. Gleichzeitig bietet individuell gestalteter Abschied die Möglichkeit, die persönliche Beziehung zum oder zur Verstorbenen sichtbar und spürbar werden zu lassen.

16.1.2 Realisieren ist Beziehungsarbeit

Was kann Hinterbliebene unterstützen, die erste Aufgabe des Realisierens aktiv zu durchleben? Früher war es selbstverständlich, verstorbene Familienangehörige zuhause aufzubahren. Jede und jeder, der oder die sich mit der verstorbenen Person verbunden fühlte, hatte so die Gelegenheit, diesen Menschen vor der Bestattung noch ein letztes Mal zu sehen.

Die Zeit vom Tod bis zur Beerdigung ist die Zeit, in der die oder der Verstorbene noch da ist, sichtbar und berührbar. Hierbei geht es auch nicht ausschließlich darum, Abschied zu nehmen. Im Zusammensein mit der verstorbenen Person kann – neben dem Abschiednehmen – alles Ungesagte und auch Unversöhnte ins Wort gebracht werden. Der Psychotherapeut und Trauerbegleiter Roland Kachler betont in diesem Zusammenhang, dass Abschiedsrituale stets Beziehungsrituale sind (Kachler, 2012).

16.1.3 Mit den Sinnen wahrnehmen: Sehen und berühren – waschen und anziehen

In der Bibel, im Evangelium bei Lukas und bei Markus, wird uns erzählt, wie die Menschen vor über 2000 Jahren im alten Israel mit dem Körper eines verstorbenen geliebten Menschen verfuhren. »Als der Sabbat vorbei war, kauften Maria aus Magdala, Maria, die Mutter von Jakobus, und Salome wohlriechende Öle. Sie wollten im Höhlengrab die Totensalbung bei ihrem Freund Jesus vornehmen« (EÜ, 2012, MK 16,1, LK 24, 1). Das Johannesevangelium berichtet von zwei Freunden Jesu, die eine Salbmischung aus Myrrhe und Aloe bei sich haben, um den Leichnam von Jesus zu salben und zusammen mit den wohlriechenden Duftstoffen in Leinentücher einzuwickeln. So war es bei jüdischen Begräbnissen üblich (EÜ, 2012, Joh 19,38).

Heutzutage haben viele Menschen eine große Scheu davor, die oder den verstorbene:n Angehörigen noch ein letztes Mal zu sehen oder gar zu berühren. Es hat sich eine diffuse Angst breit gemacht, die Erinnerung an den lebendigen Menschen durch den Anblick des toten Körpers zu verlieren. Was früher selbstverständlich geschah, fängt erst allmählich an, sich wieder zu etablieren. Wird die verstorbene Person aufgebahrt und nicht gleich abgeholt, ergeben sich vielfältige Möglichkeiten der Begegnung, des Abschieds und damit des Realisierens. Hier ist es besonders hilfreich, Trauernde zu diesem Schritt zu ermutigen und gegebenenfalls auch Begleitung anzubieten. Wer den Schritt ins Zimmer der oder des Verstorbenen gewagt hat, erlebt dies in der Regel als wohltuend und heilsam. Die meisten Verstorbenen empfangen ihre Angehörigen mit einem ruhigen, fast lächelnden und friedvollen Gesichtsausdruck.

So empfiehlt der Katholische Bestattungsdienst München, den verstorbenen Menschen noch einmal anzuschauen, ihn zu berühren, vielleicht sogar zu waschen und anzuziehen oder dem oder der Bestatter:in oder dem Pflegepersonal beim Ankleiden der verstorbenen Person zu helfen (EOM, 2023).

Natürlich ist die Begegnung mit dem verstorbenen Menschen auch schmerzhaft. Aber es geht im Trauerprozess nicht darum, den Schmerz zu vermeiden. Vielmehr geht es darum, Nähe und Verbindung spürbar werden zu lassen. Kachler betont, dass Realisierungsarbeit, also die Auseinandersetzung mit dem Verlust, dem Schmerz, der Lücke, die entstanden ist, immer auch Beziehungsarbeit ist. Durch Erinnern, Rituale und symbolische Handlungen, durch das Verinnerlichen der geliebten Person, wird die Beziehung zum verstorbenen Menschen neu gestaltet und gelebt (Kachler, 2012; Lehner, 2021).

Das Museum für Sepulkralkultur in Kassel widmet sich dem Umgang mit Tod, Bestattung und Trauer, heute wie früher. Die Besucher:innen des Museums erfahren, dass die Organisation eines Begräbnisses und alles, was damit zusammenhängt, Aufgabe der Familie, aber auch der Nachbarn war. Nachbarschaftshilfe spielte eine große Rolle. Dies weist darauf hin, dass der Beruf des Bestatters, wie wir ihn heute kennen, erst eine Erscheinung des ausgehenden 19. Jahrhunderts ist.

16.1.4 Den Abschied und die Zeit der Trauer bewusst gestalten

In ihrem Buch »Trauer hat viele Farben« lassen Sabine Bode und Fritz Roth u. a. eine trauernde Ehefrau zu Wort kommen, die sich für den Abschied von ihrem Ehemann mehrere Tage Zeit nahm. Margit Noldes Ehemann starb beim Fahrradfahren durch einen Herzinfarkt (Bode & Roth, 2004). Sie selbst kleidete ihren toten Mann mit einem weichen Rollkragenpullover, dicken Socken, die seine Mutter ihm gestrickt hatte, und seiner schönen Lederjacke, sein Lieblingsstück. Als sie ihren Mann das erste Mal aufgebahrt sah, lag sein Kopf auf einem für ihr Empfinden völlig unpassenden Spitzenkissen. Daraufhin brachte sie bei ihrem nächsten Besuch ein für Ihren Mann passendes Kopfkissen und seine Wolldecke mit. Es wurde ein intensiver Abschied über mehrere Tage.

> »Es fiel mir anfangs schwer, meinen Mann anzufassen, aber es war mir unheimlich wichtig, ihn selbst anzuziehen«, erzählt Margit Nolde. »Ich bin in dem Bestattungshaus in meinem Wunsch unterstützt worden, da habe ich meine Scheu überwunden. Und da ist auch wieder eine Nähe entstanden.« (Bode & Roth, 2004, S. 17)

Nach dem Tod ist es erlaubt, einen verstorbenen Menschen noch einige Zeit zuhause zu behalten. Wie lange dies gestattet ist, wird durch die jeweiligen Bestattungsgesetze der Bundesländer geregelt. In den meisten gilt eine Frist von 36 Stunden. Dies ist etwa in Baden-Württemberg und Nordrhein-Westfalen der Fall. In Brandenburg und Sachsen sind es 24 Stunden. In Bayern legen die Kommunen den Zeitraum fest. In dieser Zeit ist es auch für Angehörige, die weiter weg wohnen, noch möglich, sich auf den Weg zu machen, um die verstorbene Person zu besuchen. Die Angst vor Verwesung und Leichengift ist meist unbegründet. Wenn der Raum gekühlt werden kann bzw. keine hohen Temperaturen herrschen, entstehen keine unangenehmen Gerüche. Eventuell bestehende Wunden können nach dem Versterben noch einmal frisch versorgt werden. Meist reicht es aber, wenn zwischen Laken und Matratze eine Pflegeunterlage liegt, das Fenster geöffnet und die Heizung im Zimmer ausgeschaltet wird. Bei Bedarf kann mit ätherischen Ölen oder Raumdüften die Luft verbessert werden.

Zur Veranschaulichung folgen nun zwei Fallbeispiele aus meiner Beratungspraxis.

Fallbeispiel

Die Zeit zwischen Tod und Bestattung für Begegnung und Abschied zu nutzen, erweist sich nochmals dringlicher, wenn Eltern eine Todgeburt erleben. Ihre Erfahrung damit beschrieb mir das Ehepaar W. beispielhaft. Hierzu im Folgenden die Aussage von Frau W.

»Wir hatten eine Beleghebamme und die hat uns auch sehr gut unterstützt. Wie z. B., dass wir eben unseren Sohn nicht sofort zur Obduktion weggeben, sondern dass wir noch die Möglichkeit haben ihn über das Wochenende im Krankenhaus zu behalten, wenn wir noch das Bedürfnis haben, ihn sehen zu können. Das war uns in dem Moment gar nicht bewusst, dass diese Tage bis zur

Beerdigung die letzten Tage sind, wo wir unser Baby noch sehen können und dass es das Einzige ist, was wir von ihm haben.«

Fallbeispiel

Ebenso ließ sich Familie H. Zeit, als ihr unheilbar erkranktes, neun Monate altes Kind starb. Das Ehepaar beschloss, den Abschied von ihrem kleinen Sohn ganz persönlich zu gestalten. So erlebten die Eltern mit ihrer kleinen Tochter, dass der Schrecken des Todes nicht lähmt, nicht jeglichen Lebensmut nimmt. Was die Eltern erfahren haben, ist lebendige Trauer, die ihnen und ihrer Tochter ein Weiterleben ermöglichte. Die Mutter weiß heute, wie wichtig es war, diese Zeit aktiv gestaltet zu haben. Sie erzählt mir: »Ich denke einfach, dass wir mit dem Gefühl weiterleben können, für unser Kind alles getan zu haben, was wir konnten und auch versucht haben, ihm unsere ganze Liebe zu zeigen. Auch am Schluss, als er gestorben war. Wir wollten, dass das ganz persönlich für ihn ein Abschied wird und auch für uns von unserem Kind und deswegen denken wir da gerne dran zurück. Wir hatten ihn eineinhalb Tage bei uns noch, sodass unsere Freunde sich verabschieden konnten von ihm und dass auch die Kinder sich mit verabschieden, denn wir haben auch sehr viele Kinder im Freundeskreis, die dann fast alle dabei waren und sich nochmal von ihm verabschiedet haben, als er schon gestorben war«.

16.1.5 Das Klageritual Myroloja

Aus dem griechischen Kulturkreis stammend beschreibt Canacakis in seinem Buch »Ich sehe deine Tränen« das Klageritual »Myroloja« der Frauen im griechischen Ort Mani. Die Solidarität der Gemeinschaft und der in Worte und Gesang ausgedrückte Trauerschmerz stützt und stärkt die Trauernden. Wenn trauernde Menschen spüren, dass sie verstanden und ernst genommen werden in allen Gefühlen, die im Trauerprozess auftauchen, ist dies ungemein tröstlich. Canacakis beschreibt nach dem Tod seines Vaters sein eigenes Erleben mit dem Myrolojaritual.

> »Am nächsten Morgen war seine Zeit gekommen. Sein Leben verlöschte wie eine Kerze, die zu Ende gebrannt ist. In seinen Mundwinkeln blieb ein winziges Lächeln zurück. Wir hielten seine Hände fest und streichelten sein Gesicht und seine schönen weißen Haare. […] Das Myrolojaritual verhalf uns zu einem guten Abschied. Die Frauen kamen aus allen Dörfern und sangen die ganze Nacht Trauerlieder. Die spontan erdichteten Gesänge erzählten von seiner Jugend, von seiner Güte, seiner Gerechtigkeit, von dem Beruf, in dem er ein wahrer Künstler war […]. Die Beerdigung und das anschließende Mahl brachten das Dorf, Verwandte und Bekannten näher zusammen, man versprach sich gegenseitige Hilfe. Das Ritual und die Gesänge halfen uns und allen anderen, eine schöne Erinnerung an Vater Niko mitzunehmen.« (*Canacakis, 1987, S. 69*)

16.2 Sarggestaltung und Grabbeigaben

In jedem Bestattungsinstitut gibt es eine Auswahl an Särgen aus verschiedenen einfachen oder auch edlen Hölzern. Hat der verstorbene Mensch nicht zu Lebzeiten schon selbst für sich eine Wahl getroffen, müssen dies die nächsten Angehörigen tun. Doch neben der Auswahl eines passenden Sarges gibt es weit mehr Möglichkeiten der aktiven Gestaltung.

Der Künstler Alfred Opiolka bemalt nicht nur Wände und Fassaden, er bemalt auch Särge. Denn, so sagt er, »der Sarg ist das letzte Geschenk an den Verstorbenen und ein Zeichen der Wertschätzung für ihn« (Roth & Schwikart, 2009, S. 53).

Neben dieser Idee, den Sarg oder auch die Urne von einem Maler individuell künstlerisch gestalten zu lassen, können Angehörige den Sarg auch selbst bemalen. Vor allem wenn Kinder zu den Trauernden gehören, ist dies eine gute Möglichkeit, sich an das Leben des Verstorbenen gemeinsam zu erinnern, der Liebe zu diesem Menschen und seiner eigenen Trauer Ausdruck zu verleihen. Auf die Innenseite des Sargdeckels können auch kleine Botschaften geschrieben werden, die nicht jeder lesen soll.

> **Fallbeispiel**
>
> Familie H. gefiel der Gedanke, den kleinen Sarg für ihren Sohn selbst zu bemalen. Sie breiteten im Wohnzimmer Folien aus, setzten den Sarg darauf und Vater, Mutter und Schwester bemalten je eine Seite. Mit dabei, auf dem Sofa liegend, war das tote Kind. Frau H. erinnert sich an die für manch einen vielleicht zunächst befremdlich erscheinende Situation: »Wir haben uns eine ganz schöne Atmosphäre einfach im Wohnzimmer geschaffen, ganz viele Kerzen angemacht, den Ofen angeschmissen und es war draußen kalt und regnerisch, haben Tee gekocht und haben dann die Farben aufgestellt. Und unser Sohn lag auf dem Sofa. Irgendwie war es einerseits unwirklich, aber andererseits war es auch ganz beruhigend, weil man so ganz vertieft war in dieses ‚Wie gestalte ich ihm das jetzt noch mal ganz schön und gib ihm diese persönliche Note noch mit?'. Das war so wichtig, weil es ja so wenig Dinge gibt, die man – zu dem Zeitpunkt sowieso aber auch schon vorher – noch für ihn machen konnte, so konnten wir auf die Art und Weise ihm nochmal was ganz Persönliches mitgeben. Und das war auch als Teil des Abschiednehmens ein wichtiger Schritt«.
>
> Diesen Nachmittag erlebte die Familie als ruhig und harmonisch. Sie konnten diese letzten Stunden, in denen sie zusammen etwas Schönes gestalteten, miteinander genießen. Schließlich waren es die letzten Stunden, die sie noch mit ihrem Sohn zusammen hatten, bevor er vom Bestattungsinstitut abgeholt wurde.

16.2.1 Grabbeigaben – Geschenke als Ausdruck von Liebe

Viele trauernde Menschen möchten verstorbenen Angehörigen noch etwas auf die letzte Reise mitgeben. Dieses Bedürfnis ist nicht erst in unserer Zeit entstanden, es findet sich bereits in alten Kulturen, in denen die Menschen an ein Leben nach dem Tod glaubten.

Heute ist bei Trauernden das Bedürfnis, ihren verstorbenen Angehörigen etwas mitzugeben, wieder häufiger anzutreffen. Viele Bestatter:innen stellen fest, dass sich ihre Kund:innen während der Gespräche im Bestattungsinstitut auch nach der Möglichkeit von Grabbeigaben erkundigen.

Neben christlichen Symbolen (z. B. ein kleines Kreuz oder ein Rosenkranz), Schmuck, Fotos der Familie, Blumen oder selbstgemalten Bildern von Kindern gibt es auch außergewöhnliche Gegenstände, die den Toten beigelegt werden: eine Kuscheldecke, eigene Bettwäsche, ein Wanderstock mit Hut, Kuschelsocken oder eine Lesebrille mit Sudoku-Heft und Kugelschreiber, damit der oder die Verstorbene, wenn er oder sie im Himmel ankommt, weiter rätseln kann.

Fallbeispiel

Frau M. hatte das Bedürfnis, ihrem Mann einige seiner Klaviernoten mit ins Grab zu geben. Auf seinem Klavier zu spielen, war für ihn stets sehr entspannend und beglückend gewesen.

Fallbeispiel

Als Herr B. vor der Beerdigung seiner Mutter mit dem Pfarrer sprach, erzählte er ihm, dass seine Mutter immer und überall ihr Strickzeug bei sich hatte, weil sie ihren Kindern, Enkeln und Freundinnen immer gerne Socken oder Schals strickte, die alle liebten. Nach dem Gespräch war ihm klar, dass er ihr unbedingt Wolle und Stricknadeln mit ins Grab geben wollte.

Fallbeispiel

In dem Buch »Nimm den Tod persönlich« berichtet Georg Schwikart von einem Vater, dessen 20-jähriger Sohn starb. Für den Vater war klar, dass es nicht wirklich passte, Blumen in sein Grab zu werfen. Blumen hatten für seinen Sohn keine Bedeutung. Stattdessen gab die Familie all die Süßigkeiten, die er gern genascht hatte, mit in sein Grab. Dies wurde später zu einem kleinen Ritual. Wer auch immer aus der Familie auf den Friedhof ging und das Grab des jungen Mannes aufsuchte, brachte süße Leckereien mit und hinterließ sie am Grab (Rot & Schwikart, 2009).

Des Weiteren kann dem oder der Verstorbene:n ein persönlicher Brief mitgegeben werden. Diese Möglichkeit wird heutzutage häufig genutzt. In einem Brief drückt der oder die trauernde Angehörige alles aus, was ihr oder ihm wichtig ist, was auf dem Herzen liegt, was zu Lebzeiten vielleicht auch versäumt wurde, zu sagen. Alle Liebe und Sehnsucht, die Bitte um Vergebung und der Dank für alles gemeinsam Erlebte können hier zum Ausdruck gebracht werden. Kinder haben oft große Freude daran, ein Bild zu malen und es beispielsweise dem verstorbenen Opa oder der verstorbenen Oma mitzugeben.

16.3 Die Feier der Beerdigung – das letzte große Fest

Runde Geburtstage, Hochzeiten, Geburten und Taufen wollen gefeiert werden. Die jeweiligen Feiern werden von den Beteiligten oft sehr aufwändig gestaltet und mit viel Liebe ausgiebig vorbereitet. Es soll ein schönes, großes Fest werden, an das sich alle Gäste gerne erinnern.

Die Feier der Beerdigung hingegen ist ein unliebsames Fest. Lange Zeit warben Bestattungsunternehmen damit, alles zu übernehmen, was für diese Feier zu tun ist, um die Angehörigen zu entlasten (Rinder & Rauch; 2016). Doch das Rund-um-Angebot der Bestattungsinstitute bietet nur vordergründig Hilfe. Was gut gemeint ist, lässt wenig Raum für eine individuelle Gestaltung der Feier. Wenn Angehörige erkennen, dass die Feier der Beerdigung ein letztes großes Fest für den verstorbenen Menschen sein kann, dann entsteht oft der Wunsch, dieses Fest aktiv und kreativ zu gestalten. Wer dies tut, beschäftigt sich bewusst mit dem Leben und Wirken der verstorbenen Person und unterstützt damit den unvermeidbaren Abschied und den eigenen Trauerprozess. Inzwischen gibt es immer mehr Bestattungsinstitute, die ihre Kund:innen ermuntern, die kostbare Zeit zu nutzen. Wer das Gefühl hat, alles, was wichtig war, getan zu haben, der verspürt eine Lebenskraft, die es einem erleichtert im eigenen Leben wieder Fuß zu fassen.

16.3.1 Die Trauerfeier individuell gestalten

Trauerfeiern können sehr individuell gestaltet werden. Selbst bei kirchlichen Bestattungen, die einen traditionell geprägten Ritus vorweisen, gibt es genügend Spielraum für eigene Ideen. So kann man Musikstücke auswählen, die der oder die Verstorbene mochte oder sich vielleicht sogar für die eigene Beerdigung gewünscht hat. Angehörige oder Freund:innen haben ebenso die Möglichkeit, selber zu musizieren oder zu singen und so ein letztes kleines Konzert für den verstorbenen Menschen zu geben.

Die Trauerrede wird meist von einem oder einer Pfarrer:in oder Trauerredner:in gehalten, die oder der nach einem Gespräch mit den Angehörigen an besondere Eigenschaften und Erlebnisse der oder des Verstorbenen erinnert und so sein oder ihr Leben noch einmal lebendig werden lässt. Doch kann die Trauerrede auch von Angehörigen oder einem oder einer Freund:in übernommen oder ergänzt werden. Bei der Auswahl der Lesungen, bei Texten und Gedichten jeglicher Art können Angehörige die vermuteten oder bekannten Lieblingstexte der Verstorbenen berücksichtigen und auch eigene Bedürfnisse einfließen lassen.

Die Freiheiten, die für die Trauerrede und für die Musik- und Textauswahl gelten, sind ebenso auf den Ort der Trauerfeier anwendbar. So muss eine Trauerfeier nicht zwangsläufig in einer Kirche stattfinden. Gibt es einen Ort oder einen Raum, mit dem die verstorbene Person sehr verbunden war, kann dies ein passender Ort für die Trauerfeier sein.

Trauernde befinden sich in einem meist länger andauernden Ausnahmezustand. Ihr Selbst und ihr Lebensumfeld sind von Grund auf erschüttert. Das Unfassbare fassbar zu machen, ist im Trauerprozess von großer Bedeutung. Hierzu kann das kreative Potenzial, das in jedem Menschen vorhanden ist, genutzt werden.

Trauer birgt das Risiko, im Vergangenen verhaftet zu bleiben. Doch wenn Menschen den Weg der Trauer als Entwicklungsweg verstehen lernen, können sie an ihm reifen. Dies erfordert, ihn bewusst anzugehen. Menschen sind mit einer angeborenen Trauerfähigkeit ausgestattet. Denn diese ist notwendig, um zu überleben. Der Begriff »Abschied nehmen« drückt aus, dass Menschen aktiv werden und dass sie etwas nehmen, also etwas bekommen. Trauer ist ein tiefes Gefühl mit enormer Energie, das kreativ für einen neuen Lebensbeginn eingesetzt werden kann.

Literatur

Bode, S. & Roth, F. (2004). *Trauer hat viele Farben.* Ehrenwirth.
Canacakis, J. (1987). *Ich sehe deine Tränen. Trauern, Klagen, Leben können.* Kreuzverlag.
Einheitsübersetzung der Heiligen Schrift (EÜ). (2012). *Die Bibel.* Verlag Katholisches Bibelwerk.
Erzbischöfliches Ordinariat München (EOM). (2023). Katholischer Bestattungsdienst. https://www.erzbistum-muenchen.de/ueber-uns/seelsorgsregionen/muenchen/katholischer-bestattungsdienst/abschied-nehmen
Kachler, R. (2012). *Hypnosystemische Trauerbegleitung. Ein Leitfaden für die Praxis.* Carl Auer.
Lehner, B. (2021). *Praxisbuch – Trauerfeiern und Bestattungen. Trauernde verstehen – Abschiedsrituale gestalten.* Patmos.
Rinder, N. & Rauch, F. (2016). *Das letzte Fest. Neue Wege und Rituale in der Zeit der Trauer.* Gütersloher Verlagshaus.
Roth, F. & Schwikart, G. (2009). *Nimm den Tod persönlich. Praktische Anregungen für einen individuellen Abschied.* Gütersloher Verlagshaus.
Worden W. (2011). *Beratung und Therapie in Trauerfällen. Ein Handbuch.* Huber.

17 Ethik in der Häuslichkeit: Aspekte – Bedarfe – Rahmungen

Birgitta Behringer

17.1 Fallbeispiel Teil A

Bei der 70-jährigen Frau K. besteht seit Jahren der Verdacht einer präsenilen Demenz mit einer ausgeprägten Persönlichkeitsstörung. In den Jahren 2008 bis 2010 kam es mehrfach zu selbstschädigenden Handlungen, zum Teil in fraglicher suizidaler Absicht, wobei sie sich nach dem Streit mit dem Ehemann auf Bahngleise stellte, einen Sprung aus dem Fenster des ersten Obergeschosses unternahm, eine Stichverletzung des Oberkörpers aufwies und Online-Käufe bis zur Verschuldung durchführte. Hierzu gibt es einen Krankenhausbericht aus der Psychiatrie im Jahr 2010 sowie mehrere Arztbriefe eines niedergelassenen Psychiaters. Es werden ihr hochgradige Störungen der kognitiven Fähigkeiten, Wahnstimmungen, ein aufgehobener Bezug zur Realität und eine aufgehobene Kritik- und Urteilsfähigkeit assistiert (2011). Seit 2010 ist es zu keinen Krankenhauseinweisungen mehr gekommen. Frau K. lebt mit ihrem Ehemann zusammen. Es gibt drei erwachsene Kinder. Im Jahr 2010 wurde eine rechtliche Betreuung eingerichtet, da der Ehemann mit der Situation überfordert war. Er selbst erkrankte an einem Burnout, es folgten viele Fehlzeiten bei seiner Arbeit als Altenpfleger, und er wurde frühverrentet, wobei er zunehmend mit der Pflege seiner Frau beschäftigt war. Medizinisch wurde Frau K. nur noch vom Hausarzt betreut. 2023 erfolgte die Einweisung in das Palliativnetz, da Frau K. mittlerweile bettlägerig geworden war und Schluckstörungen mit Aspirationsneigung entwickelt hat. Frau K. reagiert nun fast gar nicht mehr auf Ansprache. Die gesamte Wohnung wirkt wie eine Krankenstation, die Patientin liegt im Pflegebett, der Ehemann hat seine Schlafstätte auf dem Sofa. Die Patientin wirkt gut gepflegt. Zur Frage steht jetzt die weitere Ernährung. Soll Frau K. über einen Schlauch ernährt werden, der direkt durch die Bauchhaut in den Magen führt (perkutane endoskopische Gastronomie, PEG)?

Das Ehepaar hat in der Vergangenheit nie über ihre Behandlungswünsche am Lebensende gesprochen. Wie soll in der nächsten gesundheitlichen Krise – z. B. bei einer Lungenentzündung – gehandelt werden? Der Ehemann hat Sorgen, Entscheidungen für seine Frau allein zu treffen; er möchte Transparenz und ein geordnetes Vorgehen, um auch vor dem Urteil der Familie bestehen zu können. Darum wendet er sich an das ambulante Ethikkomitee, welches ihm bei der Entscheidungsfindung helfen soll. Er wünscht sich, dass zumindest seine Tochter, der Hausarzt und der Betreuer bei dem Gespräch anwesend sind. Die Söhne wohnen weiter entfernt und können nicht hinzukommen.

17.2 Das ambulante Ethikkomitee Bochum e. V.

Das ambulante Ethikkomitee Bochum e. V. (AEB) hat es sich zum Ziel gesetzt, Menschen in der Region bei schwierigen medizinethischen Entscheidungen zu unterstützen, vor allem wenn es um Fragen der Selbstbestimmung, Nutzen und Schaden von Behandlungsoptionen sowie Gerechtigkeit gegenüber im Krankheitsfall betroffenen Personen geht (AEB, 2023). Das AEB hat hierzu mehrere Angebote. Dazu gehören Öffentlichkeitsarbeit und die Etablierung einer standardisierten gesundheitlichen Vorausplanung, bei der professionelle Gesprächsbegleitende Vorsorgeplanende dazu befähigen, ihre Behandlungswünsche in zukünftigen gesundheitlichen Krisen zu benennen, zu dokumentieren und diese auch mit Angehörigen und Behandelnden zu besprechen. Diesen Prozess nennt man im Englischen Advance Care Planning oder ACP (Höfling et al., 2019; in der Schmitten et al., 2016). Das dritte Angebot des AEB ist die Moderation ethischer Fallgespräche. Diese sind hilfreich, wenn es wichtig erscheint, dass bei der medizinischen Behandlung eines Menschen die an der Versorgung maßgeblich beteiligten Professionen und Angehörigen gemeinsame Entscheidungen treffen. Die Moderation dieser Gespräche übernehmen nach den Empfehlungen der Akademie für Ethik in der Medizin ausgebildete Ethikberater:innen (Simon, 2023). Im Idealfall gehören zu einem Moderatorenteam ein:e Moderator:in, eine Komoderator:in sowie ein:e Protokollant:in aus den verschiedenen Professionen der Medizin, der Pflege und der sozialen Arbeit. Das Angebot für ethische Gespräche ist auf der Homepage ersichtlich; hierzu gibt es Flyer und Vorträge. Die Moderation wird anhand eines Gesprächsleitfadens durchgeführt. Zum Gespräch kommen der oder die Patient:in und/oder der oder die rechtliche Betreuer:in, wichtige Angehörige sowie der oder die behandelnden Ärzt:innen und Pflegenden. Die Gespräche finden in Seniorenheimen, Wohngruppen für Beatmungspatient:innen oder für an Demenz Erkrankte sowie in Einrichtungen für Menschen mit kognitiven Einschränkungen statt oder auch zuhause und in der Geschäftsstelle des ambulanten Ethikkomitees. Das AEB hat sich als Verein gegründet und richtet sich nach den Empfehlungen der Akademie für Ethik in der Medizin (Simon, 2023).

17.3 Methoden

Der Gesprächsleitfaden ist eine Abwandelung der Nimwegener Methode (Bert, 2000) und diskutiert die medizinethische Frage nach einer Faktensammlung anhand der medizinethischen Kriterien von Beauchamps und Childress (Marckmann et al., 2018; Beauchamp, 2019).

17.4 Fallbeispiel Teil B: Wie ging es weiter?

Über die Geschäftsstelle des ambulanten Ethikkomitees wird ein Gesprächstermin in den Geschäftsräumen des Vereins vereinbart. Eingeladen werden der Ehemann, die Tochter und die Palliativärztin. Der rechtliche Betreuer sagt, dass er sich ganz nach den Wünschen der Familie und des Ehemanns richte, zu denen er in Bezug auf ihre Urteilsfähigkeit großes Vertrauen habe, sodass er dem Treffen fernbleibt. Der Hausarzt hat keine Zeit. Das Team des Ethikkomitees besteht in diesem Fall aus drei Personen, der Moderatorin, der Ko-Moderatorin und der Protokollantin.

Die zu besprechende Fragestellung lautet: Soll Frau K. nun künstlich über eine perkutane Magensonde (PEG) ernährt werden, weil die orale Nahrungsaufnahme zunehmend schwierig wird?

Leider gibt es keine Patientenverfügung und keine nachvollziehbaren Patientenwünsche. Wie die früheren Selbstmordversuche zu bewerten sind, ist unklar. Der Ehemann geht davon aus, dass seine Frau in diesem Zustand der vollständigen Pflegebedürftigkeit mit fortgeschrittenen kognitiven Einschränkungen und Bettlägerigkeit sowie Schluckstörungen ohne Aussicht auf Besserung wahrscheinlich nicht hätte leben wollen. Einer auf Lebensverlängerung ausgerichteten künstlichen Ernährung über eine perkutane Magensonde hätte sie mutmaßlich nicht zugestimmt. Er habe auch die Geschwister seiner Frau befragt. Diese wären einer ähnlichen Meinung.

Nach der Sammlung medizinischer und pflegerischer Fakten und der Evaluation der beiden Therapieoptionen – vorsichtige orale Ernährung wie bisher oder Ernährung über eine PEG – wird deutlich, dass Frau K. aufgrund der weit fortgeschrittenen Demenz eine Patientin mit einer sehr eingeschränkten Lebenserwartung ist. Es besteht ein großes Risiko der weiteren Zustandsverschlechterung und des Versterbens, und zwar unabhängig von der Art der Ernährung. Denn derzeit schreiten die geistigen und körperlichen Abbauprozesse voran, obwohl der aktuelle Ernährungszustand noch ausreichend ist. Aufgrund dieser Überlegungen und vor dem Hintergrund der DGEM-Leitlinien (Deutsche Gesellschaft für Ernährungsmedizin), in denen für Menschen in diesem Erkrankungszustand keine künstliche Ernährung mehr empfohlen wird, wird die Entscheidung getroffen, dass für Frau K. die Anlage eine PEG nicht infrage kommt (Volkert et al., 2013). Nun geht es nicht mehr um die Frage der Ernährung. Es entsteht die Notwendigkeit der Vorbereitung auf zukünftige gesundheitliche Krisen. Welches Therapieziel soll verfolgt werden, wenn es zur weiteren Verschlechterung, z. B. durch eine Aspirationspneumonie, kommt? Was soll in diesem Fall medizinisch unternommen werden?

Dem Ehemann ist es wichtig, alle in häuslicher Umgebung verfügbaren medizinischen Maßnahmen zur Lebensverlängerung seiner Frau zu ermöglichen. Hierzu gehören die subkutane Flüssigkeitszufuhr und ein Absauggerät bei übermäßiger Schleimproduktion. Wenn es jedoch um intensivere medizinische Maßnahmen geht, macht die Nutzen- und Schadensabwägung deutlich, dass allein Krankenhauseinweisungen eine erhebliche Belastung für Frau K. mit dem

Risiko des Delirs und eines weiteren Demenzschubs bedeuten. In den Krisen, in denen eine Krankenhauseinweisung zur Lebensverlängerung notwendig würde, bleibt Frau K. zuhause, und dann wird das Sterben zugelassen. In diesen Situationen wird der palliativmedizinische Konsiliardienst mit seiner 24-Stunden-Rufbereitschaft hinzugezogen, damit leidvolle Symptome behandelt werden und die Familie Unterstützung erfährt. Alle am Gespräch Beteiligten sind mit diesen Behandlungsoptionen einverstanden. Diese werden als Empfehlung für den Betreuer und die behandelnden Ärzte in einem Protokoll dokumentiert.

17.5 Häufige Anlässe für ethische Fallgespräche im ambulanten Bereich

Die meisten ethischen Anfragen werden angefordert, weil Patient:innen nicht einwilligungsfähig sind. Die Einwilligungsunfähigkeit ist für die Rechtfertigung einer medizinischen Behandlung ein großes Problem. Normalerweise muss ein Patient den Behandlungsvorschlägen eines Arztes oder einer Ärztin zustimmen, nachdem diese:r sichergestellt hat, dass diese auch in ihren Konsequenzen verstanden wurden. Wenn der oder die Patient:in selber nicht entscheidungsfähig ist, benötigt er oder sie eine:n rechtliche:n Vertreter:in, d. h. eine:n Vorsorgebevollmächtigte:n oder eine:n Betreuer:in für gesundheitliche Fragen, der oder die dann anstelle des oder der Patient:in in vorgeschlagene medizinische Behandlungen einwilligt oder diese auch ablehnt. Dies ist im Betreuungsrecht und im Patientenrechtegesetz[49] hinterlegt. Es ist für rechtliche Patientenvertretende und auch für behandelnde Ärzt:innen sowie für nahe An- und Zugehörige eine große Herausforderung, wenn sie nicht ganz sicher sein können, ob Patient:innen mit einer Therapie einverstanden sind oder nicht. Oft fehlt Ärzt:innen Handlungssicherheit. Sie haben den Eindruck, sie könnten ihrer Verantwortung nicht gerecht werden. Und genau da bietet das ambulante Ethikkomitee seine Hilfe an.

Die Grundfrage lautet häufig: Was ist die beste Behandlung für den oder die Patient:in? Welche Behandlung nützt ihm oder ihr am meisten, damit er oder sie seine oder ihre persönlichen Lebensziele verwirklichen kann und welcher Behandlung unter mehreren möglichen stimmt er oder sie auch zu?

In der Moderation von Gesprächen werden zunächst medizinische Fakten gesammelt. Was ist die Diagnose, welche Behandlungsoptionen gibt es, und wie ist die Prognose des oder der Patient:in mit und ohne mögliche Behandlungen?

Dann wird aber auch untersucht, was der oder die Patient:in eigentlich will. Kann er oder sie das selbst sagen, oder, wenn er oder sie das nicht kann, hat er oder sie eine Patientenverfügung oder hat er oder sie mündlich seinen oder ihren Behand-

---

[49] § 1863 BGB (Umfang der Betreuung, Pflichten des Betreuers) und § 630 BGB (Gesetz zur Verbesserung der Rechte von Patientinnen und Patienten)

lungswunsch für genau diese Krankheitssituation mitgeteilt? Der mutmaßliche Wille kann sich erschließen, wenn man untersucht, ob der oder die Patient:in schon früher etwas zu ähnlichen Krankheitssituationen bei anderen ihm oder ihr bekannten Menschen gesagt hat oder wie er oder sie sich früher zu Gesundheit und Krankheit verhalten hat. Wie gerne lebt er oder sie, wie gerne hat er oder sie gelebt, was war ihm oder ihr immer wichtig? Diese Fragen werden systematisch beantwortet und daraus wird ein Bild geschaffen, welches der Selbstbestimmung des auch aktuell nicht einwilligungsfähigen Menschen möglichst nahekommt.

Zu den häufigen Diagnosen der Patient:innen, die im Mittelpunkt einer ethischen Fallbesprechung stehen, gehören die Demenz und auch kognitive Einschränkungen bei geistiger Behinderung und psychiatrischen Erkrankungen. Patientenverfügungen liegen nicht immer vor oder sie sind nicht belastbar und nachvollziehbar mit dem Eindruck, der oder die Verfasser:in habe die Hintergründe und Folgen seiner oder ihrer Verfügung nicht verstanden. Manchmal entstehen medizinethische Fragen auch, weil Patientenverfügungen nicht beachtet wurden (Fagerlin, 2004). Oft haben Menschen sich auch früher nie dazu geäußert, wie sie behandelt werden wollen, wenn sie dauerhaft nicht einwilligungsfähig sind. Schluckstörungen, Gewichtsabnahme oder häufige Krankenhauseinweisungen aufgrund von Lungenentzündungen, Stürzen und Blutungen sind dann meist der Anlass, ein ethisches Fallgespräch einzuberufen. Zu den typischen Fragestellungen gehören folgende: Soll eine künstliche Ernährung durchgeführt werden, weil die normale Nahrungsaufnahme nicht mehr möglich ist? Darf eine einmal begonnene künstliche Ernährung beendet werden, weil sie nicht zur Zustandsverbesserung führt, oder weil sie vielleicht nicht gewollt ist (Marckmann et al., 2018)? Ähnliche Fragen treten auch auf, wenn es um die künstliche Beatmung geht. Immer wieder gibt es Patient:innen, die nach einer Reanimation künstlich beatmet und ernährt mit erheblichen kognitiven Einschränkungen zurück in das häusliche Umfeld kommen und die Angehörigen sich fragen, ob das so im Wille des oder der Patient:in ist.

Übergeordnet wird fast immer besprochen, was in der nächsten lebensbedrohenden Krise zu tun ist. Darf medizinische Behandlung dann dazu beitragen, das Leben zu verlängern? Welche Ziele sollen verfolgt werden?

17.6. Besonderheiten im ambulanten Setting

Die Versorgung von Patient:innen findet nur in akuten Krisen in Krankenhäusern statt. Die meiste Zeit des Krankheitsverlaufs verbringen die Menschen zuhause. Dort gibt es Kontakte zu verschiedenen Anbietern im Gesundheitswesen wie den niedergelassenen Ärzt:innen, Pflegediensten, Wundversorger:innen usw. Diese Anbieter arbeiten jedoch nicht gleichsam »automatisch« zusammen, sondern kümmern sich arbeitsteilig vorwiegend um ihre Aufgabengebiete. Koordinierende Funktion hat zumeist der Hausarzt oder die Hausärztin. Es gibt keine Foren, bei denen alle zusammen um gemeinsame Entscheidungen ringen oder sich gegenseitig informieren. Zwar ist es rechtlich so, dass der behandelnde Arzt oder die behandelnde Ärztin gemeinsame Entscheidungen mit dem oder der Patient:in oder seinem oder ihrem rechtlichen Vertreter treffen können. Bei Fragen, bei denen es um Leben und Sterben geht, sind aber auch die anderen an der Versorgung Beteiligten betroffen. Hier kann es dann zu Unverständnis, Unzufriedenheit bis hin zu Konflikten und übler Nachrede kommen. Das Ethikkomitee organisiert einen gemeinsamen Austausch, um medizinethische Fragen zu artikulieren, Informationen aller Beteiligten zu sammeln und in einem moderierten Gespräch anhand medizinethischer Kriterien gemeinsame Empfehlungen aller Beteiligten zu ermöglichen.

Aber auch Ethikberater:innen im Bereich der ambulanten Patientenversorgung sind nicht notwendigerweise in einer Institution beheimatet. In Bochum sind Ethikberater:innen in Seniorenheimen in der sozialen Arbeit oder der Pflege beschäftigt, oder sie sind niedergelassene Ärzt:innen oder kommen aus der Seelsorge oder aus Hospizdiensten. Die Arbeitgeber sind unterschiedlich und Ethikberatung wird nicht finanziert. Zumeist findet ambulante Ethikberatung in der Freizeit und ehrenamtlich statt.

17.7 Bedarfe eines ambulanten Ethikkomitees

Die Moderation ethischer Gespräche ist eine verantwortungsvolle Aufgabe, auch wenn das Ziel von ethischen Gesprächen Behandlungsempfehlungen sind und keine Behandlungsentscheidungen. Behandlungsentscheidungen werden von den behandelnden Ärzt:innen und den Patient:innen bzw. den rechtlichen Patientenvertreter:innen getroffen. Die Synthese der Faktensammlung und deren Abwägung anhand medizinethischer Kriterien soll Anhaltspunkte geben für gut begründete medizinische Behandlungen. Zur Professionalität von Ethikberater:innen gehören verschiedene Eigenschaften, u. a. Verantwortungsgefühl sowie grundlegende Kenntnisse über die medizinische Behandlung von Patient:innen und Strukturen im Gesundheitswesen, aber auch bezüglich der rechtlichen Situation von Behandler:innen und Patient:innen. Wichtig sind Kenntnisse der Moderation und auch ausreichende Erfahrung diesbezüglich. Die Ethikberater:innen im Bochumer ambulanten Ethikkomitee sind ausgebildet nach den Vorgaben der Akademie für Ethik in der Medizin (AEM) und haben mindestens eine Zertifizierung in der Kompetenzstufe K1 (Simon, 2023).

17.8 Diskussion

Der 111. Ärztetag forderte bereits 2008 die Bundesärztekammer auf, Maßnahmen für eine ambulante Ethikberatung in Deutschland zu entwickeln (Bundesärztekammer, 2008, S. 76). Bis heute wird ambulante Ethikberatung nicht von allen Landesärztekammern aktiv unterstützt bzw. gefördert. Im ambulanten Setting sind Ethikberater:innen nicht in einer Institution beheimatet. Zumeist werden sie von ihren Arbeitgebern für die Moderation ethischer Fallgespräche im häuslichen Bereich nicht freigestellt. Somit arbeiten die Ethikberater:innen ehrenamtlich, obwohl sie hohe Qualifikationen nachweisen müssen. Auch das Zeitbudget ist begrenzt, weil sie berufliche Verpflichtungen haben.

Ethikberatung sollte niederschwellig sein. Im Grunde ist sie sehr teuer, wenn man bedenkt, dass professionelle Ethikberater:innen, Ärzt:innen, Pflegende und Betreuer:innen sich eine Stunde unbezahlt Zeit nehmen sollen. Ethikberatung erfährt wenig Wertschätzung und wird als nettes »Add-on« gesehen. Eine angemessene Finanzierung erscheint den Praktizierenden unrealistisch; so könnten/würden etwa Privathaushalte die Finanzierung eines Ethikgesprächs nicht finanzieren.

Und doch ist Ethikberatung gerade im ambulanten Bereich wichtig, um ernsthaften Konflikten vorzubeugen, die entstehen, nachdem Entscheidungen getroffen wurden, bei denen nicht alle Beteiligten einbezogen waren. Denn insbesondere bei gesundheitlichen Versorger:innen, die von verschiedenen Praxen und Diensten kommen, wird häufig nicht genug miteinander gesprochen, aber wahrscheinlich übereinander, wenn wichtige Dinge passiert sind, wie zum Beispiel das Beenden lebensverlängernder Maßnahmen. Zudem benötigen Entscheidungsträger Handlungssicherheit. Diese ist größer, wenn im gemeinsamen Austausch mit allen die wichtigsten Informationen zusammenkommen. Und nicht zuletzt dienen Ethikgespräche dem Schutz von Patient:innen und Angehörigen, die mit ihren Entscheidungen nicht mehr so allein sind. Ethische Fallgespräche fördern das wechselseitige Verständnis, wobei das übergeordnete Ziel im Wohl des oder der Patient:in und in diesem Kontext auch der Angehörigen wie auch der Mitglieder des Behandlerteams ist.

Ethikberatung ist eine herausfordernde Tätigkeit, für die Erfahrung, Übung und eine ständige Beschäftigung mit medizinethischen Themen notwendig sind. Ethikberatung ist im ambulanten Setting nicht häufig nachgefragt. Daher sind o. g. Forderungen nicht leicht zu erfüllen. Aus diesem Grund hat sich das ambulante Ethikkomitee mit der gesundheitlichen Vorsorgeplanung im Sinne eines ACP beschäftigt. Der Paragraf 132 g SGB V erlaubt es Einrichtungen der stationären Pflege und stationären Einrichtungen für Menschen mit kognitiven Beeinträchtigungen, professionelle Gesprächsbegleiter:innen zu beschäftigen, die Bewohner:innen dieser Einrichtungen bei der Erstellung von Patientenverfügungen begleiten. Das AEB organisiert in Bochum Workshops zur Ausbildung dieser Gesprächsbegleiter:innen, die somit finanziert werden und wichtige medizinethische Themen in ihre Einrichtungen einbringen.

Literatur

Ambulantes Ethikkomitee Bochum e.V. (AEB). (2023). *Ethikkomitee Bochum.* https://www.ethikkomitee-bochum.de/

Bundesärztekammer (2008). *Beschlussprotokoll des 111. Deutschen Ärztetages vom 20.–23. Mai 2008 in Ulm.* https://www.bundesaerztekammer.de/arzt2008/media/Beschlussprotokoll.pdf

Beauchamp, T. L. & Childress, J. F. (2019). *Principles of Biomedical Ethics* (8th ed.). Oxford University Press.

Bert, S. N. G. (2000). Die Nimwegener Methode für ethische Fallsbesprechungen. *Rheinisches Ärzteblatt, 5/2000*, 22–23.

Fagerlin A. & Schneider, C. E. (2004). Enough, The Failure of the living will. *Hastings Cent Rep, 34*(2), 30–42.

Höfling, W., Otten, T. & in der Schmitten, J. (2019). *Recht-Ethik-Gesundheit. Advance Care Planning/Behandlung im Voraus Planen: Konzept zur Förderung einer patientenzentrierten Gesundheitsversorgung.* Nomos.

in der Schmitten, J., Nauck. F. & Marckmann, G. (2016). Behandlung im Voraus planen (Advance Care Planning): ein neues Konzept zur Realisierung wirksamer Patientenverfügungen. *Zeitschrift für Palliativmedizin, 17*(04), 177–195.

Marckmann, G., Behringer, B. & in der Schmitten, J. (2018). Beendigung der Sondenernährung in einer Pflegeeinrichtung: Eine ethische Falldiskussion. *Zeitschrift für Allgemeinmedizin, 94*(3), 121–124.

Marckmann, G., Behringer, B. & in der Schmitten, J. (2018). Ethische Fallbesprechungen in der hausärztlichen Versorgung: Ein Leitfaden für die Praxis. *Zeitschrift für Allgemeinmedizin, 94*(3), 116–120.

Simon, A. (2023). Zertifizierung für Ethikberatung im Gesundheitswesen: Quo vadis? *Ethik in der Medizin, 35*, 463–467.

Volkert, D., Bauer, J. M., Frühwald, T. et al. (2013). Leitlinie der Deutschen Gesellschaft für Ernährungsmedizin (DGEM) in Zusammenarbeit mit der GESKES, der AKE und der DGG. *Aktuelle Ernährungsmedizin, 38*, e1-e48.

18 Kooperation, Koordination und Vernetzung

Heike Beck und Josef Raischl

Beginnen wir mit einer Geschichte, die die Qualität einer vernetzten und strukturierten Versorgung im privat-häuslichen Bereich beschreibt: Herr D. ist über 50 Jahre verheiratet und lebt mit seiner Frau, seiner Tochter und zwei Enkeln in einem Haus. Vor drei Jahren wurde ein Darmtumor entdeckt, der operativ entfernt wurde. Zusätzlich wurde eine Chemotherapie begonnen. Es folgten Kontrolluntersuchungen. Doch der Tumor kam wieder, außerdem hatte sich eine Metastase in der Leber gebildet. Zuerst wurde eine weitere Chemotherapie versucht, die Herrn D. jedoch sehr belastete, sodass die Klinik von einer weiteren onkologischen Therapie abriet. Herr D. sprach mit seinem Hausarzt und entschloss sich zusammen mit ihm einen palliativen Weg zu gehen.

Der Hausarzt hat Situationen wie diese schon erlebt und empfiehlt einen ambulanten Hospiz- und Palliativdienst. Er selbst bleibt als Ansprechpartner für medizinische Fragen in der Begleitung. Der Hospizdienst bindet in die häusliche Versorgung einen ambulanten Pflegedienst ein, der im Umgang mit Palliativpatient:innen erfahren ist. Zunächst kann der Patient weitere zwei Monate nahezu beschwerdefrei verbringen. Mit zunehmender Schwäche und Fortschreiten der Erkrankung aktiviert er mehr Unterstützung durch den Pflegedienst. Es werden pflegerische Hilfsmittel besorgt, die die Versorgung zuhause erleichtern. Die Palliativfachkräfte des Hospizdienstes beraten und halten regelmäßig Kontakt. Sie vermitteln eine ehrenamtliche, qualifizierte Hospizbegleitung.

Eines Tages beginnt Herr D. vermehrt zu erbrechen und leidet unter Übelkeit. Die Schmerzen steigern sich, und er fühlt sich abgeschlagen. Seine Frau und die Tochter sind sich unsicher, ob sie die Versorgung zuhause weiter schaffen können. Der Hausarzt empfiehlt ihm aufgrund der komplexen Symptomatik eine zusätzliche Versorgung in der spezialisierten ambulanten Palliativversorgung und stellt dafür eine Verordnung aus.

Das Palliative-Care-Team kommt zu Herrn D. nach Hause. Zusammen mit dem Hausarzt, dem Pflegedienst und den Angehörigen beraten sie weitere medizinische, pflegerische und soziale Möglichkeiten. Es wird ein Plan für eventuelle Krisen zuhause erstellt. Zuerst werden neue Medikamente ausprobiert, um die Schmerzen und die Übelkeit zu lindern. Als sich Wasser im Bauchraum sammelt, wird durch eine Punktion der Bauchwand Erleichterung verschafft. Diese Behandlung wird durch die spezialisierte Palliativmedizinerin zuhause durchgeführt. Eine Krankenhauseinweisung kann dadurch verhindert werden.

Der Gesundheitszustand stabilisiert sich wieder. Das Palliative-Care-Team wird nicht weiter benötigt. Der ehrenamtliche Helfer des Hospizdienstes, der einmal in der Woche für drei Stunden kommt, ermöglicht es, dass Frau D. und ihre Tochter sich auf die Kinder konzentrieren können. Als sich der Zustand von Herrn D. weiter verschlechtert und sich abzeichnet, dass er bald sterben würde, wird das Palliative-Care-Team wieder in die Versorgung eingeschaltet. Dadurch ist eine 24-Stunden-Rufbereitschaft gegeben. Herr D. stirbt schließlich im Beisein seiner Familie zuhause.

18.1 Individuelle Netzwerke der Versorgung

Am Ende eines Lebens, in der Zeit des Sterbens, soll es weniger darum gehen, starre Regeln aufzustellen oder konkrete Abfolgen zu benennen, die so und nicht anders erfolgen. Jeder Mensch nähert sich seinem Tod auf seine ihm eigene Weise – individuell, einzigartig und eingebunden in die jeweilige Lebenswelt. Die verbleibende Zeit ist gestaltbar – in eigener Initiative, begleitet durch Nahestehende oder getragen durch professionelle Unterstützung, beispielsweise durch den oder die Hausärzt:in oder einen Hospizverein. Die notwendige Zentrierung hospizlich-palliativer Hinwendung auf die bestehenden Bedarfe und Bedürfnisse der Patient:innen und ihres Umfeldes macht ein bereitstehendes, vielfältiges und anpassbares Versorgungsspektrum erforderlich, um individuellen Anforderungen bestmöglich gerecht zu werden.

Mit Blick auf Belastungssituationen in der Sterbephase, die sowohl den sterbenden Menschen als auch sein nahes Umfeld mit Fragen und auch Ängsten konfrontieren, ist heute das koordinierte Hinzuziehen professioneller Sorge am Lebensende übliche Praxis. Die Akteure der Hospiz- und Palliativversorgung bieten sich an, tragfähige Hilfenetze zu knüpfen, welche sich optimierend und entlastend an den bestehenden Lebensbedingungen der Betroffenen ausrichten. In Ballungsräumen, wo die Mehrzahl der Menschen heute allein lebt, gewinnen auch Nachbarschaften und niedrigschwellige Hilfen in der Unterstützung an Bedeutung. Die Wünsche, Bedarfe, Bedürfnisse und Erwartungen von Sterbenden führen somit immer zu individuellen personen- und situationsbezogenen Zusammensetzungen von belastungslindernden Unterstützungsbausteinen. Im Idealfall liegt die Koordination des versorgenden Netzes verantwortungsvoll in einer Hand. In der Begleitung und Versorgung in der eigenen Häuslichkeit obliegt diese Aufgabe primär dem oder der behandelnden Hausärzt:in – so der organisationale Anspruch und auch die gängige Vorstellung.

Dabei gibt es Bruchstellen, die das Ideal ineinandergreifender, umsichtig abgestimmter Hilfen stören können und die angedachte bedürfnisorientierte, vernetzte Versorgung am Lebensende erschweren bzw. scheitern lassen. Die Bruchstellen beginnen dort, wo ein primäres Bezugssystem (Familie) nicht funktionsfähig ist, wo die hausärztliche Betreuung nicht dem Anspruch entsprechend die Koordination der Hilfen miteinschließt oder diese überhaupt gegeben ist, oder wo ein Pflegedienst nicht über den eigenen Horizont hinausblickt und mit anderen Diensten zusammenarbeitet und sich abstimmt. Die größten Lücken tun sich in der sogenannten allgemeinen ambulanten palliativen Versorgung (Hausärzt:in, Pflegedienst, Hospizdienst) auf, also vor einem Hinzuziehen der SAPV-Versorgung.

Ein Grund für Brüche in der Versorgung ist auch, dass es bis heute kaum gelungen ist, palliative Kompetenz und die Vergütung dieser Leistung entsprechend gesetzlich zu verankern. Zuletzt scheiterte eine angemessene Anpassung der Richtlinie für häusliche Krankenpflege. Der hierzu gefundene Kompromiss wird der Bedeutung der Pflegedienste nicht gerecht. Daraus folgt, dass wir uns als Klient:innen auf keine verlässliche Struktur, sondern allein auf unsere Beziehungen verlassen können. Und um diese Beziehungen vor Ort kann und muss sich jede:r Bürger:in selbst kümmern (z. B. rechtzeitiger Kontakt zu Hausärzt:in, Pflegedienst oder Hospizdienst).

18.2 Multiprofessionelle Zusammenarbeit

Während ursprünglich die Versorgung von Sterbenden im Schaffen von eigenständigen Institutionen lag, ergänzend zu Krankenhäusern, Pflegeeinrichtungen und der häuslichen Versorgung, wird längst ein integrierender Ansatz hospizlich-palliativer Versorgungsangebote gelebt. Hospizarbeit und Palliative Care werden folglich in die bestehende Lebenswelt bzw. -situation von Betroffenen eingebracht. Basierend auf einer ganzheitlichen Haltung, die dem hospizlich-palliativen Versorgungsrahmen für schwerstkranke und sterbende Menschen zugrunde liegt, wirken dabei die jeweiligen Akteure und Einrichtungen Hand in Hand, um die vielfältig möglichen Bedürfnislagen zu lindern. Hierbei ist die multiprofessionelle Ausrichtung der Versorgungsangebote zentral. Hintergrund ist der individuelle Unterstützungsbedarf, der komplex sein kann.

Die zentralen Komponenten im multiprofessionellen Netz ambulanter hospizlich-palliativer Versorgung sind i. d. R. behandelnde (Haus-)Ärzt:innen, ambulante Pflegedienste, ambulante Hospizdienste, qualifizierte ehrenamtliche Hospizbegleiter:innen und Seelsorgende. Hospizteams vereinen dabei unterschiedliche fachliche Perspektiven unter ihrem Dach, d. h. hier wirken sozialpädagogische und pflegerische Palliative-Care-Fachkräfte und im Falle von SAPV ist zusätzlich die ärztliche Perspektive vorhanden. Darüber hinaus umfasst das begleitende Angebot bedarfsweise therapeutische Berufsgruppen (Psycholog:innen, Physio-, Atem-, Kunst- und Musiktherapeut:innen), Gesprächs- und Entlastungsangebote für begleitende Angehörige, Unterstützungsangebote im Haushalt, Apotheken, Sanitätshäuser u. v. m. Vernetztes Handeln findet sich sowohl in der Interaktion zwischen Fachkräften als auch in der Zusammenarbeit von Einrichtungen. Bilaterale, regelmäßige und enge Zusammenarbeit von sich ergänzenden Leistungsanbietern bzw. Institutionen wird als Kooperation bezeichnet. Diese ist insbesondere durch gegenseitige Verbindlichkeit und gemeinsame Zielausrichtung gekennzeichnet: »Kooperation ist dann gegeben, wenn Akteur:innen (Personen oder Organisationen) in ihrem Handeln ein gemeinsames Ziel teilen, das sie nicht allein realisieren können, sodass ein wechselseitig abgestimmtes Handeln, eine Zusammenarbeit für die Zielerreichung vonnöten ist« (Schneider, 2023, S. 8).

Die ganzheitliche, multiperspektivische Sorge um betroffene Menschen muss Konkurrenzen vermeiden und eine konstruktive, vertrauensvolle Zusammenarbeit aller Akteure im Sinne größtmöglicher verlässlicher Sicherheit in der Versorgung ermöglichen.

18.3 Hospiz- und Palliativnetzwerke

Um bestmögliche Versorgungsleistungen für schwerstkranke Menschen anbieten zu können, entstanden in Deutschland aus den täglichen Bedarfen heraus bereits vielerorts vernetzte Strukturen. Die Zusammenarbeit der lokalen Akteure ging dabei über bilaterale Kooperationen im Einzelfall hinaus. Die Entwicklung von und Zusammenarbeit in solch gewachsenen *übergeordneten* Netzwerksstrukturen in der Hospiz- und Palliativarbeit ist heute bereits vielfach erprobte Praxis. Aufbau, Aufgaben und Arbeitsweisen von Netzwerken im palliativen Kontext sind aber vielgestaltig und in Folge regionaler Unterschiede individuell, d.h. bisher ohne einheitliche Struktur.

Im Jahr 2021 beschloss der Deutsche Bundestag mit dem Gesetz zur Weiterentwicklung der Gesundheitsversorgung, die Koordination regionaler Netze der Hospiz- und Palliativversorgung zu fördern (§ 39d SGB V). Ein deutschlandweites Kooperationsprojekt aus dem Verband der Privaten Krankenversicherung, der Bundesärztekammer, der Deutschen Gesellschaft für Palliativmedizin (DGP) sowie dem Deutschen Hospiz- und Palliativverband, gestartet im Frühjahr 2023, erkennt in der Unterstützung regionaler Netzwerke einen effizienten Ansatzpunkt (Verband der Privaten Krankenversicherung et al., 2023). Seit jeher eng beteiligt an miteinander zu verbindenden, koordinierten Angeboten rund um schwersterkrankte und sterbende Menschen waren und sind Hospizvereine, die diese Aufgaben vielfach bei sich verorten (Grammatico, 2022, S. 17; Herrlein, 2022, S. 5). Der oben bereits erwähnte, so wesentliche Steuerungsaspekt für Netzwerke beinhaltet, neben partizipativer Mitwirkung vieler Beteiligter, elementare qualitätssichernde Grundannahmen hinsichtlich des Erfolges von Netzwerkarbeit – unabhängig von der Komplexität. Aufgegriffen in der Förderung für Netzwerkskoordinatoren nach § 39d SGB V gelten diese Qualitätsrichtlinien gleichfalls für die effiziente Vernetzung von Akteuren auf übergeordneter Ebene.

Die Gründungen übergeordnet vernetzter Systeme wurden durch die Maßgaben des Hospiz- und Palliativgesetzes erstmals zielgerichteter und inhaltlich differenzierter angesetzt. Mit der Förderung von Netzwerksverbünden stützt sich der Gesetzgeber dabei auf einen zentralen Leitsatz der *Charta zur Betreuung schwerstkranker und sterbender Menschen in Deutschland*, in dem Folgendes gefordert ist:

»Schwerstkranke und sterbende Menschen bedürfen einer Versorgung, die […] Handeln in enger Kooperation aller Beteiligten erfordert. Dazu bedarf es regional vernetzter Versorgungsstrukturen.« (DGP et al., 2010)

Ein wesentliches Anliegen der Vernetzungsförderung besteht darin, die Hospiz- und Palliativarbeit in der Gesellschaft bekannt und für die Bevölkerung erreichbar zu machen. Versorgungslücken umsichtig zu schließen und gemeinsame Standards für die Begleitung und Versorgung Sterbender und ihrer An- und Zugehörigen zu entwickeln, sind weitere Gründe für die gezielte Förderung. Hauptaufgabe übergeordneter Hospiz- und Palliativnetzwerke ist schließlich die kontinuierliche Weiterentwicklung und Verbesserung der allgemeinen Versorgungsqualität und -sicherheit in einer Region. Darüber hinaus ist es ratsam, dass sich die regional vernetzten Leistungserbringer auch in einen überregionalen Austausch untereinander begeben, um gesamtgesellschaftliche Entwicklungen voranzubringen, die sich als konsensualer Wertekosmos im Umgang mit Sterbenden sowie im Sinne einer fortschreitenden Enttabuisierung des Sterbens auswirken können (Grammatico, 2022, S. 18).

Eine übergeordnete Vernetzung örtlicher Leistungserbringer erweist sich vielfach als hilfreich in der zu gestaltenden lokalen Gesundheitsversorgung. Das Wissen der Fachdienste über- sowie der Austausch untereinander, Kenntnisse über Angebote, Ressourcen und besondere Kompetenzen der Versorgungspartner, Schaffung von Synergien, Entwicklung gemeinsamer sowie das Treffen verbindlicher Absprachen sind gute Gründe für ein geregeltes Netzwerk, das auf Qualitätssicherung bzw. -verbesserung setzt. Schnittstellenproblematiken sowie andere strukturelle Probleme, die zulasten Betroffener bestehen, können schneller und direkter gemeinsam gelöst werden. Einem verbindlichen, gemeinsam entwickelten Regelwerk folgen sinnvoll ineinandergreifende Interaktionen, die sich ressourcenschonend auswirken. Dies gilt gleichfalls hinsichtlich der Verbreitung von allgemeinen wie konkreten Informationen zu bestehenden Angeboten und gemeinsamer Öffentlichkeitsarbeit. Insbesondere im komplexen, sensiblen Aufgabengebiet der Hospiz- und Palliativarbeit erscheint ein sichtbares, trag- und handlungsfähiges Netzwerk als wertvolle Chance.

18.4 Netzwerkarbeit im Ballungsraum: Das Hospiz- und Palliativnetzwerk München (HPN-M)

Die gesundheitliche Versorgungssituation in München ist aufgrund von Dichte und Vielfalt der Akteure wesentlich differenzierter als in anderen Regionen. Dem breiten ambulanten hospizlich-palliativen Beratungs-, Begleitungs- und Versorgungsangebot durch vier Hospizdienste und fünf SAPV-Teams stehen heute 28 stationäre Betten in zwei stationären Hospizen und sechs Palliativstationen zur Seite, mit anzahlmäßig steigender Tendenz. Vollstationäre Pflegeeinrichtungen haben vielfach

Palliative-Care-Konzepte etabliert oder öffnen sich dahingehend. Neben zahlreichen niedergelassenen Hausärzt:innen ergänzen mehr als 200 ambulante Pflegedienste und weitere beratende sowie therapeutische oder seelsorgerische Angebote das Gesamtbild, zunehmend auch unter dem Gesichtspunkt vorhandener Palliativkompetenzen von Ärzt:innen und Pflegediensten. Zudem ist die professionelle palliative Versorgung von Kindern in der Landeshauptstadt fest verankert. Somit verfügt München über ein Versorgungsspektrum für Menschen mit lebenslimitierender Diagnose, das den vielfältigen und vielzähligen Anforderungen der Münchner:innen in der Regel die passende Hilfe in Aussicht stellen kann.[50]

Im Gegensatz zur Schließung von Versorgungslücken in strukturschwachen Gebieten liegt hier dagegen der Bedarf darin, dem vorhandenen Angebot Übersichtlichkeit zu geben. Betroffene sollen im diversen hospizlich-palliativen Versorgungssystems die Zugänge zu den Unterstützungsangeboten kennen und finden können. Die jeweiligen Angebote erfordern klare Profile, damit Betroffene umgehend die Hilfe erhalten, die sie benötigen – besonders da der Hilfebedarf im Falle einer lebensverkürzenden Erkrankung sehr unterschiedlich sein kann. Umso wichtiger erscheint es, mit Blick auf die Vielfalt der Anbieter und Angebote, Qualitätsstandards zu schaffen und zu vermitteln, auf welche sich Betroffene vertrauensvoll einlassen können. Transparenz und breitgestreute Kommunikation werden damit zur zentralen Aufgabe der Netzwerkarbeit.

Kommunikationsbedarf besteht dabei in zwei Richtungen. Zum einen sind Informationen nach »außen« erforderlich, d. h. wo, wann, wie und von wem können welche Leistungen erbracht bzw. in Anspruch genommen werden. Zum anderen ist ein engmaschiger Austausch zwischen den unterschiedlichen Leistungserbringern notwendig, mit dem Zweck, in Bezug auf Werte, Standards und Rahmenbedingungen verbindliche Absprachen zu treffen und darüber zu informieren. Daneben gehört es zu den Aufgaben der Netzwerkmitglieder, bestehende Schnittstellen zwischen den Leistungserbringern zu gestalten und zu pflegen sowie über die Zusammenarbeit zu kommunizieren. Einheitliche vertrauensbildende Öffentlichkeitsarbeit wird somit zu einer wichtigen Aufgabe eines übergeordneten Netzwerks. Transparente Kommunikation trägt zu einem größeren Verständnis des Versorgungsnetzes im Falle schwerer Erkrankung bei, reduziert die durch Unkenntnis entstehenden Ängste und Sorgen und unterstützt die Wissensbildung in Bezug auf lebensendliche Themen. Werden die (Unterstützungs-)Angebote sichtbarer, kann zu mehr Auseinandersetzung sowie zu mehr Vertrauen angeregt werden und ein selbstverständlicherer Umgang mit Sterben und Tod in unserer Gesellschaft entstehen.

Im Münchner Hospiz- und Palliativnetzwerk nehmen der fachlich-kollegiale Austausch sowie die gemeinsame Öffentlichkeitsarbeit aktuell den größten Raum ein. Mehrere Arbeitskreise, gegründet nach sektoralen Schwerpunkten, erbringen dabei einen wesentlichen Teil der Netzwerkarbeit. Der Austausch erfolgt in den Arbeitskreisen der ambulanten Hospizdienste, der palliativ-geriatrischen Versorgung am Lebensende in stationären Einrichtungen, der palliativen Versorgung in

---

50 Vgl. https://hpn-muenchen.de/

den Krankenhäusern, der Kinderpalliativversorgung sowie der ambulanten Palliativversorgung am Lebensende. Hier werden primär themenbezogene Diskussionen geführt, Aktivitäten geplant und verschiedene Handreichungen für die Praxis erarbeitet. Mitwirkende der Arbeitskreise sind in der Regel Netzwerksmitglieder bzw. Vertreter:innen von Einrichtungen und Leistungsanbietern, die direkt mit der Begleitung, Beratung und/oder Versorgung sterbender Menschen und ihren An- und Zugehörigen befasst sind. Darüber hinaus besteht gemeinsame Arbeit rund um die Öffentlichkeitsarbeit sowie das Entwickeln, Planen und Durchführen verschiedener Veranstaltungsformate für Bürger:innen und/oder für Fachkräfte. Etabliert ist bereits eine quartalsmäßig stattfindende Vortragsreihe, das Hospiz- und Palliativforum München, die sowohl für Professionelle und Ehrenamtliche als auch für die interessierte Öffentlichkeit wichtige Themen aufgreift. Im Rahmen der gemeinsamen Öffentlichkeitsarbeit ist unter anderem eine Homepage entstanden (www.hpn-muenchen.de) sowie diverse Broschüren und Flyer, die die Aufgaben des Netzwerks umfassen. Geplant wird außerdem, die erstmals im Oktober 2024 eingeführte *Münchner Hospiz- und Palliativwoche* zukünftig in einem zweijährigen Turnus stattfinden zu lassen. Diese Veranstaltung richtet sich mit großer Angebotsvielfalt, dank zahlreich mitwirkender Netzwerksmitglieder, an Münchner Bürger:innen und ermöglicht Interessierten die niederschwellige Berührung mit der Thematik sowie das nahbare Kennenlernen des lokalen Hilfesystems.

18.5 Fazit

Bezüglich der ambulanten Versorgung von sterbenden Menschen ist meist ein flexibles Leistungsspektrum erforderlich, welches über die rein hausärztliche Betreuung am Lebensende deutlich hinausgeht. Der häufigste Wunsch bei Vorliegen einer terminalen Erkrankung ist der nach dem Verbleiben in der vertrauten häuslichen Umgebung bis zuletzt, und ist somit durchaus als Auftrag an die Versorger:innen bzw. als Anforderung an dahinterliegende gesellschaftliche Strukturen zu verstehen. Betroffenenwünsche und wiederkehrende Bedarfe legen nahe, durch geordnetes Bündeln räumlicher Kräfte und gemeinsame Verantwortungsübernahme für Palliativpatient:innen tragende, zuverlässige Strukturen zu schaffen und diese so zu verstetigen, dass daraus keine »Schubladenbehandlung« entsteht. Netzwerke sind somit als Potenzial für größtmögliche Synergien zu sehen, um Betroffene von bestehender Vielfalt profitieren zu lassen. Vereint kann auch die Einwirkung auf politische Prozesse aussichtsreich sein, um die Versorgung am Lebensende gesamtgesellschaftlich weiterzubringen.

Literatur

Deutsche Gesellschaft für Palliativmedizin (DGP), Deutscher Hospiz- und PalliativVerband (DHPV) & Bundesärztekammer (BÄK). (2010). *Die Charta zur Betreuung schwerstkranker und sterbender Menschen in Deutschland.* https://www.charta-zur-betreuung-sterbender.de/die-charta.html

Grammatico, D. (2022). *Netzwerke der Hospiz- und Palliativversorgung in Nordrhein-Westfalen. Eine Bestandsaufnahme* (herausgegeben von ALPHA NRW). https://alpha-nrw.de/wp-content/uploads/2022/07/netzwerke-hospiz-palliativ-nrw-290622.pdf

Herrlein, P. (2022). Rechtzeitig, kontinuierlich. Abgestimmt. Was können Hospiz- und Palliativnetzwerke zur Versorgung und Begleitung Sterbender beitragen? In *Bundes-Hospiz-Anzeiger, Schwerpunkt: Koordination von Hospiz- und Palliativnetzwerken*, 20(6), 4–5.

Schneider, W. (2023). Koordination in Hospizarbeit und Palliative Care. In: *die hospiz zeitschrift, Schwerpunkt: Koordination im Wandel,* 25(98), 6–10.

Verband der Privaten Krankenversicherung, Bundesärztekammer, Deutsche Gesellschaft für Palliativmedizin et al. (2023). Gemeinsame Pressemitteilung von Verband der Privaten Krankenversicherung, Bundesärztekammer, Deutsche Gesellschaft für Palliativmedizin und Deutscher Hospiz- und PalliativVerband zum Start des Kooperationsprojekts zur Förderung regionaler Netzwerke in der Hospiz- und Palliativversorgung vom 27.02.2023. https://www.pkv.de/verband/presse/pressemitteilungen/neue-netzwerke-fuer-bestmoegliche-hospiz-und-palliativversorgung/

19 Technik und die hospizliche Haltung im ambulanten Bereich – Chancen und Grenzen

Christiane Weck und Stefan Lorenzl

19.1 Einleitung

Im Zusammenhang mit der Verwendung von Technik in einem palliativen Setting wird immer wieder der von Cicely Saunders (Begründerin der modernen Hospizbewegung und Palliative Care) formulierte Grundsatz der Palliative Care genannt: »High person low technology«. Diesen Kommentar findet man in der Zusammenfassung eines Kongressreportes von 1977 (Shepard, 1977), in dem weitere Prinzipien der Behandlung eines Patienten zusammengefasst wurden: Wo auch immer ei:e Patient:in behandelt wird, gilt der grundlegende Ansatz bei der medizinischen Versorgung, dass sie herzlich und persönlich, aber dennoch effektiv und effizient sein muss. In dieser Arbeit wird ebenso sehr klar gefordert, dass Palliative Care eine ausgezeichnete Symptomkontrolle bedeuten muss (Shepard, 1977).

19.2 Aktuelle Situation

Vieles hat sich verändert seit dieser Zeit, was möglicherweise eine Anpassung des Grundsatzes hinsichtlich der Vermeidung des Einsatzes von Technik nach sich ziehen sollte. In vielen Bereichen der Palliative Care gibt es bereits einen breiten Einsatz von Technik: Dokumentation erfolgt häufig computergestützt, Telefonhotlines, die den Patient:innen eine 24 h-Rufbereitschaft des Palliative-Care-Teams ermöglichen, sind strenggenommen eine telemedizinische Leistung. Auch Wearables, Apps und Virtual Reality gehören in der Palliative Care mittlerweile fest dazu (Meghani, 2017; Taubert, 2018; Nwosu et al., 2019). Insbesondere die Telemedizin in Form von Videokonsultationen findet Einzug in die Palliative Care (Ebneter et al., 2022). Die Coronapandemie hat den Prozess beschleunigt, der das Gesundheitswesen schon zuvor langsam in das »Abenteuer Technik« und die damit verbundenen Möglichkeiten geführt hatte. Es kamen vermehrt technische Lösungen zum Einsatz, die eine Behandlung ohne direkten menschlichen Kontakt ermöglichen und bei denen somit nicht die Gefahr besteht, sich zu infizieren. Der Einsatz technischer Lösungen im Gesundheitswesen wurde deutlich vorangetrieben.

19.3 Bedarf und Ressourcen

Wir sehen einen wachsenden Bedarf an Palliative-Care-Versorgung. Angebot und Nachfrage entwickeln sich gegensätzlich. Der zunehmende Bedarf entsteht einerseits daraus, dass inzwischen nicht mehr ausschließlich onkologische Erkrankungen im Rahmen der ambulanten und auch spezialisierten Palliative Care betreut werden. Die Sinnhaftigkeit und die Notwendigkeit der Einbindung von Palliative Care konnten mittlerweile für viele nicht onkologische unheilbare und unmittelbar zum Tode führende Erkrankungen gezeigt werden, sodass nun auch z. B. neurologische, nephrologische und kardiologische Patient:innen in eine palliativmedizinische Versorgung aufgenommen werden (Veronese et al., 2017; Boland et al., 2013). Auch eine Zunahme der alternden Bevölkerung und chronisch Kranken führt zu einem erhöhten Bedarf an Palliative-Care-Angeboten. Die Palliative-Care-Intervention wird zudem durch eine frühzeitige Einbindung länger und komplexer (Rogante, 2016). Der medizinische Fortschritt bringt eine veränderte Erwartungshaltung der Patient:innen und Angehörigen mit sich (Trill, 2016), der Druck auf das Gesundheitssystem, allen einen gleichberechtigten Zugang zur Palliative Care zu ermöglichen, steigt. All das sind Faktoren, die zu einer vermehrten Inanspruchnahme von Palliative Care führen und die Patient:innen und Angehörige eine spezialisiertere Versorgung erwarten lässt.

Demgegenüber steht ein Mangel an personellen Ressourcen, bedingt durch einen Mangel an Fachkräften und zunehmend auch an monetären Ressourcen (Trill, 2016). Technische Errungenschaften sollen helfen, diese Versorgungsungleichgewichte auszugleichen. Telemedizin kann angewendet werden, um Lücken zu schließen, Prozesse effizienter zu machen und Betreuung zu verbessern. Im Folgenden wird vor allem Bezug auf Telemedizin in Form von Videokonsilen genommen.

19.4 Beispiel für ein Telemedizinprojekt zur Versorgung neurologischer Patient:innen in der spezialisierten ambulanten Palliative Care und in Hospizen

Gerade Menschen mit neurodegenerativen Erkrankungen profitieren sehr von einer spezialisierten palliativen Expertise und davon, zuhause im vertrauten Umfeld sein zu können. Sie sind umgeben von pflegenden Angehörigen, die bei einer möglicherweise vorhandenen Sprech- oder Sprachstörung noch verstehen können, was der oder die Patient:in mitteilen will. Viele Hilfsmittel sind exakt auf den Alltag der Patient:innen zugeschnitten und gewährleisten noch einen Rest an Autonomie. Insbesondere Transporte bedeuten eine enorme Belastung für viele dieser Patient:-

innen; diese sind aber wichtig, um z. B. in eine Spezialambulanz zu gelangen. Eine Verlegung in ein Krankenhaus zur Diagnostik oder Therapie kann viel Stress für Menschen mit fortgeschrittenen neurodegenerativen Erkrankungen bedeuten, sodass eine ambulante spezialisierte Palliativversorgung für diese Patient:innen gewünscht wird.

Telemedizin bietet eine Chance, diese Betreuung auch zuhause zu leisten. Der neuropalliative Experte kann über eine Videokonsultation zu den Patient:innen nach Hause kommen.

Unsere Erfahrungen zeigen, dass neurologische/neurodegenerative Erkrankungen mit vielen speziellen Symptomen einhergehen. Symptome, die möglicherweise auch dazu führen, dass eine gewisse Scheu vor der Behandlung dieser Patient:innen entsteht. Das Hinzuziehen von Expert:innen im Rahmen von Telekonsilen ermöglicht eine spezialisierte Versorgung dieser Erkrankungen, sowohl durch Palliative-Care-Spezialist:innen eines SAPV-Teams als auch durch neuropalliative Expertise.

Wir haben Videokonsile für neurologische Fragestellungen im Kontext der spezialisierten ambulanten Palliativversorgung und der Versorgung in einem Hospiz genutzt. Im Rahmen eines Telemedizinprojekts werden von der Neurologie des Krankenhauses Agatharied aus für die teilnehmenden SAPV-Teams und Hospize Videokonsultationen angeboten, die mit Patient:innen und Angehörigen im Beisein des SAPV-Teams abgehalten werden[51] (Gatter et al. 2022; Weck et al., 2019). Seit 2017 sind wir regelmäßig per Videokonsil mit SAPV-Teams gemeinsam »im Wohnzimmer« der Patient:innen, um dort mit den Patient:innen und ihren Angehörigen eine Anamnese durchzuführen, sie zu untersuchen und zu beobachten und schließlich hinsichtlich der Symptomkontrolle zu beraten. Je nach Fragestellung und Erkrankung sehen wir diese Patient:innen einmal oder manchmal auch mehrmals.

Fallbeispiel

Frau K., 80 Jahre, leidet an einem Bronchialkarzinom mit ausgeprägter Dyspnoe. Sie wird von einem SAPV-Team versorgt. Ein Verlassen der Wohnung, um z. B. zu einem Facharzt zu gelangen, ist für diese Patientin nicht mehr möglich. Der Kollege des SAPV-Teams beobachtet bei Fr. K. eine Bewegungseinschränkung, die zu einem Parkinsonsyndrom passend wäre. Eine gemeinsame Untersuchung dieser Patientin per Videokonsil bestätigt diesen Verdacht und eine entsprechende Therapieempfehlung erfolgt durch uns. Die Patientin profitiert von der Medikation, die wir empfohlen hatten, und ist wieder beweglicher.

Aus unseren neurologisch/neuropalliativen Beratungen entstehen überwiegend medikamentöse Empfehlungen. Einen großen Anteil des Konsils nehmen aber auch

---

51 TPNP (Telemedizinische Palliative Care für Neurologische Patienten), gefördert vom Bayerischen Staatsministerium 2016–2018, Anschlussförderung durch die Paula-Kubitscheck-Vogel Stiftung 2018–2019 und 2020–2023 Förderung durch den Innovationsfonds des Gemeinsamen Bundesausschusses (Telemedizinische Antworten auf Neuropalliative Nachfragen in Echtzeit – TANNE 01NVF19004).

die Erklärungen der beobachteten Symptome, deren Einordnung im Bezug zu den bestehenden Krankheitsbildern und eine Erläuterung der vorgeschlagenen Therapie (Wirkmechanismus und Nutzen) ein. Es handelt sich um ein gemeinsames Besprechen mit Patient:innen und den anwesenden Angehörigen sowie den Ärzt:innen und Pflegenden vor Ort. Im Vordergrund steht die Beratungsleistung bezüglich des speziellen medizinischen Problems, zu dessen Lösung auf diesem Weg ein:e Expert:in hinzugezogen werden kann.

19.5 Erfahrungen aus dem Projekt

Aus Interviews mit den Teams des Pilotprojektes konnten wir erfahren, dass die Patient:innen sich dadurch umfassend versorgt fühlten, dass ein:e Spezialist:in hinzugezogen wurde. Wir erhalten die Rückmeldung, dass sich die Patient:innen durch diese Behandlung wertgeschätzt fühlen (Weck et al., 2019).

Die Reaktionen aus dem Pilotprojekt haben gezeigt, dass nur in einem Fall ein Videokonsil durch die Angehörigen eines Patienten abgelehnt wurde. Ansonsten stehen Patient:innen und Angehörige dem Einsatz von Technik offen gegenüber (unveröffentlichte Daten, Lorenzl & Weck). Bei Menschen mit Parkinson in einer palliativen Phase zum Beispiel wurden die Bedürfnisse der Unit of Care erhoben. Hier wird insbesondere mehr Information zur Prognose, zum Krankheitsverlauf, zu Medikamenten und ihren Nebenwirkungen (unveröffentlichte Daten, Garon et al., 2016–2018) gefordert. Im Rahmen unserer Konsile achten wir besonders darauf, Angehörige und Patient:innen mit einzubeziehen und über die bestehenden Symptome, deren Behandlung und mögliche Nebenwirkungen von Medikamenten aufzuklären. Die Teams selbst berichten von mehr Sicherheit im Umgang mit neurologischen Problemen durch die telemedizinische Unterstützung.

Die Behandlungshoheit bleibt bei dem vertrauten behandelnden SAPV-Team und dem behandelnden Team im Hospiz. Durch die Anwesenheit von Fachpersonal während des Videokonsils, das Beobachtungen mit uns teilen und unsere Therapieempfehlungen entsprechend den Gegebenheiten vor Ort umsetzen kann, wird eine medizinische Sicherheit gewährleistet. Es ist ein lernender Prozess, und in den Folgebehandlungen gewinnen die Teams mehr Sicherheit im Umgang mit den einmal im Telekonsil erlebten Empfehlungen zur Symptomkontrolle.

So wie ein:e neurologische:r/neuropalliative:r Spezialist:in hinzugezogen werden kann, ist der Einsatz von Telemedizin auch für weitere Fachrichtungen (z.B. Dermatologie, Urologie) denkbar.

19.6 Möglichkeiten des Einsatzes von Videokonsilen

In strukturschwachen Gegenden ermöglicht Telemedizin einen Zugang zu spezialisierter Palliative Care. Telemedizin erlaubt es, eine begrenzte Ressource (Expertenwissen) einem breiten Raum zur Verfügung zu stellen, unabhängig davon, ob es sich um einen ländlichen oder urbanen Raum handelt. Expertenwissen kann bei zunehmender Spezialisierung auch in der Palliative Care eine wichtige Ergänzung zu einer suffizienten Symptomkontrolle sein. Der gemeinsame Blick eine:r Expert:in mit eine:r Palliative-Care-Spezialist:in vor Ort auf den oder die Patient:in kann auch bisher nicht beachtete Symptome zutage bringen, die Auswirkungen auf die Lebensqualität des oder der Patient:in haben können.

Telemedizin erlaubt das Einsparen von Wegzeiten und damit von kostbaren personellen Ressourcen. Gerade in der spezialisierten Palliative Care wird häufig von einem Fachkräftemangel gesprochen und von der Problematik, eine Versorgung für alle unter diesen Bedingungen leisten zu können. In Österreich kommt es z. B. im Caritas-Team Salzburg[52] regelhaft zum Einsatz von Televisiten, geleitet durch einen Pflegenden bei Patient:innen vor Ort mit Hinzuziehen eine:r Ärzt:in per Videokonsil bei Bedarf. Das Konzept für diese Betreuung hatten wir für die Caritas anhand unserer anfänglichen Erfahrungen mit Telemedizin erstellt.

19.7 Unwägbarkeiten beim Einsatz von Telemedizin

Gerade in der Palliative Care ist die persönliche Beziehung in der Betreuung von Patient:innen ein grundlegender Baustein. Neben vielen Möglichkeiten bleiben natürlich im Rahmen einer telemedizinischen Betreuung auch Lücken.

Bei einem Videokonsil werden verschiedene Sinne nicht bedient. Wir nehmen keinen Geruch war und können nichts anfassen. Im Falle unseres Projektes gewährleistet das Team vor Ort, dass diese Sinneseindrücke auch wahrgenommen werden. Zudem erhält man im Rahmen eines Videokonsils nur Einblick in einen kleinen Ausschnitt der Situation vor Ort (Cormi et al., 2021). Man sieht nur das, was einem der oder die Patient:in und die Angehörigen zeigen wollen. Einen umfassenden Eindruck der Umgebung des oder der Patient:in kann man dadurch nicht erhalten.

So wie man nur eingeschränkt empfangen kann, kann auch nur eingeschränkt übermittelt werden. Insbesondere eine Berührung, das schlichte Anwesendsein oder das Leisten von Hilfestellung bei bestimmten Funktionstests kann per Videokonsil nicht stattfinden. So geben Mitarbeitende eines Telemedizinprojektes aus Australien aus der pädiatrischen Palliative Care an, dass es für Mitarbeitende des Projektes

---

52 https://www.caritas-salzburg.at/news-details/news/86560-caritas-salzburg-telemedizin-fuer-palliativ-patientinnen/ (zuletzt abgerufen am 23.02.2024)

kaum aushaltbar war, wenn Eltern vor der Kamera im Rahmen eines Telekonsils zu weinen begannen oder den Bildausschnitt verließen (Bradford et al., 2014). In einer qualitativen Studie zur Bewertung des Einsatzes von Videokonsultationen in der spezialisierten Palliative Care in einem ambulanten Setting konnte erfragt werden, dass sensible Themen zum Teil nicht im Rahmen von Videokonferenzen besprochen werden, da hier eine physische Nähe oder auch die Berührung als Möglichkeit der Intervention nicht gegeben ist (Jess et al., 2019). Im Gegensatz dazu wird von Patientenseite berichtet, dass die Möglichkeit, schwierige Gespräche per Videokonsil von zuhause aus, im vertrauten Umfeld zu machen, als positiv bewertet wird (Sanchez-Cardenas et al., 2022). Auch der Aufbau von vertrauten Beziehungen zwischen der Unit of Care und dem Fachpersonal ist mittels Telekonsultation möglich (Gurp et al., 2015).

19.8 Herausforderungen des Einsatzes von Technik

Das Bedienen von Technik kann sowohl für ärztliches/pflegerisches Personal als auch für Angehörige eine Herausforderung darstellen und eine Barriere zur Anwendung von Technik in der Versorgung sein (Gurp et al., 2015; Jess et al., 2019).

Ein Einsatz von Telemedizin muss zu den gleichen klinischen Standards führen wie eine herkömmliche Behandlung. Der ethische Grundsatz, dass das Wohl des oder der Patient:in über alle anderen Interessen gestellt werden muss, gilt auch für den Einsatz von Telemedizin. Es liegt in der Verantwortung des behandelnden Arztes oder der behandelnden Ärztin, die Grenzen der Machbarkeit von telemedizinischer Versorgung zu erkennen.

Aus ökonomischer Sicht ist Nutzen und Aufwand gegenüberzustellen, und aus medizinischer Sicht ist die Sicherheit der Anwendung zu gewährleisten, ebenso aus datenschutzrechtlicher Sicht. So gilt es, möglichst einfache technische Lösungen zu wählen, die eine ausreichende Video- und Audioqualität ermöglichen (Ebneter et al., 2022).

19.9 Zusammenfassung

Auch in der Palliative Care kann man sich nicht vor der Technik verschließen. Aufgrund der Ressourcenknappheit wird die Notwendigkeit bestehen, Prozesse effizienter zu machen, um die Patient:innen weiterhin gut versorgen zu können. Ein Positionspapier, erarbeitet von der AG-Telemedizin und beschlossen vom Vorstand der Bundesärztekammer am 20.03.2015 und vom 118. Deutschen Ärztetag am 15.05.2015, besagt, dass Telemedizin die Wirtschaftlichkeit der Patientenversorgung erhöhen und längerfristigen Versorgungsungleichgewichten entgegenwirken kann.

Kehrt man jetzt wieder an den Anfang dieses Kapitels zurück und betrachtet erneut die Empfehlungen des Kongresses von 1977, so kann auch Telemedizin herzlich und persönlich sein. Wir hatten das Gefühl, dass die von uns mit den SAPV-Teams gemeinsam behandelten Patient:innen sich wertgeschätzt fühlten und wir trotz unserer oft nur wenige Minuten dauernden Anwesenheit eine Bindung aufbauen konnten. Für uns ist die telemedizinische Konsilberatung eine großartige Erfahrung und erleichtert Empfehlungen, da wir den Menschen und sein Umfeld im Blick haben können und Symptome, aber auch Emotionen wahrnehmen, die anhand von telefonischen Fallbesprechungen nicht möglich sind.

Telemedizin kann dazu führen, dass Palliative Care effektiver und effizienter wird, und durch die zusätzliche Expertise kann unter Umständen eine bessere Symptomkontrolle erreicht werden.

Literatur

Boland, J., Martin, J., U Wells, A. et al. (2013). Palliative care for people with non-malignant lung disease: Summary of current evidence and future direction. *Palliative medicine*, *27*(9), 811–816.

Bradford, N. K., Young, J., ArmfieldN, R. et al. (2014). Home telehealth and paediatric palliative care: clinician perceptions of what is stopping us? *BMC Palliative Care*, *13*(29).

Cormi, C., Petit, M., Auclair, J. et al. (2021). Building a telepalliative care strategy in nursing homes: a qualitative study with mobile palliative care teams. *BMC Palliat Care*, 20(156).

Ebneter, A., Sauter, T., Christen, A. et al. (2022). Feasibility, acceptability and needs in telemedicine for palliative care. *Swiss Med Wkly*, *152*, 9–10.

Gatter, S., Brukamp, K., Adolf, D. et al. (2022). Neurological consultations via telemedicine for specialized outpatient palliative care (SOPC) at home and in hospice (TANNE project): study protocol for a randomized controlled trial. *BMC Palliative Care*, *21*(218).

Gurp, J., Selm, M., Vissers, K. et al. (2015). How Outpatient Palliative Care Teleconsultation Facilitates Empathic Patient-Profession Relationships: A Qualitative Study. *PLOS one*, *10*(4).

Jess, M., Timm, H., & Dieperink, K. (2019). Video consultations in palliative care: A systematic integrative review. *Palliative Medicine*, *33*(8), 942–958.

Meghani SH, M. M. (2017). Clinician-Targeted Mobile Apps in Palliative Care: A Systematic Review. *Journal of Palliative Medicine*, 20(10), 1139–1147.

Nwosu, A., Sturgeon, B., McGlinchey, T. et al. (2019). Robotic technology for palliative and supportive care: Strengths, weaknesses, opportunities and threats. *Palliative Care*, *33*(8), 1106–1113.

Rogante, M., Giacomozzi, C., Grigioni, M. et al. (2016). Telemedicine in palliative care: a review of systematic reviews. *Ann Ist Super Sanità*, *52*(3), 434–442.

Sanchez-Cardenas, M. A., Iriarte-Aristizabal, M. F., León-Delgado, M. X. et al. (2022). Rural Palliative Care Telemedicine for Advanced Cancer Patients: A Systematic Review. *Maerican Journal of Hospice and Palliative Medicine*, *40*(8), 936–944.

Shepard, D. (1977). Principles and practice of palliative care. *CMA Journal*, *116*(5), 522–526.

Taubert, M., Norris, J., Edwards, S. et al. (2018). Talk CPR – a technology project to improve communication in do not attempt cardiopulmonary resuscitation decisions in palliative illness. *BMC Palliative Care*, *17*, 118.

Trill, R. (2016). *Studienbrief MGS0730a Telemedizin und eHealth.* Technischen Universität Kaiserslautern, Distance & Independent Studies Center.

Veronese, S., Gallo, G., Valle, A. et al. (2017). Specialist palliative care improves the quality of life in advanced neurodegenerative disorders: NE-PAL, a pilot randomised controlled study. *BMJ Support Palliat Care*, 7(2), 164–172.

Weck, C., Lex, M., & Lorenzl, S. (2019). Telemedicine in Palliative Care: implementation of new technologies to overcome structural challenges in the care of neurological patients. *Frontiers in Neurology*, 10.

C Perspektiven

20 Kompetenzentwicklung für das hospizlich-palliative Handeln im Privaten

Anne Gruber und Erika Koch

20.1 Einleitung

Die kompetenzbasierte berufsgruppenunabhängige Matrix zur Erstellung von Curricula für die Weiterbildung curricularer Bildungsinhalte in Palliative Care (DGP, 2017, S. 4) unterteilt Kompetenzen entsprechend des deutschen Qualifikationsrahmens (DQR) (BMBF/KMK, 2013) in vier Bereiche: Wissen und Fertigkeiten (Fachkompetenz) sowie Sozial- und Selbstkompetenz (personale Kompetenz) (▶ Tab. 20.1). Kompetenz beschreibt dabei die Fähigkeit und Bereitschaft des Einzelnen, Kenntnisse und Fertigkeiten sowie persönliche, soziale und methodische Fähigkeiten zu nutzen und sich durchdacht sowie individuell und sozial verantwortlich zu verhalten. Kompetenz wird in diesem Sinne als umfassende Handlungskompetenz verstanden.

Diese vier Kompetenzbereiche (Wissen und Fertigkeiten sowie Sozial- und Selbstkompetenz) sind im ambulanten Bereich von Palliative Care ebenso relevant wie in anderen Settings. In KomPaC (»Kompetenzbasierte berufsgruppenunabhängige Matrix zur Erstellung von Curricula für die Weiterbildung curricularer Bildungsinhalte in Palliative Care/Palliativmedizin«) wird die Grundannahme formuliert, dass die Bedürfnisse spezifischer Zielgruppen einer besonderen Beschreibung von Kompetenzen bedürfen (DGP, 2017, S. 8). Diese Aussage wird der Tatsache gerecht, dass jedes Setting von Palliative Care Besonderheiten und Schwerpunkte impliziert. Bislang konnte der Eindruck entstehen, dass der »Lernort Zuhause« im Bereich der Bildung keine besonderen Unterschiede zu anderen Versorgungsorten von Palliative Care aufweist. Der vorliegende Beitrag geht dieser Frage nach und beschreibt, welche Bildungsinhalte für den Lernort der privaten Häuslichkeit relevant erscheinen und worauf in Fortbildungsangeboten für dieses Setting ein besonderer Fokus gelegt werden kann.

Zweifelsohne bewegen wir uns nicht im »Krankenhaus zuhause«. Auch wenn mitunter eine krankenhausähnliche Gestaltung des Krankenzimmers und das Einbringen von Kompetenzen und Qualifikationen professionellen wie ehrenamtlichen Helfer:innen Sicherheit für ihr Handeln geben, steht der Charakter des »Zuhauseseins« im Vordergrund einer palliativen Versorgung im ambulanten Setting. Dies impliziert, dass bewährte Arbeitsabläufe und Routinen, und selbst evidenzbasierte Maßnahmen, immer wieder an individuelle Gegebenheiten angepasst werden müssen. Ein Schwerpunkt des Beitrags liegt dementsprechend auf der Kompetenzentwicklung für »adaptives Arbeiten«, das besonders im Rahmen der personalen Kompetenz abgebildet wird.

Tab. 20.1: Lernergebnisse nach dem deutschen Qualifikationsrahmen für lebenslanges Lernen (DQR) (DGP, 2017, S. 5, basierend auf BMBF/KMK, 2013)

Fachkompetenz		Personale Kompetenz	
Wissen	Fertigkeiten	Sozialkompetenz	Selbstkompetenz
Wissen bezeichnet die Gesamtheit der Fakten, Grundsätze, Theorien und Praxis in einem Lern- oder Arbeitsbereich als Ergebnis von Lernen und Verstehen.	Fertigkeiten bezeichnen die Fähigkeit, Kenntnisse anzuwenden und einzusetzen, um Aufgaben auszuführen und Probleme zu lösen.	Sozialkompetenz bezeichnet die Fähigkeit und Bereitschaft, zielorientiert mit anderen zusammenzuarbeiten, ihre Interessen und sozialen Situationen zu erfassen, sich mit ihnen rational und verantwortungsbewusst auseinanderzusetzen und zu verständigen sowie die Arbeits- und Lebenswelt mitzugestalten.	Selbstkompetenz bezeichnet die Fähigkeit und Bereitschaft, eigenständig und verantwortlich zu handeln, eigenes und das Handeln anderer zu reflektieren und die eigene Handlungsfähigkeit weiterzuentwickeln.

Fachkompetenz umfasst Wissen als Gesamtheit von Fakten, Grundsätzen, Theorien und Praxis in einem Lernbereich sowie die entsprechenden Fertigkeiten, diese Kenntnisse anzuwenden und einzusetzen, um Aufgaben auszuführen und Problemstellungen zu lösen (DGP, 2017, S. 4).

Im Folgenden werden Theorien und Ansätze benannt, die aus der Erfahrung der Autorinnen speziell für die Häuslichkeit bedeutsam erscheinen. Sie sind entweder in den grundqualifizierenden Curricula nicht explizit beschrieben, oder es wird eine Vertiefung von bestehenden Kompetenzen als sinnvoll erachtet (▶ Kap. 20.6 bis Kap. 20.9).

Personale Kompetenz wird bedeutsam, wenn Helfer:innen im Bereich des Unbekannten, Unklaren und mitunter Herausfordernden tätig sind. An einem Ort, wo Verfahrensanweisungen, Standards und Leitlinien nur bedingt anwendbar sind, brauchen Helfer:innen die Fähigkeit, wahrzunehmen, abzuwägen und einzuschätzen, wie Versorgungswege entstehen können. Sie sollen zielorientiert mit allen Beteiligten zusammenarbeiten und bereit sein, Verantwortung für das eigene Handeln zu übernehmen. Hier zeigt sich, warum Selbstkompetenz und soziale Kompetenz so entscheidend für den ambulanten Bereich sind: An immer neuen Orten mit immer neuen Personen und Systemkonstellationen gilt es, immer neu Wege zu finden. Wenn Helfer:innen die Versorgung als einen interaktiven, adaptiven Prozess verstehen und das eigene Handeln reflektieren, ist die Chance für eine gelingende, personenorientierte palliative Versorgung gegeben.

Zum Vergleich: Dort, wo ein institutioneller Rahmen gegeben ist, sind bestimmte Strukturen und Ressourcen von palliativer Versorgung gegeben, was den Helfer:innen an vielen Stellen klare Abläufe und Sicherheit im Handeln ermöglicht. So ist auch der Auftrag im stationären Setting meist im Vorfeld geklärt, da die Aufnahme von Indikationen abhängt. Den Rahmen der Versorgung setzt die Einrichtung, und der oder die Patient:in und an- und zugehörige Personen stellen sich auf die neue Umgebung ein.

Palliative Care »zuhause« bedeutet eine Umkehr: Die Helfer:innen werden zu denen, die zunächst klären, worin der Hilfebedarf besteht und ob überhaupt eine palliative Versorgung gewünscht wird und sinnvoll ist (Bereich der allgemeinen ambulanten Palliativversorgung). Daraufhin suchen sie gemeinsam mit allen Beteiligten Wege zur Umsetzung. Das, was in der Häuslichkeit »geht« oder eben »nicht geht«, wird maßgeblich durch die zu betreuenden Personen bestimmt. Es kann zum Beispiel sein, dass der Einsatz von Hilfsmitteln zur Erleichterung der pflegerischen Versorgung angebracht erscheint, was in der Klinik, im Pflegeheim oder im Hospiz nach kurzer Zeit umgesetzt wird. Im häuslichen Bereich kann es viele Gründe geben, warum sich schwerkranke Menschen dazu nicht entscheiden können, und auch entsprechende Beratung ändert daran mitunter nichts. An diesem Beispiel zeigt sich, dass professionelle und auch ehrenamtliche Helfer:innen bereit sein müssen, sich auf den Spielraum dessen, was faktisch möglich ist, einzustellen. Hierbei hat die Patientenautonomie auf sehr praktisch-konkrete Weise einen hohen Stellenwert.

An dieser Stelle sei betont, wie bedeutsam es ist, den Auftrag zu klären, den Helfer:innen von Patienten und ihren An- und Zugehörigen erhalten. Im ambulanten Setting gilt: Nur ein Hilfeangebot, das als »echte« Unterstützung wahrgenommen wird, wird angenommen. Gibt es seitens der Patient:innen Gründe, warum ein Angebot als störend oder nicht unterstützend erlebt wird, kann es passieren, dass ihrerseits die Sorgepartnerschaft abgebrochen wird.

Im vorliegenden Beitrag werden nicht alle grundlegenden Kernkompetenzen von Palliative Care erläutert, da diese in der Matrix und den entsprechenden berufsgruppenspezifischen Curricula (einschl. dem Ehrenamt) bereits hinreichend abgebildet sind. Die Autorinnen heben die Besonderheiten des »Sterbens zuhause« hervor und den entsprechend vertieften Bildungsbedarf.

Die jeweiligen Lernzielbeschreibungen verdeutlichen, welche Aspekte aus den zuvor beschriebenen Inhalten hilfreich für das Handeln im Privaten sind. Abschließende methodische Überlegungen zeigen, wie diese didaktisch präsentiert und damit erfahren, gelernt und eingeübt werden können.

20.2 Bindungstheorie

Menschen sind durch unterschiedliche Bindungsstile aus der frühen Kindheit geprägt. Häufig stellen wir uns die Frage, aus welchem Grund Menschen reagieren und sich so verhalten, wie sie es tun. Die Bindungstheorie, von John Bowlby in den 1950er Jahren entwickelt, liefert dafür hilfreiche Erkenntnisse (Bowlby, 1982). Im ersten Lebensjahr eines Menschen wird die Bindung zur nächsten Bezugsperson, meistens der Mutter, geprägt. Diese kann sich lebenslang auf den zwischenmenschlichen Umgang auswirken.

Der Mensch pendelt lebenslang zwischen dem Bedürfnis nach Autonomie und dem Bedürfnis nach Bindung. Ein Kind, das durch eine sichere Bindung zur Mutter geprägt wird, kann selbstbewusst sein Leben erkunden. Geht es dem Kind gut, überwiegt das Bedürfnis nach Autonomie. Sobald sich das Kind jedoch beispielsweise verletzt, wird schlagartig das Bindungsbedürfnis aktiviert. Bei erwachsenen Menschen, die mit einer lebensbedrohlichen Krankheit konfrontiert sind, ist diese Prägung ebenfalls aktiv. Die Familie wird in dieser Lebenszeit besonders wichtig.

Unterschiedliche Bindungsstile nehmen Einfluss darauf, wie Menschen emotional wichtige Beziehungen gestalten, innerhalb der Familie, aber auch zu Freund:innen und Kolleg:innen. Bowlby beschreibt vier Bindungsstile. Menschen können zum einen sicher oder unsicher gebunden sein. Sicher gebundene Menschen zeigen in ihrem Sozialverhalten die Fähigkeit, ihr Leben selbstbestimmt zu gestalten und sich ebenso in Nähe und Angewiesensein zu den engsten Bindungsmenschen wohlzufühlen. Beispielsweise zeigen sie ihre Emotionen wie Traurigkeit und können Hilfe annehmen. Bei unsicher gebundenen Menschen unterscheiden wir zwischen einer vermeidenden und einer ambivalenten Bindungsprägung. Vermeidend gebundene Menschen können beispielsweise nur schwer Hilfe annehmen und weisen Angebote zurück. Bei ambivalent gebundenen Menschen wiederum entsteht ein häufiger Wechsel. Sie verstricken sich mit ihren Nächsten, und auch Mitarbeitende des Palliative-Care-Teams können in diese Verstrickungen geraten. Der vierte Bindungsstil beschreibt eine desorganisierte, widersprüchliche und chaotische Prägung, d. h. es ist kein klarer Bindungsstil erkennbar. Häufig wurden diese Menschen Opfer von Gewalt.

Hierbei ist es besonders wichtig zu beachten, dass Menschen nicht in »Bindungsschubladen« gesteckt werden sollten. Das Modell soll die unterschiedlichen Prägungen veranschaulichen, jedoch gibt es viele Mischformen. Außerdem ist eine frühkindliche Bindungsprägung im Erwachsenenalter in gewissem Maße korrigierbar (Howe, 2015; Stahl, 2022).

Die Bindungstheorie hat im ambulanten Setting besondere Bedeutung, da zuhause erworbene Verhaltensmuster oft stärker ausgeprägt sind oder mehr zur Geltung kommen, denn – anders als im Krankenhaus– fordern die Personen ihre Rechte ein, die Dinge so zu machen, wie sie es gewohnt sind. Außerdem gibt es in der Häuslichkeit keine institutionellen Regelungen, die vorgeben, wie etwas zu sein hat. Somit bewegen sich Patient:innen und ihre An- und Zugehörigen in der Selbstverständlichkeit ihrer gewohnten Muster und damit auch in der Art und Weise, wie sie sich in Beziehung setzen.

Lernziel:

John Bowlbys Erkenntnisse können dazu beitragen, mehr Verständnis für Verhaltensweisen von Betroffenen zu entwickeln und auch die eigenen Reaktionen besser einordnen zu können. Alle Menschen brauchen in einer palliativen Lebensphase Sicherheit über das Betreuungsnetz. Sie brauchen von Mitarbeitenden in Palliativteams sichere Bindungsangebote, auch wenn sie sich abweisend verhalten. Ein sicheres Bindungsangebot bedeutet nicht, alle Bedürfnisse und Wünsche zu befriedigen. Zum Teil ist gerade eine klare Aussage darüber, was angeboten werden kann und was nicht, hilfreich für Betroffene.

Um die Unterschiede zwischen den verschiedenen Bindungstypen und den jeweiligen Umgang damit zu lernen, gibt es verschiedene Möglichkeiten.

Methoden:

- Über Impulsvorträge kann die Theorie gut vermittelt werden. Hier kann auch mit Fallbeispielen gearbeitet werden.
- In Einzelarbeit können die Inhalte reflektiert werden; Selbsterfahrung hilft zu lernen. Es ist hilfreich zu erkennen, in welchem Bindungsstil man selbst geprägt ist.
- Im Austausch in Kleingruppen kann die Selbsterfahrung reflektiert werden.
- Die Ergebnisse aus den Kleingruppen können im Plenum besprochen werden. Die Ergebnissicherung kann im Plenum an einem Flipchart oder einer Moderationswand erfolgen.

Besonders lehrreich können Fallbesprechungen im multiprofessionellen Team mit Fokus auf den Bindungsstil sein. Voraussetzung dafür sind Moderator:innen aus dem Team oder der Leitung oder externe Unterstützer:innen mit Erfahrungen in der Bindungstheorie. Letztere können mit dem Team auch in Supervisionen das Wissen um Bindungsstile anwenden. Dabei kann die Theorie im Team eingeübt werden.

20.3 Systemtheorie

Die Systemtheorie betrachtet Beobachtungen und Erfahrungen als komplexe, miteinander verbundene Systeme, deren Verhalten durch Wechselwirkungen und Rückkopplungen erklärt wird. Jedes System hat eigene Regeln und Kommunikationsmuster; sie sind autopoietisch, d. h. selbstorganisierend, und haben einen Drang zur Selbsterhaltung.

Für die palliative Versorgung öffnet der Systemgedanke den Blick auf Wechselwirkungen von Systemen und somit einen erweiterten Zugang auf Versorgungssituationen. Verhalten von Menschen wird nicht isoliert, sondern im Kontext von Beziehungen und Systemen betrachtet. Ein:e Patient:in kann selbst als eigenes System verstanden werden. Dieses System ist umgeben vom System Familie, dem System des (Palliativ-)Teams, des Gesundheitswesens usw. Die Systeme interagieren miteinander, sie sind in ständiger Bewegung. Mehrperspektivität ist der Nutzen des systemischen Ansatzes (Friedl, 2022).

Lernziel:

Für den Bereich Palliative Care im ambulanten Setting ermöglicht die Systemtheorie, sich der Komplexität von sozialen und psychischen Systemen zu nähern und sie zu untersuchen. Sie bietet Zugänge, um Versorgungssituationen und Dynamiken in ihrem Kontext zu sehen.

Um das volle Potenzial von Gesprächen auszuschöpfen, ist die Kenntnis systemischer Fragestellungen hilfreich. Gezielte Fragen führen zu bedeutsamen Informationen und ermöglichen neue Einsichten. Das ist in der ambulanten Palliative Care im Besonderen wichtig, da hier Anzahl und Zeitfenster der Kontakte oftmals begrenzt sind. Systemische Fragen helfen Patient:innen und Angehörigen, ihre Ziele zu klären, Herausforderungen zu benennen und mögliche Lösungen zu erkennen. Ebenso kann es möglich werden, alternative Perspektiven zu erforschen.

Methoden:

Mehrperspektivität und Komplexität von palliativen Versorgungssituationen können in einer Fortbildung methodisch über eine systemische Fallbesprechung sicht- und untersuchbar werden. Die Teilnehmenden üben praktisch ein, wie eine solche Fallbesprechung abläuft und entdecken, welche Chancen und Möglichkeiten der Perspektivwechsel eröffnet.

Die Systemische Fallbesprechung ermöglicht den Perspektivenwechsel durch »Eindoppeln« von Personen in die Sicht von Patient:innen oder An- und Zugehörigen, was bedeutet, dass jemand in die »Rolle« von betroffenen Personen aus eingegebenen Fällen geht. Die eingedoppelte Person spricht dann aus deren Sicht und ist befragbar auf ihr Erleben einer Situation. So kann es gelingen, Probleme aus der Perspektive von Betroffenen zu explorieren und Wege zur Lösung zu finden, die bisher verborgen waren.

Darüber hinaus kann in der Reflexion der Fallbesprechung erarbeitet werden, welche Art der Kommunikation hilfreich erscheint, um Perspektiven zu explorieren. Zum Einüben kommunikativer Fähigkeiten, die im systemischen Ansatz verankert sind, eignen sich methodisch außerdem:

- Rollenspiele: Hier können Gespräche simuliert und z.B. Einstiegsfragen, Ressourcenfragen, Gefühlsfragen, zirkuläre Fragen, paradoxe Fragen oder Lösungsfragen erprobt und geübt werden.
- das Untersuchen von Video- oder Hörsequenzen von Gesprächen mit Patient:innen
- verbales Experimentierlabor: gezieltes Anwenden von Fragetechniken in simulierten Situationen und Erfahren von Wirkungen

20.4 Umgang mit der Angst

Angst ist eine menschliche Emotion bei Bedrohung jeglicher Art. Im ambulanten Bereich können schwerkranke Menschen beispielsweise Angst vor körperlichem Leiden, aber auch Angst um ihre Familie haben. Pflegende Angehörige können ebenso unter verschiedenen Ängsten leiden, und ebenso tritt Angst bei Mitarbeitenden in Palliative-Care-Teams auf. Eine wichtige Theorie zum Thema Angst verfasste Fritz Riemann (1999). Er beschreibt vier Grundformen der Angst, zwei davon bilden jeweils gegensätzliche Pole.

Der Mensch strebt einerseits danach, ein Individuum zu werden, andererseits hat er Angst davor, allein zu sein, isoliert von anderen Menschen. Riemann spricht hier von der Angst vor der *Selbstwerdung*. Je mehr Individualität wir leben, umso mehr fallen wir heraus aus der Gemeinschaft, riskieren nicht verstanden oder gar abgelehnt zu werden.

Weiter möchte der Mensch sich anderen im Vertrauen öffnen. Er möchte sich mit dem Fremden einlassen. Damit ist die Angst vor *Selbsthingabe* verbunden, vor Abhängigkeit und Ausgeliefertsein. Die Angst vor Selbstwerdung und die Angst vor Selbsthingabe bilden somit zwei Pole.

Außerdem soll der Mensch sich einrichten in diesem Leben, die Zukunft planen und zielstrebig sein. Er soll damit rechnen, dass alles so bleibt wie es ist und alles Erreichte stabil ist, obwohl er weiß, dass sein Leben in jedem Moment enden kann. Damit ist die Angst vor der *Vergänglichkeit* gegeben, die Angst vor dem Wandel.

Und gleichzeitig sollen wir immer bereit sein, Vertrautes zu verlassen und Veränderung anzunehmen. Entwicklung soll unser Leben bereichern. Wir sollen an nichts haften bleiben. Doch damit ist die Angst vor *Unfreiheit durch Pflichten* und Notwendigkeiten gegeben. Gewohnheiten drohen uns festzuhalten. Wieder entstehen zwei Pole, die sich gleichzeitig ergänzen und widersprechen, die Angst vor der Vergänglichkeit sowie die Angst vor Unfreiheit (Riemann, 1999).

Vereinfacht ausgedrückt hat der Mensch das Bedürfnis nach Nähe und Distanz sowie nach Dauer und Wechsel. Meist sind zwei Bedürfnisse individuell stark ausgeprägt.[53]

Lernziel:

Diese Theorien können veranschaulichen, wie unterschiedlich Menschen sind. Die palliative Pflege zuhause fordert Angehörige enorm. Um ihre Angst kontrollieren zu können, klammern sich manche sehr stark an Mitarbeitende in Palliative-Care-Teams. Dass sie dies tun können, kann sich deutlich stabilisierend auf das familiäre System eines sterbenden Menschen auswirken. Damit einzelne Mitarbeiter:innen dies tragen können, ist das komplette Team gefordert. Hier kann die Last auf mehrere Schultern verteilt werden. Beispielsweise können sich die Kolleg:innen in der Bezugspflege abwechseln.

---

53 https://www.schulz-von-thun.de/die-modelle/das-riemann-thomann-modell (zuletzt abgerufen am 26.02.2024)

Methoden:

- Über Impulsvorträge kann die Theorie gut vermittelt und mit Fallbeispielen gearbeitet werden.
- In Einzelarbeit können die Inhalte reflektiert werden; Selbsterfahrung hilft zu lernen. Es ist hilfreich zu erkennen, zu welchen Ängste man selbst neigt.
- Im Austausch in Kleingruppen kann die Selbsterfahrung reflektiert werden.
- In Fallbesprechungen im multiprofessionellen Team können Erfahrungen ausgetauscht werden mit dem Ziel, Projektionen der eigenen Angst zu reflektieren. Ein gesunder Umgang mit der eigenen Angst und der der Betroffenen kann gefunden werden.

20.5 Caring Communities – sorgende Gemeinschaften

Immer mehr Menschen leben allein. Auch wenn Familienangehörige vor Ort leben, sind die Beziehungen innerhalb von Familien häufig angespannt oder/und die betroffenen Personen sind überfordert. Über sog. Sorgenetze sollen bedürftige Menschen neben der engeren Familie Unterstützung bekommen.

Viele Hospizvereine deutschlandweit und auch international bieten Letzte-Hilfe-Kurse[54] an. In diesen Schulungen über vier Unterrichtseinheiten werden Laien darüber informiert, was passiert, wenn ein Mensch stirbt, wie Leiden gelindert werden können, wie Vorsorge getroffen und wie Abschied genommen werden kann. Sie lernen, besser mit Palliativsituationen im näheren Umfeld umzugehen. Unter anderem wird in diesen Kursen auf die Bedeutsamkeit von sorgenden Gemeinschaften hingewiesen. Diese und die öffentliche Gesundheitssorge über Gemeinden stellen laut Letzte Hilfe Deutschland die beiden größten »Zahnräder« in der palliativen Versorgung von schwerkranken und sterbenden Menschen dar.

Somit wird unter Caring Communities die Vernetzung von Menschen innerhalb ihres Wohnumfeldes verstanden: Nachbarschaftshilfe, Besuchsdienste, Hospizdienste, Kirchengemeinschaft u. v. m. Diese Hilfen werden zum großen Teil ehrenamtlich erbracht. Bei den Gemeinden liegt eine koordinierende und beratende Verantwortung. Es stellt sich die Frage, wie wir einander als Nachbar:innen im Blick haben können und kleine Hilfeleistungen eine Selbstverständlichkeit sein können. Solche Sorgenetze leben vom persönlichen Engagement einzelner Menschen, die weitere Menschen anstoßen können im Sinne von »I care!«. Sorgenetze müssen in vielen Regionen erst entwickelt werden. Hier steht nicht die Versorgung von Patient:innen im Mittelpunkt, sondern die Sorge und Solidarität für Bürger:innen. Die Verantwortung wird somit geteilt zwischen gesellschaftlicher und professioneller Hilfe (Wegleitner & Schuchter, 2021).

---

54 https://www.letztehilfe.info/ (zuletzt abgerufen am 26.02.2024)

Denn Professionelle stoßen an ihre Grenzen, wenn sie Sterbende ganzheitlich in ihren Bedürfnissen wahrnehmen und begleiten wollen. Dies müssen wir zukünftig in der Palliativversorgung akzeptieren. Nächstenliebe ist ein »verstaubter« Begriff. Doch gerade durch Nächstenliebe kann gesellschaftlich wieder mehr füreinander gesorgt werden. Professionelle Helfer:innen werden dann idealerweise nur noch unterstützend oder in Krisensituationen gebraucht (vgl. dazu die Beiträge in Radbruch et al., 2015).

Lernziel:

Das Wissen über Caring Communities soll die Professionellen entlasten, damit sie sich nicht allein für eine optimale Palliative Care zuhause verantwortlich fühlen. Dafür braucht es Sensibilisierung in den Palliative-Care-Teams. Über ein Bewusstsein darüber kann mit einem größeren Blickwinkel beraten werden. Viele Menschen haben ein soziales Netz um sich herum, und wenn dieses Netz nicht ausreicht, können Menschen im näheren Umfeld eventuell auch angesprochen werden. Professionelle brauchen das Wissen, wie Netzwerke initiiert und gefördert werden können und durch welche Instrumente die Zusammenarbeit unterstützt wird.

Methoden:

- Primär sollte die Wissensvermittlung über Vorträge stattfinden.
- Netzwerkpartner können in Gruppenarbeiten zusammengetragen werden.
- Der Austausch über Instrumente, die die Zusammenarbeit unterstützen, erfolgt z. B. über Qualitätszirkel, Hospitationen oder gemeinsames Erstellen von Broschüren und Flyern.
- In Fallbesprechungen kann ein Team gemeinsam über nächste Schritte im Netzwerkaufbau diskutieren. Außerdem arbeitet jede:r Mitarbeitende in einem Ort, über dessen vorhandene Care-Angebote er oder sie sich noch genauer informieren kann. So können Netzwerkkarten entstehen, die jedem oder jeder Mitarbeitenden im Palliative-Care-Team helfen.

20.6 Kommunikation

Kommunikative Fähigkeiten sind Kernkompetenz jeden Handelns in Palliative Care. Entsprechende fachliche Fähigkeiten wie Kenntnis und Anwendung von Kommunikationsmodellen (z. B. F. Schulz von Thun, P. Watzlawick, K. Bühler o. a.) sind in allen Basisqualifizierungen mit hohem Zeitumfang angelegt. Will man seine kommunikativen Fertigkeiten vertiefen, ist eine Auseinandersetzung mit persönlichen Mustern und inneren Reaktionen hilfreich. Aus diesem Grund umfasst es nicht nur die fachliche, sondern auch die personale Kompetenz, wenn man patientenorientiert, reflektiert und klar und gleichzeitig offen kommunizieren möchte.

Selbstkompetenz ist für den ambulanten Bereich ein wichtiges »Arbeitsmittel«. Die Fähigkeit, urteilsfrei wahrzunehmen und eigene Wertvorstellungen an die Seite zu stellen, ermöglicht den Helfer:innen, in Offenheit mit den Klient:innen mitzugehen.

Es erfordert ein hohes Maß an Wahrnehmungsfähigkeit, gekoppelt mit Selbstreflexion, um mit Zurückhaltung Dinge anzusprechen, die vielleicht bislang vermieden wurden. Es ist ein Schwingen zwischen Anstoßen und gleichzeitig Abfedern, wenn Überforderung spürbar wird.

So wird neben der Sachebene die Gefühlsebene einbezogen, was essenziell in palliativen Situationen ist. Nicht zuletzt gehört es zur Selbstkompetenz an dieser Stelle, nicht in die Identifikation mit wahrgenommenen Gefühlen zu gehen (mehr dazu unter ▶ Kap. 20.9).

Soziale Kompetenz in der Beziehung zu Klient:innen zeigt sich in der Fähigkeit, Kontakt und Vertrauen herzustellen. Powell (2002) hat für den Umgang von Menschen mit Demenz den folgenden Grundsatz formuliert: »Kontakt vor Funktion«. Dies dient dazu, Vertrauen und Sicherheit für die Sorgebeziehung aufzubauen. Diese Haltung ist für die Begleitung und Betreuung von Palliativpatient:innen in ihrer häuslichen Umgebung ebenso maßgeblich. Ohne Vertrauen wird bei einer schwerkranken Person und ihren An- und Zughörigen ein Bedürfnis nach Abgrenzung bestehen bleiben. Der Raum zur Klärung des Auftrags wird dann nicht oder nur vorsichtig betreten. Gelingt es über empathische Kommunikation, Vertrauen zu gewinnen und Sicherheit zu vermitteln, ist für die Sorgepartnerschaft ein solides Fundament gelegt. Vertrauen ist auch strukturell eine notwendige Basis der Zusammenarbeit, denn nicht immer ist ein Vor-Ort-Kontakt möglich. Wenn Vertrauen grundgelegt ist, lässt sich Manches auch am Telefon besprechen und klären.

Hier werden personenzentrierte und bedürfnisorientierte Ansätze interessant, wie z.B. das Kommunikationsmodell zur Gesprächsführung nach Carl Rogers (2012) oder die gewaltfreie Kommunikation nach Marshall B. Rosenberg (2005). Durch eine Beziehung auf Augenhöhe zwischen Klient:innen und Mitarbeitenden in Palliative-Care-Teams kann eine Atmosphäre des Wohlbefindens und Angenommenseins entstehen. Dies geschieht durch eine wertschätzende Haltung, über Empathie und Echtheit.

Aktives, wertschätzendes Zuhören aus einer wohlwollenden Haltung heraus und offene Fragen zum vertieften Verständnis sind ebenso hilfreich, wie das Wiederholen und Zusammenfassen des Gesagten. Zu prüfen, ob man die Anliegen und Bedürfnisse richtig erfasst hat, ist für die weitere Sorgepartnerschaft wichtig. Nicht selten entstehen in einer uneindeutigen Kommunikation unterschiedliche Auffassungen darüber, worin der Auftrag zur Begleitung oder Versorgung überhaupt liegt.

Aus dem Case Management wissen wir, wie wichtig es ist, den Auftrag zu klären. In der SAPV ist der Grundauftrag immer die Linderung von Symptomen. Doch auch hier müssen wir klären, ob es Symptome gibt, die der oder die Patient:in nicht behandeln lassen möchte. Der Auftrag für ein Hospizteam stellt sich deutlich unklarer dar. Primär wird der Einsatz von ehrenamtlichen Hospizbegleiter:innen angeboten. Doch findet im Erstgespräch der Koordinationskraft und ggf. in Folgegesprächen Beratung zu grundlegenden pflegerischen, aber auch psychosozialen und spirituellen Themen statt. Hier wird das Feld schnell unübersichtlich. Eine klare Auftragsklärung hilft beiden Seiten, dieselben Ziele zu verfolgen.

Lernziel:

Im Bereich der Kommunikation braucht es Sensibilität für das Handeln im Privaten. Lernende üben sich dazu in Selbst- und Fremdwahrnehmung und erkennen, wo eigene Erfahrungen in ihrer Gedanken- und Gefühlswelt auftauchen, die möglicherweise vom Klienten wegführen. Sie trainieren, über empathische und aufmerksame Kommunikation Kontakt und Vertrauen herzustellen. Sie fassen Gesprächsinhalte und Ziele zusammen und klären den Auftrag.

Methoden:

- Wahrnehmungsübungen und Selbsterfahrung
- Reflexion von Erfahrungen in Einzelarbeit und Gruppenaustausch
- szenisches Spiel zur Übung der Auftragsklärung
- Fallgeschichten

Zur Arbeit mit Fallgeschichten eignen sich zur o. g. Zielsetzung geschlossene Fälle. Hier liegt der Schwerpunkt darauf, komplexe Situationen wahrzunehmen und Zusammenhänge (Gefühle, Deutungen, Sichtweisen, Handlungsmotive) zu verstehen. Es geht weniger um Problemlösefähigkeiten.

20.7 Spiritual Care

Viele Menschen in einer palliativen Situation stellen sich Fragen wie »Woher komme ich und wohin gehe ich?« oder »Was hat mein Leben für einen Sinn? Was bleibt von mir?«.

Sterben ist ein spirituelles Ereignis. Deshalb ist Spiritual Care ein wesentlicher Teil der Grundhaltung und Kompetenz aller Begleitenden. Besonders im privaten Umfeld wird diese Säule der Palliative Care sichtbar, weil sich die Menschen hier nicht an eine Institution anpassen müssen. Zuhause ist die Spiritualität der Menschen meist sichtbar und sollte thematisiert werden.

Beispielsweise ergänzen Aspekte aus der phänomenologischen Anthropologie den personenzentrierten Ansatz von Carl Rogers. Durch achtsames, konzentriertes Betrachten der Menschen in palliativen Situationen können wir die Dinge aus sich selbst sprechen lassen. Das Phänomen ist das, was einem Menschen in seinem individuellen Bewusstsein erscheint. Dabei wird das Bewusstsein nicht nur über die Sinne erfahren, sondern auch beispielsweise über Gedanken und Bilder. Die Begleitenden sollen die Dinge wahrnehmen, wie sie ihnen erscheinen, frei von Annahmen und Vorurteilen. Manche Wahrnehmungen drängen sich so auf, dass man sich nicht darüber hinwegsetzen kann (Uzarewicz & Uzarewicz, 2005).

Edmund Husserl beschreibt die Ganzheitlichkeit des menschlichen Daseins als Körper, Geist und Seele. Alle drei bilden laut Husserl den Leib, was für Sterbende sehr wichtig ist. Denn Sterbende nehmen aufgrund ihrer spezifischen Leiberfahrung das Hier und Jetzt verändert wahr. Sie beobachten einerseits den körperlichen Verfall, aber auch die biografische Erfüllung. Neben der ursprünglichen Akzeptanz von Abhängigkeit, dem meist eine über viele Frustrationen geübte Lerngeschichte der Abhängigkeit und Aufgabe von Autonomie vorausgeht, gibt es zugleich eine besondere, meist verborgene Sehnsucht nach dem »Jenseits«, ein Suchen nach den überzeitlichen Verbindungen und zugleich ein Beenden-Wollen des Zeitlichen – »das Zeitliche segnen«, wie der Volksmund es ausdrückt. Ebenso berichten trauernde Menschen, den Verstorbenen wahrgenommen zu haben, ganz real über ihr Bewusstsein (Uzarewicz & Uzarewicz, 2005).

Spiritual Care bei alten, schwerkranken Menschen braucht eine Weiterentwicklung unter Einbeziehung der Angehörigen auch im privaten Umfeld. Aktuelle Handlungsempfehlungen erkennen einerseits Kompetenzdefizite bei den Betreuenden. Das Thema wird zu wenig eingebunden in die Aus- und Weiterbildung. Es liegt unzureichende Erfahrung in der Auseinandersetzung mit der eigenen Spiritualität vor, und die Zuständigkeiten für das Thema sind nicht geklärt. Andererseits braucht es strukturelle und organisatorische Veränderungen, um den Betreuenden einen Rahmen für Spiritual Care zu bieten (Kloke et.al., 2024).

Lernziel:

Begleitende und Betreuende sollen von den aktuellen Handlungsempfehlungen wissen, um die Weiterentwicklung unterstützen zu können. Hospiz- und Palliative-Care-Teams sollen spirituelle Erfahrungsberichte von begleiteten Menschen wahrnehmen und fördern, indem sie vorurteilsfrei zuhören und die Patient:innen zum Erzählen auffordern, ohne zu bewerten.

Methoden:

- Über Impulsvorträge kann die Theorie gut vermittelt werden.
- Methoden wie Assoziationsketten oder Assoziationsstern eignen sich als Einstieg.
- In Einzelarbeit können die Inhalte reflektiert werden. Es ist hilfreich zu erkennen, welche eigenen Wahrnehmungen und Erfahrungen man selbst bei der Betreuung und Begleitung von Sterbenden und im Umgang mit eigener und fremder Trauer hat.
- Im Austausch in Kleingruppen kann die Selbsterfahrung reflektiert werden.
- In Fallbesprechungen und Supervisionen im multiprofessionellen Team können Wahrnehmungen und Erfahrungen in Bezug auf Spiritualität ausgetauscht werden. So kann gemeinsam im Team Spiritual Care entwickelt werden mit Unterstützung der seelsorgenden Berufsgruppen.

20.8 Praktische Ethik

Von Personen, die den privaten Raum eines schwerkranken oder sterbenden Menschen betreten, wird *Respekt* und ein *würdevoller* Umgang mit diesem Umstand erwartet. An dieser Stelle liegen Begriffe und Grundhaltungen aus dem Kontext von Ethik (im Sinne eines guten Handelns) nahe, denn wir betreten zugleich zwei Sphären der Intimität: den Bereich der »eigenen vier Wände« (hiermit ist ebenso das Zimmer in einer Wohngemeinschaft gemeint) *und* die vulnerable Verfassung der besuchten Person sowie ihrer An- und Zugehörigen. Alle befinden sich miteinander im nichtalltäglichen Zustand und müssen neu (er-)finden, wie sie mit der Situation umgehen können. Auch im Kontext der ambulanten Palliativversorgung begegnet uns das Spannungsfeld zwischen Autonomie und Fürsorge. Diese Begriffe sind als medizinethische Prinzipien bekannt (Knellwolf & Rüegger, 2005). Die Helferpersonen kommen in eine Situation, in der sie in aller Regel von Hilfebedarf entsprechend dem Fürsorgeprinzip ausgehen können, denn sonst wären sie nicht kontaktiert worden. Eine fortschreitende Erkrankung bringt Bedarf an pflegerisch-medizinischer Versorgung hervor, ebenso wie die Neu- oder Umgestaltung der familiären Rollen und des sozialen Hilfesystems. Die Frage, wer welche Fürsorge übernehmen kann und möchte, bedarf der Klärung. An der Stelle setzt das Autonomieprinzip ein: Nicht selten fällt die Einschätzung des Hilfebedarfs seitens der Betroffenen anders aus als die der Professionellen. Das ambulante Setting stellt hier im Besonderen einen Ort dar, an dem der Versorgungsbedarf nicht fachlich eingeschätzt, sondern »ausgehandelt« wird. Zeitliche, räumliche, personelle und finanzielle Ressourcen sind in immer anderen Konstellationen gegeben. Darüber hinaus entscheidet der persönliche Zugang der Betroffenen zum Angebot einer »Hilfe von außen« über die Versorgung. Nicht immer ist das »Nötige« das »Mögliche«, z. B., wenn die betroffenen Menschen ihre Privatsphäre schützen möchten. Ein ambulanter Hospiz- und Palliativdienst wird beispielsweise eher als »Zuviel« erlebt, weil neben Pflegenden und Mediziner:innen weitere Personen in das häusliche Umfeld kommen. Das führt nicht selten dazu, dass die angebotene Hilfe nicht in Anspruch genommen wird. Das persönliche Bedürfnis nach Ruhe und Privatheit steht über dem Bedürfnis nach Fürsorge. Es lassen sich etliche weitere Beispiele nennen, bei denen die Autonomie im Sinne einer freien Entscheidung gegen die Inanspruchnahme von Hilfen höher gewertet wird als das Fürsorgeangebot. Die Helfer:innen müssen Folgendes anerkennen: »Gut ist für den anderen in der Regel nur das, was er oder sie selber als gut empfindet« (Knellwolf & Rüegger, 2005). An dieser Stelle kommen neben der ethischen Kompetenz kommunikative Fähigkeiten ins Spiel. Über Fragen, Erklären und Beraten herauszufinden, ob und welche Wege es geben kann, Fürsorge anzubieten, ist oftmals herausfordernd. Knellwolff und Rüegger sprechen hier von einem »feinfühligen Dialogprozess«, der einer kranken oder sterbenden Person helfen soll, ihren »ureigensten Willen« herauszufinden.

Lernziel:

Helfer:innen erkennen in einer palliativen Situation die ethischen Werte und in welchem Zusammenhang sie stehen. Sie berücksichtigen die individuellen Bedürfnisse hinsichtlich Fürsorge und Autonomie. Sie üben sich darin, Hilfsangebote als Möglichkeit zu verstehen und von eigenen Einschätzungen einer Situation zu unterscheiden.

Methoden:

- Reflexion durch Einzelarbeit an Fällen
- Reflexion durch Gruppenarbeit an Fällen
- ethische Fallbesprechungen
- Reflexion während multiprofessioneller Fallbesprechungen

Auch in einer regulären Fallbesprechung lassen sich ethische Aspekte erarbeiten und reflektieren. Idealerweise läuft der Blickwinkel der Ethik in allen Fallbesprechungen eines Teams mit. Das erhöht das Bewusstsein für ethische Zusammenhänge, die in jeder alltäglichen Situation zu finden sind und wirken. Teams können die Qualität ihrer Arbeit erhöhen, indem sie sich von Zeit zu Zeit darüber verständigen, wo die Mitglieder ganz konkret ethische Gesichtspunkte in ihrer Arbeit berührt sehen.

20.9 Hilfreiche Nähe und heilsame Distanz

Rogers (2012) hebt die Bedeutung der Beziehung hervor, die heilend sein kann, wenn sie bestimmte Qualitäten aufweist. Ein Ergebnis der Studie zur Wirksamkeit von spezialisierter ambulanter Palliativversorgung von Schneider et al. (2015) ist, dass SAPV vor allem Beziehungsarbeit bedeutet.

Die Grundhaltung eines offenen, freundlichen, wohlwollenden und unterstützenden Beziehungsangebotes kann die Mitarbeitenden dazu verführen, eine große Nähe zu den Betroffenen einzugehen. Noch dazu zieht dieses Arbeitsfeld emotionale Menschen an, die gut mit belasteten Menschen in Resonanz gehen können. Früher wurde von professioneller *Distanz* gesprochen, heute heißt es professionelle *Nähe*. Für professionelle Nähe brauchen Mitarbeitende eine innerliche Distanz zu dem durch Sterben, Tod und Trauer belasteten Raum. Stellt dies einen unmöglichen »Spagat« dar? Vielleicht gleicht die Kunst eher einem Balanceakt. Beziehung ist immer verbunden mit dem Ausbalancieren zwischen Nähe und Distanz. Was Betroffene in einer schweren Lebenssituation kaum reflektieren können, sollten sich Mitarbeitende in Palliative-Care-Teams bewusst machen. (Kränzle et al., 2011).

Begleitende und Versorgende verwechseln die empathische Haltung häufig mit Gefühlsansteckung, was mehr emotionale Kraft benötigt. Das kann belasten und zu emotionaler Erschöpfung führen. Auf der Basis gelernter Empathie, sagt Lieben

(2018), kann die sog. Liebe frei von Mitgefühl geübt werden. Diese Haltung schützt zum einen die Begleitenden und dient zum anderen den Begleiteten durch eine Begegnung auf Augenhöhe.

Lernziel:

Eine grundlegende Sensibilisierung für das Thema Nähe und Distanz ist wichtig zur Gesunderhaltung der Mitarbeitenden. Auch für existenziell belastete Menschen kann es heilsam sein, wenn sie von Mitarbeitenden in Palliativteams nicht emotional abhängig werden. Die Mitarbeitenden selbst sind bei der emotionalen Arbeit nie »sicher«. Es kann immer geschehen, dass die Nähe zu einem Menschen zu groß ist. Aber auch das Gegenteil kann eintreten: dass die Professionellen sich zu distanziert verhalten. Das Ziel, die richtige Balance zu finden, scheint fast zu hoch gegriffen. Vielmehr geht es darum, es geschehen zulassen – die Beziehung zwischen Nähe und Distanz – durch eine immerwährende Einübung und Reflektion.

Methoden:

Für dieses Thema ist es notwendig, nachzudenken und sich mit anderen auszutauschen. Selbsterfahrung über die praktische Arbeit im ambulanten Bereich muss reflektiert werden. Eigene Bedürfnisse sowie Projektionen der Mitarbeitenden sollten bewusst werden.

- Reflexion durch Einzelarbeit
- Reflexion durch Gruppenarbeit
- Reflexion in der gesamten Lerngruppe
- Reflexion während multiprofessionellen Fallbesprechungen
- Reflexion in Supervision mit professioneller Unterstützung

20.10 Zu Gast sein

Wenn Sterben zuhause geschieht, sind Fachpersonen und ehrenamtliche Begleiter:innen zu allererst »Gast« an einem neuen, fremden Ort. Mit dem Überschreiten einer Haus-, Wohnungs- oder Zimmertürschwelle begibt sich eine fremde Person in die Privatheit eines Menschen und seiner Bezugspersonen. Die Sensibilisierung und Befähigung für diese Situation, die zu Beginn oftmals von Vieldeutigkeit und Unsicherheit geprägt ist, ist bedeutsam. Die aufgezeigten Themen sind als Anregungen zu verstehen und zeigen, welches Wissen sowie welche Haltungen und Fähigkeiten hilfreich und weiterzuentwickeln sind, um sich im Setting des Privaten sicher und zum Wohl der betroffenen Personen zu bewegen.

Unsere Ausführungen zeigen, welche besonderen Kompetenzanforderungen die palliative Versorgung und hospizliche Begleitung von Schwerkranken und Sterbenden in ihrer häuslichen Umgebung stellt. Angesichts unterschiedlicher Herausforderungen zwischen einem stationärem und ambulanten Arbeitssetting scheint es wichtig, die Themen zu identifizieren, die für den jeweiligen Bereich besonders relevant und hilfreich sein können, und eigene Fortbildungsangebote zu entwickeln und anzubieten.

Literatur

Bowlby, J. (1982). *Attachment and loss* (2. Ed.). Hogarth Press.
Bundesministerium für Bildung und Forschung (BMBF) & Kultusministerkonferenz (KMK). (2013). *DQR – Deutscher Qualifikationsrahmen für lebenslanges Lernen.* https://www.bmbf.de/bmbf/de/bildung/bildungsforschung/qualifikationsrahmen/qualifikationsrahmen_node.html
Deutsche Gesellschaft für Palliativmedizin (DGP). (2017). *Kompetenzbasierte berufsgruppenunabhängige Matrix zur Erstellung von Curricula für die Weiterbildung curricularer Bildungsinhalte in Palliative Care/Palliativmedizin (KoMPaC).* Pallia Med Verlag. https://www.dgpalliativmedizin.de/images/KoMPaC_webversion-%C3%9CA.PDF
Friedl, M. A. (2022). *Systemisches Coaching.* Junfermann.
Howe, D. (2015). *Bindung über die Lebensspanne. Grundlagen und Konzepte der Bindungstheorie.* Junfermann.
Kloke, M., Alt-Epping, B., Büssing, A. et al (2024). Handlungsempfehlungen zur Spirituellen Begleitung alter und/oder schwerstkranker Menschen. *Zeitschrift für Palliativmedizin, 25*(01), 13–17.
Knellwolf, U. & Rüegger, R. (2005). *In Leiden und Sterben begleiten. Kleine Geschichten Ethische Impulse.* TVZ Theologischer Verlag.
Kränzle S., Schmid U. & Seeger C. (2011). *Palliative Care. Handbuch für Pflege und Begleitung.* Springer.
Lieben C. (2018). Liebe frei von Mitgefühl. *Leidfaden. Fachmagazin für Krisen, Leid, Trauer, 7*(4), 9–11.
Powell, J. (2002). *Care to Communicate. / Hilfen zur Kommunikation bei Demenz* (übers. aus d. Engl. von Britta Maciejewski). Kuratorium Deutsche Altershilfe.
Radbruch, L., Melching, H., Rechenberg-Winter, P. et al. (2015). Ehrenamt – Unbezahlt und unbezahlbar. *Leidfaden. Fachmagazin für Krisen, Leid, Trauer, 4*(4).
Riemann, F. (1999). *Grundformen der Angst* (31. Auflage, Sonderausgabe 1999). Ernst Reinhardt.
Rogers, C. R. (2012). *Therapeut und Klient. Grundlagen der Gesprächspsychotherapie.* Fischer.
Rosenberg, M. B. (2005). *Gewaltfreie Kommunikation – eine Sprache des Lebens. Gestalten Sie Ihr Leben, Ihre Beziehungen und Ihre Welt in Übereinstimmung mit Ihren Werten* (6., überarb. und erw. Neuaufl.). Junfermann.
Schneider, W. Eichner, E., Thoms U., et al (2015). Zur Praxis von SAPV in Bayern: Wirksamkeit, Struktur-/prozesseffekte und ländliche Versorgung. *Gesundheitswesen, 77*(03), 219–224.
Stahl, S. (2022). *Wer wir sind. Wie wir wahrnehmen, fühlen und lieben.*
Alles, was Sie über Psychologie wissen sollten. Kailash.
Uzarewicz, C. & Uzarewicz, M. (2005). *Das Weite suchen, Einführung in eine phänomenologische Anthropologie für Pflege.* Lucius und Lucius.
Wegleitner, K. & Schuchter, P. (2021). *Handbuch Caring Communities leben. Sorgenetze stärken – Solidarität leben.* https://fgoe.org/sites/fgoe.org/files/inline-files/Handbuch_Caring_Communities.pdf

21 Von Buddies in Caring Communities – Palliative Care zuhause neu denken

Julia Strupp, Alina Kasdorf und Raymond Voltz

21.1 Das letzte Lebensjahr: von der Diagnose bis zum Tod

21.1.1 »Eintritt« ins letzte Lebensjahr: Kommunikation und Versorgungsplanung

Im Jahr 2022 gab es in Deutschland nach vorläufigen Ergebnissen 1.066.317 Sterbefälle bei einer Bevölkerung von ca. 84,4 Millionen Einwohner.[55] Die Zahl der Gestorbenen ist im Vergleich zum Vorjahr um rund 3,4 % gestiegen. Gründe hierfür sind zum einen der steigende Anteil älterer Menschen an der Bevölkerung, der Klimawandel und die Coronapandemie. Im Durchschnitt stirbt somit 1,3 % der Bevölkerung pro Jahr. Geht man davon aus, dass auf jede:n Verstorbene:n 4–5 Angehörige kommen, die Verlust und Trauer erleiden, so sind vom Thema Sterben und Tod sehr viele Menschen in der Bevölkerung direkt betroffen. Die meisten Todesfälle sind erwartet, d. h. dem Tod ging eine schwere, nicht heilbare Erkrankung voraus, die über Monate hinweg bekannt war. Das Wissen um eine nicht heilbare und fortgeschrittene Erkrankung, die zum Tode führen wird, ist wichtig, um eine an den Bedürfnissen und Wünschen der Betroffenen orientierte Versorgungsplanung zu ermöglichen. Werden die Betroffenen in dieser sensiblen Phase jedoch nicht ausreichend über die Krankheitssituation informiert und adäquat begleitet, kann die Versorgungssituation schnell an Komplexität zunehmen und alle Beteiligten vor große körperliche, psychosoziale, emotionale und pflegerische Herausforderungen stellen.

Bei der Untersuchung der Frage, welche Unterstützung notwendig ist, um ein Sterben zuhause zu ermöglichen, ist die Betrachtung der zeitlichen Komponente entscheidend. Wann beginnt das Sterben zuhause? Sind es die letzten Stunden, Tage oder Wochen? Oder ist das Sterben zuhause in einem weiteren Kontext zu sehen, lange bevor die Sterbephase beginnt oder die begrenzte Lebenszeit absehbar wird?

Aus unserer Sicht beginnt das Sterben zuhause mit dem Wissen um die nicht mehr heilbare Erkrankung – dem von uns sogenannten »Eintritt ins letzte Lebensjahr«, wobei das letzte Lebensjahr nicht auf die exakte Zahl von zwölf Lebensmo-

---

55 Statistisches Bundesamt. (2023). *1,06 Millionen Sterbefälle im Jahr 2022. Sterbefallzahlen im Dezember 2022 um 19 % über dem mittleren Wert der Vorjahre.* https://www.destatis.de/DE/Presse/Pressemitteilungen/2023/01/PD22_012_126.html (zuletzt abgerufen am 25.02.2024).

naten beschränkt ist, sondern eher metaphorisch zu verstehen und zu erwarten ist. Das Memorandum »Versorgungsforschung im letzten Lebensjahr« greift diesen Gedanken auf und beschreibt die zeitliche Komponente als »das zu erwartende letzte Lebensjahr« (Kremeike et al., 2022).

Die Kommunikation über die absehbare Endlichkeit des Lebens ist für Patient:innen und Angehörige aber besonders wichtig, um die eigene zukünftige Versorgung frühzeitig koordinieren zu können. Nur 60 % der Angehörigen, die über das letzte Lebensjahr ihres verstorbenen Angehörigen befragt wurden, gaben an, dass dem oder der Verstorbenen gesagt wurde, dass er oder sie unheilbar krank sei. Rund 34 % der Patient:innen wurde nicht mitgeteilt, dass die Erkrankung zum Tode führt und 6 % aller Befragten konnten auf diese Frage keine Antwort geben. Ärzt:innen im Krankenhaus übermittelten die Nachricht am häufigsten, während sie bei der Übermittlung der unheilbaren Diagnose als am wenigsten sensibel eingestuft wurden – so die retrospektive Einschätzung der befragten Angehörigen auf einer fünfstufigen Likert-Skala. Rund 32 % der Befragten wurden ein Jahr oder länger vor dem Tod über den Krankheitsausgang informiert, während 3 % die Nachricht weniger als 24 Stunden vor dem Tod erhielten (▶ Abb. 21.1). Diese wichtige Kommunikation findet demnach häufig erst spät im Krankheitsverlauf oder gar nicht statt, und es gibt zudem signifikante Unterschiede zwischen Tumorkranken und Nicht-Tumorkranken (Kasdorf et al., 2022; Voltz et al., 2020).

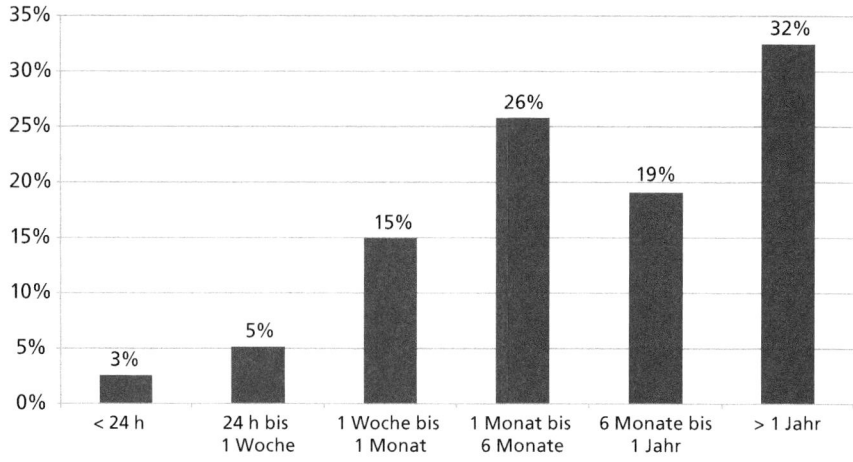

Abb. 21.1: Zeitpunkt der Kommunikation. LYOL = Last Year of Life

Studien zeigen, dass sowohl Patient:innen als auch ihre Angehörigen ausdrücklich über das Lebensende informiert werden möchten (Parker et al., 2007). Die Aufklärung über die begrenzte Lebenserwartung ermöglicht eine kritische Reflexion der Versorgungsziele und ist wichtig für eine Versorgung am Lebensende, die sich an den Wünschen und Bedürfnissen der Betroffenen orientiert. Auch wenn das Wissen um die begrenzte Lebenserwartung zu Ängsten und ggf. Abwehr oder Verdrängung führt, bilden Kommunikation und Reflexion über diese Themen die Grundlage für die Initiierung und Inanspruchnahme einer adäquaten patientenzentrierten Versorgung am Lebensende. Je früher Versorgungsziele und Therapiezieländerungen besprochen werden, desto höher ist die Lebensqualität der Betroffenen und desto besser ist die Trauerbewältigung der Hinterbliebenen. Eine solche Kommunikation wirkt sich auch positiv auf die Rate vermeidbarer, medizinisch redundanter oder aggressiver Versorgung und die damit verbundenen Kosten aus (Bernacki & Block, 2014; Wright et al., 2008).

21.1.2 Die Versorgung im letzten Lebensjahr

Es ist erwiesen, dass die meisten Menschen als Sterbeort das eigene Zuhause bevorzugen (Gomes et al., 2013). Dies gilt auch für Deutschland. Dennoch stirbt fast jede:r Zweite in einem Krankenhaus und ein Drittel in einem Pflegeheim (Grote-Westrick & Volbracht, 2015). Die Fragmentierung des Gesundheitssystems ist ein großes Hindernis für eine angemessene Berücksichtigung der Bedürfnisse und Präferenzen der Patient:innen (Oishi & Murtagh, 2014). Daten über die Wahrnehmung der Patient:innen und ihrer Nächsten sind entscheidend, um die Versorgungsqualität im letzten Lebensjahr zu verbessern.

Das letzte Lebensjahr kann natürlich nur im Nachhinein objektiv bestimmt werden, muss aber prospektiv gehandhabt werden. Es hat sich gezeigt, dass eine zusätzliche palliativmedizinische Versorgung in den letzten 12–24 Lebensmonaten von großem Nutzen ist (Temel et al., 2011). Die meisten Erhebungen konzentrieren sich jedoch auf die Sterbephase oder die letzten Wochen oder Lebensmonate, und nur wenige Studien haben die Versorgung am Lebensende in verschiedenen Settings verglichen. Die Versorgung im letzten Lebensjahr umfasst ein breites Spektrum von Leistungen, die einen multidimensionalen und ganzheitlichen Ansatz erfordern. Dieser Ansatz, der auch die Erfahrungen der hinterbliebenen Angehörigen einbezieht, umfasst neben der Kommunikation einer lebensbegrenzenden Erkrankung (*Eintritt in das letzte Lebensjahr*) auch die Übergänge zwischen den Versorgungseinrichtungen (*Übergänge innerhalb des letzten Lebensjahres*) und die Sterbephase (*Übergang in den Tod und eine neue Lebensphase für die Hinterbliebenen*, siehe ▶ Kap. 21.1.3). Bei den Übergängen innerhalb des letzten Lebensjahres zeigte sich, dass neben dem oder der Hausärzt:in das Krankenhaus eine zentrale Rolle in der Versorgung im letzten Lebensjahr einnimmt. So war bei der Mehrheit der Übergänge im letzten Lebensjahr (> 85 %) das Krankenhaus involviert, wobei am häufigsten von Übergängen von zuhause ins Krankenhaus (42,6 %) und zurück (28,8 %), vom Pflegeheim ins Krankenhaus (5,6 %) und zurück (5,5 %) sowie von Krankenhaus zu Krankenhaus (5,2 %) berichtet wurde. Die Übergänge nehmen im Verlauf des letzten Lebensjahres stetig zu. Besonders in den letzten drei Monaten zeigt sich ein starker Anstieg von Übergängen. In diesem Zeitraum erleben 33 % mindestens zwei und 7,8 % mindestens drei Hospitalisierungen (Voltz et al., 2020). Diese Übergänge können von den Patient:innen und Nahestehenden als besonders belastend empfunden werden. Potenzial zur Reduktion dieser Übergänge zeigt sich vor allem in frühzeitiger Kommunikation und Identifikation von Patient:innen im letzten Lebensjahr (»Eintritt«): Je früher Versorgende ein mögliches Versterben der Patient:innen thematisieren, desto weniger Hospitalisierungen treten in den letzten drei Monaten auf (Schippel et al., 2022).

21.1.3 »Austritt« aus dem letzten Lebensjahr: Todesursachen, Sterbephase und Sterbeorte

Viele können den größten Teil ihres letzten Lebensjahres zuhause verbringen, werden dann aber zur Sterbebegleitung in ein Krankenhaus verlegt (Radbruch & Payne, 2011; Voltz et al., 2020). Der Anteil der Sterbefälle im Krankenhaus variiert von Land zu Land, wobei einige Länder besser auf die Wünsche der Patient:innen einzugehen scheinen (z. B. 20 % in China und 34 % in Neuseeland und den Niederlanden), während in anderen der Trend zu höheren Sterbeziffern im Krankenhaus anhält (z. B. 63 % in Schweden und 78 % in Japan) (Broad et al., 2013). In Ländern mit hohem Einkommen liegt der Anteil der häuslichen Sterbefälle schätzungsweise nur bei 25 %, und die meisten Menschen sterben nach wie vor im Krankenhaus, auch wenn dies häufig nicht ihr bevorzugter Sterbeort ist (Adair, 2021). Die Weltgesundheitsorganisation (WHO) empfiehlt der Politik, den Sterbeort routinemäßig zu überwachen (WHO, 2004), um den Erfolg des Gesundheitssystems der angebotenen Palliativversorgung zu messen. In Deutschland gibt es keine systematische Erfassung des Sterbeortes und der Versorgung Sterbender in den letzten Tagen oder im letzten Lebensjahr. Die amtliche Statistik gibt zumindest Auskunft über den Anteil der Krankenhaussterbefälle (46 %; dieser Anteil war im Beobachtungszeitraum 2008 bis 2013 sehr stabil) (Zich & Sydow, 2015).

Es wurde festgestellt, dass soziokulturelle und sozioökonomische Faktoren eine wesentliche Rolle bei der Bestimmung des Sterbeortes spielen. Während die Wahrscheinlichkeit, im Krankenhaus zu sterben, bei Menschen in schwierigen finanziellen Verhältnissen und bei Erwerbstätigen höher zu sein scheint, wurde ein Zusammenhang mit dem Sterben zuhause bei Patient:innen mit höherem sozioökonomischem Status (d. h. mit höherem Bildungsniveau, mittlerem oder hohem Einkommen und mittlerer oder hoher sozialer Schicht) sowie bei Patient:innen, die in Gebieten mit geringer Deprivation und in ländlichen Gebieten leben, festgestellt (Neergaard et al., 2019).

Auch wenn die Präferenz, zuhause zu sterben, über die Zeit stabil zu sein scheint und sich nicht mit der Verschlechterung des Gesundheitszustands und dem Fortschreiten der Krankheit verändert (Nysæter et al., 2022), ist eine kontinuierliche Evaluation der häuslichen Pflegesituation empfehlenswert, um die Wahrscheinlichkeit von Überlastung und Diskontinuität in der Versorgung zu verringern (Kasdorf et al., 2023a).

Betrachtet man die Faktoren, die ein Sterben zuhause begünstigen, so zeigt sich, dass die Unterstützung durch Angehörige oder andere Pflegepersonen einen positiven Einfluss auf das Sterben zuhause hat. Weitere »förderliche« Faktoren sind eine Krebserkrankung, ein hohes Alter, eine gute Schmerzkontrolle und eine gute finanzielle Situation, um z. B. eine umfassende Pflege zuhause finanzieren zu können, wenn die Leistungen nicht durch die Kranken- oder Pflegeversicherung abgedeckt sind (Gao et al., 2019; García-Sanjuán et al., 2021; Neergaard et al., 2019). Auch das Leben in einer ländlichen Region konnte in einer Studie als begünstigender Faktor für das Sterben zuhause identifiziert werden (Escobar Pinzón et al., 2011). Männer haben aufgrund ihrer kürzeren Lebenserwartung eher eine pflegende Partnerin als umgekehrt. Dies führt dazu, dass mehr Männer als Frauen zuhause sterben können. Die Wahrscheinlichkeit, zuhause zu sterben, sinkt jedoch für Patient:innen ohne Partner:in oder soziales Netzwerk. Die LYOL-C-Studie (Strupp et al., 2018) konnte als Prädiktoren für einen Tod im Krankenhaus das Fehlen einer Betreuung durch ein spezialisiertes Palliativteam zuhause nachweisen. Auch die Anzahl der Krankenhausaufenthalte im letzten Lebensjahr, das Fehlen einer Patientenverfügung und das Fehlen eines Wunsches bezüglich des Sterbeortes erhöhten die Wahrscheinlichkeit, im Krankenhaus zu versterben (Strupp et al., 2023).

Studien zeigen, dass es für die Betroffenen ein zentrales Anliegen ist, dass ihre individuellen Bedürfnisse und Problemlagen von den Versorgenden berücksichtigt werden (Strupp et al., 2018; Kasdorf et al., 2023a). Die Sterbephase ist in der Regel durch einen dynamischen Prozess gekennzeichnet, welcher zu unterschiedlichen Belastungen bei Patient:innen und Nahestehenden führen kann. Der Versorgung im Krankenhaus kommt dabei eine besondere Bedeutung zu, da dieses einerseits eine zentrale Rolle in der Versorgung fast aller Menschen im letzten Lebensjahr einnimmt und andererseits der häufigste Sterbeort ist.

In der LYOL-C-Studie (Strupp et al., 2018) wurden Angehörige gebeten, die Qualität der medizinischen Versorgung im letzten Lebensjahr zu bewerten. Die Bewertung konzentrierte sich auf die Angemessenheit der Versorgung in Bezug auf die Linderung von Schmerzen, die Linderung anderer Beschwerden (außer Schmerzen) und die Zusammenarbeit mit anderen Leistungserbringern. Sowohl die häusliche Pflege als auch die Akutversorgung im Krankenhaus (Allgemein- und Intensivstation) wurden in allen drei Bereichen am schlechtesten bewertet (Voltz et al., 2020). Besonders auffällig ist, dass etwas mehr als die Hälfte der befragten Angehörigen (56%) mit der Zusammenarbeit zwischen Akutkrankenhäusern und anderen Einrichtungen eher unzufrieden ist. Das Hospiz hingegen wurde in allen drei Bereichen am besten bewertet. Mehr als 90% der Befragten empfinden die Versorgung dort in Bezug auf die Linderung von Schmerzen und anderen Beschwerden sowie die Zusammenarbeit mit anderen Einrichtungen als weitgehend angemessen.

21.2 Sterben zuhause: Maßnahmen und Modelle

21.2.1 Was braucht es an Unterstützung, Versorgung und Begleitung?

Die häusliche Versorgung schwerstkranker und sterbender Menschen ist komplex und aktiviert verschiedene, je nach konkreter Situation unterschiedliche Unterstützungskanäle. Die größte und wichtigste Tragsäule dieser häuslichen Versorgung sind die Nahestehenden und Familien. Auch für das Gesundheitssystem spielen sie eine wichtige Rolle, da durch die häusliche Versorgung durch Nahestehende Kosten und Ressourcen des Gesundheitssystems eingespart werden können. Die häusliche Pflege einer schwerkranken Person ist eine Aufgabe, die sich unter Umständen über viele Jahre erstreckt und alle emotionalen und physischen Ressourcen der Beteiligten aufbraucht. Nicht nur die Patient:innen sind verschiedenen persönlichen physischen, emotionalen und psychischen Belastungen wie Verlust der eigenen Rolle und Trauer ausgesetzt, sondern auch ihre Familien, was sich wiederum auf die Patient:innen auswirken kann (Chiò et al., 2010). Eine engmaschige und ganzheitliche Begleitung pflegender Nahestehender ist daher zur Verringerung der Langzeitfolgen der Belastung für alle wichtig.

Die vom Bundesministerium für Familie, Senioren, Frauen und Jugend(BMFSFJ)-geförderte Studie »*Sterben zu Hause – Welche Unterstützung brauchen Familien, um ein Sterben zu Hause zu ermöglichen?*« (SterZ)[56] hat mit einem multimethodischen Design die wichtigsten und größten Unterstützungspotenziale für betroffene Familien herausgearbeitet, die privat mit dem häuslichen Pflegealltag konfrontiert sind. Eines war besonders auffällig: Obwohl Deutschland über ein besonders gut ausgebautes Unterstützungssystem für Menschen in lebensbegrenzenden Situationen und ihre Angehörigen verfügt, finden die meisten Menschen nicht oder erst spät Zugang zu diesen Strukturen – also zu den Angeboten der ambulanten Hospizdienste, den Versorgungsleistungen der spezialisierten häuslichen Palliativversorgung (SAPV), aber auch zu der stationären Palliativmedizin. Worauf ist diese Diskrepanz zurückzuführen? Ambulante Hospizdienste bieten die notwendige Unterstützung, werden aber erst in einem sehr späten Stadium der Erkrankung in Anspruch genommen. Um Pflegende, die einen sterbenden Menschen zuhause betreuen, besser zu unterstützen, sind daher zusätzliche Strukturen oder Innovationen notwendig, um die vorhandenen Angebote an die Betroffenen zu bringen. Lotsenprogramme oder vergleichbare Strukturen, die Patient:innen und ihre Angehörigen während des gesamten Verlaufs der häuslichen Versorgung, einschließlich des letzten Lebensjahres und unabhängig von der Diagnose, unterstützen und mit den entsprechenden Ressourcen in Kontakt bringen, fehlen diagnoseübergreifend oder sind nicht flächendeckend vorhanden.

Internationale Studien zeigen übereinstimmend, dass für eine adäquate häusliche Versorgung von Patient:innen mit lebensbedrohlichen Erkrankungen mehrere

---

56 https://palliativzentrum.uk-koeln.de/forschung/letzte-lebenszeit/sterben-zu-hause/ (zuletzt abgerufen am 01.03.2024)

Faktoren berücksichtigt werden müssen, wie z. B. die Verfügbarkeit von häuslichen Versorgungsangeboten wie der SAPV (Burge et al., 2015; Kim et al., 2021). Viele Patient:innen und ihre Familien erhalten keine angemessene Unterstützung, weil die oben genannten Dienste nicht oder zu spät integriert werden (Götze et al., 2018; van Baal et al., 2022). Die Zahl der Patient:innen, die eine Palliativversorgung erhalten, liegt weit unter dem tatsächlichen Bedarf (Gothe et al., 2022). Diese Unterversorgung ist bei Patient:innen mit nichtonkologischen Erkrankungen noch ausgeprägter (Driller et al., 2022; Just et al., 2022; Kasdorf et al., 2022). Somit scheint die Passung zwischen angebotener und genutzter Unterstützung für ein häusliches Versterben gering zu sein.

Auch das Hilfesuchverhalten pflegender Angehöriger sollte stärker berücksichtigt werden. Die meisten Betroffenen, aber auch ihre Angehörigen, kommunizieren ihre Bedürfnisse und Bedarfe nicht bzw. sind sich dieser nicht bewusst (Kasdorf et al. 2023b). Dies ist neben persönlichen Aspekten auch auf Informationsdefizite zurückzuführen. Das betrifft z. B. häufig das Wissen über die zur Verfügung stehenden Versorgungs-/Entlastungsangebote. Denn als unbezahlte Pflegeperson hat man nicht genügend Zeit oder Gelegenheit, sich mit den Möglichkeiten der häuslichen Pflege auseinanderzusetzen und gleichzeitig mit der antizipierten Trauer und Erschöpfung durch die Pflege umzugehen.

Die Ergebnisse aus dem Projekt »SterZ« zeigen das breite Spektrum unerfüllter Bedürfnisse von Familien und pflegenden Angehörigen in der häuslichen Versorgung am Lebensende (Kasdorf et al. 2023a, 2023b). Die meisten Bedürfnisse, die bereits in früheren Arbeiten mit dem Carer Support Needs Assessment Tool (Ewing & Grande, 2013) identifiziert wurden, sind nach wie vor unerfüllt, z. B. mehr Informationen über das Sterben zuhause, mehr Unterstützung, um die »richtigen« Schritte in der Pflege zu kennen (Körperpflege, Lagerung, Stütz- und Hebegriffe), mehr Zeit für sich selbst zu haben, um die eigene Gesundheit zu erhalten, den richtigen Umgang mit Medikamenten zuhause zu erlernen sowie mehr Unterstützung bei der Bewältigung der nächtlichen Pflege.

Um die Bedürfnislage auf der theoretischen Ebene mit der Theorie von sozialer Unterstützung zusammenzufassen (Kienle et al., 2006), braucht es auf der *instrumentellen Ebene* eine professionelle Pflege, die den Pflegebedürfnissen der Sterbenden gerecht wird, nachts und kurzfristig erreichbar ist sowie den Wünschen der Familie entsprechend agiert. Auf der *informationellen Ebene* sind niedrigschwellige Echtzeit-Informationen, proaktive Ratschläge und Empfehlungen sowie auf die individuelle Situation angepasste Beratung notwendig. Auf der *emotionalen* Ebene wird eine Unterstützung in psycho-sozialer Hinsicht (Trost, Mitleid, Wärme, Anerkennung) benötigt, um Betroffene und Pflegende in ihrer psychischen Belastung bestenfalls präventiv aufzufangen. Zuletzt wird auf der sogenannten *Appraisal Support*-Ebene (Feedback zu Leistung oder persönlichen Qualitäten) eine kontinuierliche Rückmeldung von außen erforderlich, um die Pflegesituation zuhause kritisch zu evaluieren und ggf. den Pflegeplan und gar Pflegeort anzupassen (Strupp et al., 2024).

Aufgrund des hohen Fachkräftemangels ist davon auszugehen, dass die bestehenden Dienste bei der Erfüllung dieser Bedürfnisse zunehmend an ihre Grenzen stoßen. Der ungleiche Zugang zur Palliativversorgung von Patient:innen mit lebensbedrohlichen Erkrankungen kann auch auf strukturelle Gründe zurückzuführen sein. Wenn z. B. bestimmte Regionen nicht über ausreichende finanzielle Mittel verfügen, um Palliativversorgung anzubieten, kann dies zu Ungleichheiten in der Versorgung führen.

Auch eine Studie von Gothe et al. konnte zeigen, dass die Inanspruchnahme von Palliativversorgung geringer ist als der potenzielle Bedarf (Gothe et al., 2022). In Deutschland werden jährlich mehr als 400.000 Patient:innen palliativmedizinisch versorgt, was im Vergleich zur geschätzten Zahl der Menschen mit potenziellem Bedarf an Palliativversorgung zu wenig ist. Diese Lücke besteht vor allem bei Menschen jüngeren und mittleren Alters.

Die meisten Befragten aus der »SterZ«-Studie äußerten ein hohes Informationsbedürfnis, und wir können davon ausgehen, dass sich die anderen unbefriedigten Bedürfnisse (instrumentell, emotional, Bewertung) dadurch erklären lassen. Der Mangel an Wissen, Fähigkeiten und Unterstützung durch pflegende Nahestehende und Gesundheitsdienstleister wurde bereits als eines der Haupthindernisse für ein Sterben zuhause identifiziert (Wahid et al., 2018). Frühere Studien haben gezeigt, dass jede:r Zweite nichts über Palliativpflege weiß (Maciasz et al., 2013). Ein angemessener Informationstransfer ist für die häusliche Versorgung von Betroffenen von grundlegender Bedeutung.

Um diese Informationslücke zu schließen, wünschen sich die Befragten einen Begleiter, Coach, »Navigator« oder Mentor, der die häusliche Versorgung im letzten Lebensjahr proaktiv unterstützt, indem er zeitnah Informationen bereitstellt und emotionale, instrumentelle Unterstützungsangebote sowie Hilfe zur Selbstevaluation bietet. In diesem Zusammenhang werden Navigationsmodelle in Betracht gezogen, die sich jedoch hauptsächlich auf Krebspatient:innen oder Patien:innten im Endstadium der Erkrankung konzentrieren (Robinson-White et al., 2010). Aus diesem Grund plädieren wir für ein Unterstützungskonzept, das allen Bedürftigen in einem viel früheren Stadium hilft: der Buddy.

21.2.2 Ein »Buddy« für Menschen mit schwersten fortgeschrittenen Erkrankungen und ihre Zugehörigen – eine soziale Maßnahme zur Verbesserung der Versorgung und Begleitung

Die vorangegangenen Abschnitte haben gezeigt, was fehlt, um ein Sterben zuhause zu ermöglichen. Ähnlich einer Hebamme am Lebensanfang erscheint (vor dem Hintergrund der dargestellten Informations- und Bedarfsproblematik) vielen Betroffenen und Angehörigen eine Person, die am Lebensende unterstützt, als hilfreich. Hier fehlt es jedoch derzeit an einer niederschwellig erreichbaren Ansprechperson, die bei medizinischen, bürokratischen, sozialmedizinischen, psychosozialen und pflegerischen Fragen im letzten Lebensjahr helfen und emotionale und soziale Unterstützung bieten kann. Unser Lösungsvorschlag lautet: ein *Buddy!*

Studien haben gezeigt, wie wichtig es ist, eine Person oder Stelle zu haben, die proaktiv und gebündelt Unterstützungsmöglichkeiten anbietet und die Bedürfnisse der pflegenden Angehörigen erkennt. Doch wer kann diese Unterstützung leisten? Wir gehen aufgrund der empirischen Befunde davon aus, dass hierfür das Modell eines »Buddy« am geeignetsten wäre. Wie kommen wir auf den Namen? Die meisten Menschen haben nach wie vor eine stereotype Vorstellung über Palliativ- und Hospizstrukturen. Eine Studie von Maciasz et al. (2013) konnte zeigen, dass z. B. die Integration der Palliativmedizin in die onkologische Praxis noch nicht optimal verläuft und dass sich falsche Vorstellungen über die Bedeutung der Palliativmedizin negativ auf die Inanspruchnahme auswirken können (Maciasz et al., 2013). Das Wording scheint also einen Einfluss auf die Inanspruchnahme zu haben, und Patient:innen mit einer fortgeschrittenen Krebserkrankung empfinden den Begriff »supportive care« positiver als »palliative care«. Bemühungen, die Prinzipien der Palliativmedizin frühzeitiger zu integrieren, könnten es erforderlich machen, die Wahrnehmung von Palliativmedizin zu ändern und das Wording zu ändern. Um den »Abschreckungseffekt« zu puffern, den die Autor:innen gefunden haben, braucht es einen anderen Namen. Damit erfinden wir das Rad nicht neu. Bereits in den 1980er Jahren wurden Hospizmitarbeitende in den USA als »Buddies« bezeichnet. Danach verlor sich der Begriff, bis er von Nyatanga in einem Reflexionspapier 2018 wieder aufgegriffen wurde. Dies unterstützt die Idee, den Begriff »Buddy« zu verwenden, um diejenigen frühzeitig zu erreichen, die durch die Begriffe »Palliativ«, »Hospiz« oder »Sterbebegleitung« verunsichert oder sogar irritiert sind.

Ein »Buddy«, der als niedrigschwellige Kontaktperson mit »Echtzeitwissen«, also verfügbares Wissen zum Zeitpunkt des Bedarfs, Patient:innen und Angehörige unterstützt und sie mit Gesundheits- und Sozialstrukturen verbindet, könnte dafür eine nützliche Maßnahme sein. Es besteht das Paradoxon zweier nebeneinander existierender Welten: Auf der einen Seite existieren gut ausgebaute Strukturen zur Versorgung und Begleitung, in der sich z. B. ambulante Palliativ- und Hospizdienste darum bemühen, Patient:innen über das Sterben zuhause zu informieren und zu begleiten und sie in die richtigen »Bahnen« der häuslichen Versorgung zu lenken. Auf der anderen Seite gibt es Patient:innen, pflegende Angehörige und Leistungserbringer, die wenig oder gar nichts über diese Strukturen wissen. Ein Buddy fungiert als Brücke zwischen diesen beiden »Welten«, indem er frühzeitig und vorbereitend dafür sorgt, dass eine möglichst integrierte und an den Bedürfnissen und Wünschen der Patient:innen und ihrer Angehörigen ausgerichtete Versorgung am Lebensende organisiert werden kann. Dies erscheint umso wichtiger, als Patien:innen, die zuhause palliativ versorgt werden, eine mehr als doppelt so hohe Wahrscheinlichkeit haben, zuhause zu sterben (Gomes et al., 2013).

Ein »Buddy« kann Patient:innen und Familien mit den relevanten Akteuren in Kontakt bringen und ihnen helfen, sich im Gesundheits- und Sozialsystem zurechtzufinden. Wie unsere Ergebnisse aus »SterZ« zeigen, sollte der »Buddy« neben der Gruppe der bestehenden Versorgungsstrukturen auch die Ebene der emotionalen Unterstützung ansprechen, und zwar unabhängig von der Hauptdiagnose. Basierend auf unseren Ergebnissen empfehlen wir eine Intervention zur Unterstützung und Begleitung von Familien im letzten Lebensjahr, genannt »Buddy«, die

- pflegende Angehörige bei der häuslichen Pflege eines oder einer Sterbenden anleitet und unterstützt,
- regelmäßig überprüft, ob die häusliche Pflege immer noch die beste Option für alle Beteiligten ist,
- dabei hilft, geeignete ambulante Pflegedienste zuhause zu initiieren (Gesundheits- und Sozialfürsorge),
- weiß, welche Unterstützung benötigt wird und wo man sie bekommt,
- unabhängige Beratung zu einer Vielzahl von Themen anbieten kann,
- den Pflegenden bei sensiblen Themen über die Schulter schaut,
- Wertschätzung und Dankbarkeit für die von der pflegenden Angehörigen geleistete Arbeit ausdrückt,
- sich nicht nur um die betroffenen Personen kümmert, sondern auch um das Wohlergehen der Person, die die Pflege in der Familie übernimmt,
- eine unterstützende Beziehung zu den pflegenden Angehörigen haben kann,
- hilft, mit der geistigen oder körperlichen Verschlechterung der Patient:innen umzugehen,
- erreichbar ist (außerhalb von Öffnungszeiten) sowie
- pflegende Angehörige bei Übergängen zwischen Versorgungssettings begleitet und unterstützt.

Wer sind Buddies?[57]

Ehrenamtliches Engagement spielt hier eine wesentliche Rolle. Vorbild für die Kombination von Haupt- und Ehrenamt ist die Hospizbewegung (Wright et al., 2008), aus der sich auch die beteiligten Personen im Wesentlichen rekrutieren und ihre Erfahrungen in das Projekt einbringen werden. Das Buddy-Konzept soll aber sehr viel früher und unabhängig von spezialisierten Hospiz- und Palliativstrukturen begleiten, ggf. auch dorthin vermitteln, wenn es sinnvoll ist. Weitere Projektmitarbeitende können aber auch aus Fördervereinen oder Patientenorganisationen rekrutiert werden.

Basierend auf unseren Studienergebnissen wurde das theoretische Konzept in Zusammenarbeit mit der kommunalen Initiative »Caring Community Köln« und weiteren Partner:innen der Stadt Köln in die praktische Umsetzung gesteuert (Kasdorf et al., 2023b). Das Projekt wird gefördert aus Mitteln der Deutschen Fernsehlotterie und ist zum 15.05.2023 in Köln gestartet.

Was macht ein Buddy?

Ab der Diagnose einer Erkrankung, die zum Tode führen kann, wird der Buddy den Patient:innen durch die Behandler:innen empfohlen. Hinweise auf das Buddy-Angebot in Zeitungen sind ebenfalls vorgesehen. Willigt der oder die Patient:in in die Begleitung ein, werden während des ersten Kontaktes mit dem Buddy individuelle

---

[57] Seit Mai 2023 wird durch die Dt. Fernsehlotterie die soziale Maßnahme »Buddy« gefördert. Mehr dazu finden Sie unter www.buddy-koeln.de (zuletzt abgerufen am 25.02.2024).

Ziele festgelegt und dokumentiert. Danach nimmt der Buddy in einem mindestens monatlichen Rhythmus telefonisch oder virtuell Kontakt auf, um sich nach aktuellen Fragen, Bedürfnissen und Bedarfen zu erkundigen. Ein Buddy ist ein:e Begleiter:in, der oder die auf Augenhöhe mit Betroffenen und ihren Angehörigen ist. Buddies geben ihr Wissen in Echtzeit weiter und können bei psychosozialen und gesundheitlichen Problemen beraten und unterstützen. Im Gegensatz zu den meisten Lotsen kann ein Buddy neben instrumenteller, technischer und informationeller Hilfe vor allem emotionale Unterstützung leisten. Allein das Wissen, dass es einen Buddy gibt, vermittelt Sicherheit. Mit dem Buddy ist eine Person verfügbar, die für die Betroffenen in den verschiedenen Krankheitsphasen ansprechbar ist. Dabei stellen wir ehrenamtliche und hauptamtliche Buddies zur Verfügung, um eine Mischung aus niederschwelliger sozialer Erreichbarkeit und fachlicher Kompetenz zu erreichen. Übergeordnetes Ziel des Buddys ist es, möglichst schnell und ressourcenschonend eine optimale und der individuellen Lebensform angepasste Versorgung zu erreichen, um ein würdevolles Sterben und ein möglichst unbelastetes Weiterleben der Angehörigen ohne komplizierte Trauer zu ermöglichen.

21.2.3 Weitere Modelle zur Unterstützung und Begleitung im letzten Lebensjahr

Wie oben beschrieben, übernehmen Angehörige häufig einen Großteil der Versorgung am Lebensende, zusätzlich zu anderen Verpflichtungen. Belastungserleben und Verantwortungsbewusstsein sind daher häufig hoch. Ein Modell, das möglicherweise hier Entlastung anbieten kann, eine Versorgungslücke schließt und ein Sterben zuhause eher ermöglicht, ist die Palliativmedizinische Tagesklinik (kurz: PTK).

> **Die palliativmedizinische Tagesklinik – ein Modell, um ein Sterben zuhause zu ermöglichen?**
>
> Ziel einer palliativmedizinischen Tagesklinik ist es, eine verbesserte Symptomkontrolle bei betreuten Patient:innen zu erreichen, die keine 24-Stunden-Krankenhausbetreuung benötigen, damit die Lebensqualität der Betroffenen verbessert wird. Ein stationärer Krankenhausaufenthalt soll nach Möglichkeit hinausgezögert oder verhindert und die ambulante Versorgung von allgemeiner ambulanter Palliativversorgung (AAPV) und SAPV unterstützt werden. I. d. R. können PTKs zwischen einem und fünf Tagen in der Woche zu einer Kernzeit zwischen 10 und 15 Uhr besucht werden. Sie sind meist angegliedert an ein Krankenhaus mit Palliativstation, um dessen Diagnose- und Therapiemöglichkeiten sowie ein multiprofessionelles palliativmedizinisches Team nutzen zu können. Neben der tagesklinischen Unterkunft werden palliativmedizinische, palliativ-pflegerische, therapeutische und psychosoziale Versorgungsleistungen erbracht. PTKs gehören bisher nicht zur Regelversorgung in Deutschland und existieren nur selten. Eine aktuelle Bestandsanalyse von Apolinarski et al. (Apo-

linarski et al., 2021) zeigt, dass acht palliativmedizinische Tageskliniken identifiziert werden konnten. Die Studienlage zu PTKs im englisch- und deutschsprachigen Raum ist kaum vorhanden (DKG et al., 2020; Herbst et al., 2021), und es fehlt an Studien zur Wirksamkeit und Abgrenzung einer PTK zu anderen Versorgungsformen in der spezialisierten Palliativmedizin. Hier setzt das Projekt »PATINA« an, das die PTK im Klinikum Aschaffenburg-Alzenau als Modellprojekt evaluiert hat.

Die Ergebnisse zeigen, dass Patient:innen der PTK (wie auch der SAPV und Palliativstation (PST)) alle eine besonders komplexe palliativmedizinische Symptomlage haben und demnach eindeutig einer spezialisierten Palliativversorgung bedürfen. Sie sind jedoch im Vergleich zu SAPV und PST u. a. noch mobiler und erhalten oft parallel an anderer Stelle noch eine Behandlung der Grunderkrankung (z. B. Krebs). Während des Aufenthaltes in der PTK erfolgen verschiedene Behandlungen, welche ohne eine PTK sonst mühsam mit verschiedenen Terminen in der ambulanten Versorgung oder im Rahmen eines stationären Aufenthaltes durchgeführt werden müssten. Ein längeres Verbleiben in der eigenen Häuslichkeit wird dadurch erreicht. Dies geben knapp 70 % der Patient:innen und Angehörigen bzw. 96 % der Zuweisenden an. Die Daten zeigen eindeutig (Müller et al., 2023), dass eine PTK nicht nur eine maximal patientenorientierte Versorgungsform für Menschen in ihren letzten Lebensmonaten darstellt, sondern gleichzeitig für unser Gesundheitssystem durch Vermeidung von stationären Aufenthalten Kosten sparen kann.

Ein Projekt, das versucht, Bürger:innen im Umgang mit den Themen Sterben, Tod und Trauer zu stärken, ist die kommunale Initiative »Caring Community Köln«.

»Caring Community Köln«

Permanent sind ca. 15 % der Bevölkerung direkt oder indirekt mit Sterben, Tod und Trauer befasst. Gerade in Großstädten mit einem hohen Anteil an Einzelhaushalten muss die soziale und emotionale Unterstützung im letzten Lebensjahr durch bürgerschaftlich-ehrenamtliche Nachbarschaftshilfen gestärkt werden. Die Caring Community Köln (CCK) möchte die Stadtgesellschaft daher im Umgang mit den Themen Sterben, Tod und Trauer stärken und ihre Kompetenzen fördern. Des Weiteren will die CCK die Verbesserung der Versorgung und Begleitung von Kölner Bürger:innen im letzten Lebensjahr fördern und damit u. a. auch dem Wunsch nach Suizidassistenz entgegenwirken. Damit stellt dieses Projekt eine weitere Stärkung der solidarischen gesellschaftlichen Unterstützung im letzten Lebensjahr von Menschen in einer Kommune dar. Eine solidarische Unterstützung wird in unserer Gesellschaft immer wichtiger, insbesondere da die Diskussionen und Angebote um den assistierten Suizid zunehmen werden. Das Projekt will ein konstruktives Gegenangebot in dieser existentiellen Lebensphase anbieten. Weiterführende Informationen finden sich hier: http://www.caring community.koeln/.

21.3 Zusammenfassung und Ausblick

Was also braucht es an Unterstützung, Versorgung und Begleitung beim Sterben zuhause? Die klinische Erfahrung, die sich auch in vielfältigen Forschungsstudien widerspiegelt, zeigt klar, dass es Betroffene oft bereuen, nicht rechtzeitig von Hilfen in den Monaten vor dem Versterben erfahren zu haben, und viele wissen gar nicht, was möglich gewesen wäre. Um diese Kluft zu überbrücken, braucht es im Alltag, bei der Neuentwicklung von Strukturen und für zukünftige Forschung Anstrengungen im Gesundheitswesen, die Folgendes ermöglichen:

- eine frühzeitige und offene Kommunikation (wenn gewünscht) über das nahende Lebensende (dazu gehören entsprechende Kommunikationsschulungen),
- eine möglichst niedrigschwellige und flexibel an die sich verändernden Bedürfnisse anpassende regelmäßige Begleitung und Beratung (z. B. einen Buddy),
- Vermittlung an die bereits vorhandenen sinnvollen Hilfsangebote (z. B. Palliativ- und Hospizstrukturen) sowie
- eine Weiterentwicklung dieser Strukturen (z. B. palliativmedizinische Tageskliniken).

Gelingen kann ein Sterben zuhause aber nur dann, wenn auch die andere Seite, nämlich wir als Patient:innen, Angehörige und Gesellschaft, noch mehr lernen, Sterben, Tod und Trauer als notwendigen Teil unseres Lebens zu verstehen, sodass wir

- offen über unsere eigene Endlichkeit reden und nachdenken können und nicht beim Wort Hospiz »flüchten«,
- durch Initiativen wie »Caring Community Köln« den Hospizgedanken noch weiter in die Gesellschaft tragen,
- durch Initiativen wie »Letzte-Hilfe-Kurse« immer weiter die Kompetenz der Gesellschaft im Umgang mit diesen Themen stärken (Bolli & Bauer, 2021) sowie
- das Thema *Suizidassistenz* nicht als einzige Möglichkeit zur Verwirklichung eines »selbstbestimmten Sterbens« betrachten.

Literatur

Adair, T. (2021). Who dies where? Estimating the percentage of deaths that occur at home. *BMJ Global Health*, 6(9), e006766.

Apolinarski, B., Herbst, F. A., Röwer, H. A. A., Schneider, N. & Stiel, S. (2021). Status quo palliativmedizinischer Tageskliniken und Tageshospize in Deutschland: Ergebnisse einer gemischt-methodischen Studie. *Zeitschrift für Palliativmedizin*, 22(04), 215–224.

Bernacki, R. E. & Block, S. D. (2014). Communication about serious illness care goals: a review and synthesis of best practices. *JAMA Internal Medicine*, 174(12), 1994–2003.

Bolli, G. & Bauer, E. H. (2021). Last Aid Courses as measure for public palliative care education for adults and children-a narrative review. *Annals of palliative medicine*, *10*(7), 8242–8253.

Broad, J. B., Gott, M., Kim, H. et al. (2013). Where do people die? An international comparison of the percentage of deaths occurring in hospital and residential aged care settings in 45 populations, using published and available statistics. *International journal of public health*, *58*(2), 257–267.

Burge, F., Lawson, B., Johnston, G. et al. (2015). Preferred and Actual Location of Death: What Factors Enable a Preferred Home Death? *Journal of palliative medicine*, *18*(12).

Chiò, A., Vignola, A., Mastro, E. et al. (2010). Neurobehavioral symptoms in ALS are negatively related to caregivers' burden and quality of life. *European journal of neurology*, *17*(10), 1298–1303.

Deutsche Krebsgesellschaft (DKG), Deutsche Krebshilfe & AWMF. (2020). *Erweiterte S3-Leitlinie Palliativmedizin für Patienten mit einer nicht-heilbaren Krebserkrankung.* https://register.awmf.org/assets/guidelines/128-001OL1_S3_Palliativmedizin_2020-09_02.pdf

Driller, B., Talseth-Palmer, B., Hole, T. et al. (2022). Cancer patients spend more time at home and more often die at home with advance care planning conversations in primary health care: a retrospective observational cohort study. *BMC palliative care*, *21*(1), 61.

Escobar Pinzón, L. C., Weber, M., Claus, M. et al. (2011). Factors influencing place of death in Germany. *Journal of pain and symptom management*, *41*(5), 893–903.

Ewing, G. & Grande, G. (2013). Development of a Carer Support Needs Assessment Tool (CSNAT) for end-of-life care practice at home: a qualitative study. *Palliative medicine*, *27*(3), 244–256.

Gao, W., Chukwusa, E., Verne, J. et al. (2019). *The role of service factors on variations in place of death: an observational study.* Southampton (UK).

García-Sanjuán, S., Fernández-Alcántara, M., Clement-Carbonell, V. et al. (2021). Levels and Determinants of Place-Of-Death Congruence in Palliative Patients: A Systematic Review. *Frontiers in psychology*, *12*, 807869.

Gomes, B., Calanzani, N., Gysels, M. et al. (2013). Heterogeneity and changes in preferences for dying at home: a systematic review. *BMC palliative care*, *12*(7).

Gothe, H., Brinkmann, C., Schmedt, N. et al. (2022). Is there an unmet medical need for palliative care services in Germany? Incidence, prevalence, and 1-year all-cause mortality of palliative care sensitive conditions: real-world evidence based on German claims data. *J Public Health (Berl.)*, *30*(3), 711–720.

Götze, H., Brähler, E., Gansera, L. et al. (2018). Anxiety, depression and quality of life in family caregivers of palliative cancer patients during home care and after the patient's death. *European journal of cancer care*, *27*(2), e12606.

Grote-Westrick, M. & Volbracht, E. (2015). *Palliativversorgung. Leistungsangebot entspricht (noch) nicht dem Bedarf – Ausbau erfordert klare ordnungspolitische Strategie.* BertelsmannStiftung (Spotlight Gesundheit, 10). https://www.bertelsmann-stiftung.de/fileadmin/files/BSt/Publikationen/GrauePublikationen/SPOTGes_VV_Palliativversorgung_2015.pdf

Herbst, F. A., Stiel, S., Damm, K. et al. (2021). Exploring the status of and demand for palliative day-care clinics and day hospices in Germany: a protocol for a mixed-methods study. *BMC palliative care*, *20*(1), 94.

Just, J., Schmitz, M.-T., Grabenhorst, U. et al. (2022). Specialized Outpatient Palliative Care – Clinical Course and Predictors for Living at Home Until Death. *Deutsches Ärzteblatt international*, *119*(18), 327–332.

Kasdorf, A., Dust, G., Hamacher, S. et al. (2022). The last year of life for patients dying from cancer vs. non-cancer causes: a retrospective cross-sectional survey of bereaved relatives. *Supportive care in cancer: official journal of the Multinational Association of Supportive Care in Cancer*, *30*(6), 4971–4979.

Kasdorf, A., Voltz, R. & Strupp, J. (2023a). Dying at home: What does it need? Results from a nationwide retrospective cross-sectional online-survey with bereaved relatives in Germany. Under review in *BMC Public health*.

Kasdorf, A., Voltz, R. & Strupp, J. (2023b). The Buddy intervention: designing an additional support system for the last year of life. Qualitative insights from triangulated interviews and focus group discussions. *J Public Health (Berl.)*, *9*(1), 84.

Kienle, R., Knoll, N. & Renneberg, B. (2006). Soziale Ressourcen und Gesundheit: soziale Unterstützung und dyadisches Bewältigen. In B. Renneberg & P. Hammelstein (Hrsg.), *Gesundheitspsychologie* (S. 107–122). Springer.

Kim, S.-A., Babazono, A., Jamal, A. et al. (2021). Comparison of care utilisation and medical institutional death among older adults by home care facility type: a retrospective cohort study in Fukuoka, Japan. *BMJ open*, 11(4), e041964.

Kremeike, K., Bausewein, C., Freytag, A. et al. (2022). *DNVF-Memorandum Versorgungsforschung im letzten Lebensjahr.* Das Gesundheitswesen.

Maciasz, R. M., Arnold, R. M., Chu, E. et al. (2013). Does it matter what you call it? A randomized trial of language used to describe palliative care services. *Supportive care in cancer: official journal of the Multinational Association of Supportive Care in Cancer*, 21(12), 3411–3419.

Müller, A., Paul, A., Best, J. et al. (2023). »My everyday life has returned to normal« – Experiences of patients and relatives with a palliative day care clinic: a qualitative evaluation study. *BMC palliative care*, 22(1), 26.

Neergaard, M. A., Brunoe, A. H., Skorstengaard, M. H. et al. (2019). What socio-economic factors determine place of death for people with life-limiting illness? A systematic review and appraisal of methodological rigour. *Palliative medicine*, 33(8), 900–925.

Nyatanga, B. (2018). Preparing for death with a ›buddy‹…. *Br J Community Nurs.*, 23(7), 358.

Nysæter, T. M., Olsson, C., Sandsdalen, T. et al. (2022). Preferences for home care to enable home death among adult patients with cancer in late palliative phase – a grounded theory study. *BMC palliative care*, 21(1), 49.

Oishi, A. & Murtagh, F. E. M. (2014). The challenges of uncertainty and interprofessional collaboration in palliative care for non-cancer patients in the community: a systematic review of views from patients, carers and health-care professionals. *Palliative medicine*, 28(9), 1081–1098.

Parker, S. M., Clayton, J. M., Hancock, K. et al. (2007). A systematic review of prognostic/end-of-life communication with adults in the advanced stages of a life-limiting illness: patient/caregiver preferences for the content, style, and timing of information. *Journal of pain and symptom management*, 34(1), 81–93.

Radbruch, L. & Payne, S. (2011). Standards und Richtlinien für Hospiz- und Palliativversorgung in Europa: Teil 2. *Palliativmedizin*, 12(06), 260–270.

Robinson-White, S., Conroy, B., Slavish, K. H. et al. (2010). Patient navigation in breast cancer: a systematic review. *Cancer nursing*, 33(2), 127–140.

Schippel, N., Dust, G., Von Reeken, C. et al. (2022). Can we determine burdensome transitions in the last year of life based on time of occurrence and frequency? An explanatory mixed-methods study. *Palliative & supportive care*, 20(5), 637–645.

Strupp, J., Hanke, G., Schippel, N. et al. (2018). CoRe-Net. Last Year of Life Study Cologne (LYOL-C): protocol for a cross-sectional mixed methods study to examine care trajectories and transitions in the last year of life until death. *BMJ Open*, 8(4), e021211.

Strupp, J., Dust, G., Rietz, C. et al. (2023). *Not preferred, but still the most common place of death: What factors influence dying in hospital in an urban area?* EAPC2023: 227, 2023.

Strupp J., Kasdorf A., Karneboge J. et al. (2024). What Keeps the Family Caregiver Motivated to Care for Their Dying Relative at Home? A Brief Report of a Qualitative Interview Study. *Palliat Med Rep.*, 15;5(1), 201–205. doi: 10.1089/pmr.2024.0009. PMID: 39044762; PMCID: PMC11262578

Temel, J. S., Greer, J. A., Admane, S. et al. (2011). Longitudinal perceptions of prognosis and goals of therapy in patients with metastatic non-small-cell lung cancer: results of a randomized study of early palliative care. *Journal of clinical oncology: official journal of the American Society of Clinical Oncology*, 29(17), 2319–2326.

Van Baal, K., Ülgüt, R., Schulze, C. et al. (2022). Implementierung der »Besonders qualifizierten und koordinierten palliativmedizinischen Versorgung« (BQKPMV) – Erfahrungen und Sichtweisen von SAPV-Teams. *Zeitschrift für Evidenz, Fortbildung und Qualität im Gesundheitswesen*, 173, 64–74.

Voltz, R., Dust, G., Schippel, N. et al. (2020). Improving regional care in the last year of life by setting up a pragmatic evidence-based Plan-Do-Study-Act cycle: results from a cross-sectional survey. *BMJ open*, *10*(11), e035988.

Wahid, A. S., Sayma, M., Jamshaid, S. et al. (2018). Barriers and facilitators influencing death at home: A meta-ethnography. *Palliative medicine*, *32*(2), 314–328.

WHO. (2004). *The solid facts. Palliative care.* Copenhagen: Centre for Urban Health World Health Organization (Healthy cities 21st century).

Wright, A. A., Zhang, B., Ray, A. et al. (2008). Associations between end-of-life discussions, patient mental health, medical care near death, and caregiver bereavement adjustment. *JAMA*, *300*(14), 1665–1673.

Zich, K. & Sydow, H. (2015). *Faktencheck Gesundheit. Palliativversorgung Modul 1. Sterbeort Krankenhaus – Regionale Unterschiede und Einflussfaktoren.* https://www.bertelsmann-stiftung.de/fileadmin/files/BSt/Publikationen/GrauePublikationen/Studie_VV__FCG_Sterbeort-Krankenhaus.pdf

22 Perspektiven einer Redomestizierung des Sterbens unter technischen Bedingungen

Arne Manzeschke

22.1 Einleitung

Der Wunsch vieler Menschen in den westlichen Industrienationen, »zuhause« zu sterben (DHPV, 2022), mag in den letzten Jahrzehnten weit verbreitet gewesen sein. Er hat sich in dieser Zeit aber zumeist nicht erfüllt. Die meisten Menschen sind in Einrichtungen verstorben, vor allem in Krankenhäusern und Alten- oder Pflegeheimen bzw. jüngst auch, wenngleich in sehr viel geringer Zahl, in Hospizen. Und das mit all der Ambivalenz, die zu einem solchen Arrangement gehört: einen der wohl intimsten und letzten Momente des Lebens in einer wenig vertrauten, funktionalen Umgebung zu verbringen, wo die Menschen, von denen man sich Begleitung wünschen würde, oft nicht zugegen, oder durch die Umgebung in ihrer Zuwendung zum Sterbenden gehemmt sind – eine Umgebung, in der Rollen- und Funktionsträger das Sterben in der Regel als eine »Störung« im Betriebsablauf verstehen müssen, die emotional und zeitlich nur begrenzt zugelassen werden kann, wobei Hospize eine Ausnahme von dieser Regel bilden.

Ambivalent ist dieses Arrangement, weil auf der anderen Seite die Arbeitsteilung, die ökonomisch geforderte Mobilität und Flexibilität der Angehörigen sowie ihre relative Hilflosigkeit gegenüber dem Sterbevorgang eine Verlagerung an einen »dritten Ort« und eine Delegation an Professionelle nahelegt, die nicht zuletzt die mit dem Sterbeprozess verbundene Schmerz- und Symptomkontrolle sehr viel besser beherrschen. Schmerz- und Symptomkontrolle sind heutzutage eine klare Forderung und zugleich eine Delegation ans »Gesundheitssystem«, weil auf diese Weise der allgemeinen Ohnmacht, nichts mehr machen zu können und die im Sterben verstärkt aufkommt, entgegengearbeitet werden kann (Heller et al., 2007).

Gleichwohl bleibt der Wunsch, in den »eigenen vier Wänden« und im »Kreis der Lieben« zu sterben, ein weit verbreitetes Wunschbild, vielleicht idealtypisch zum Ausdruck gebracht im Kinofilm »Antonias Welt«, in dem die Titelheldin ruhig, gefasst und eben im »Kreis ihrer Lieben« stirbt (Gorris, 1995). Und so lässt sich in den letzten Jahren eine »Re-Domestizierung« des Sterbens beobachten: Die allgemeine Ambulantisierung im Gesundheitswesen, die Spezialisierte Ambulante Palliativversorgung (SAPV) sowie sehr viele Ehrenamtliche ermöglichen gemeinsam mit technischen Assistenzsystemen, dass das Sterben in den häuslichen Bereich rückverlegt wird. Das gilt für die Fälle, in denen die medizinisch-pflegerische Versorgung, die häuslichen Bedingungen und das soziale Unterstützungsgefüge den Rahmen dafür bieten. Dieses »neue Sterben zuhause« unterscheidet sich jedoch von dem Sterben zuhause, das einmal war bzw. als solches imaginiert wird und nach dem man sich (zurück-)sehnt. Der vorliegende Beitrag beleuchtet diese Entwicklung und fragt nach Perspektiven für neue Formen eines sich abzeichnenden Sterbens zuhause unter den Bedingungen einer technisierten Versorgung mit Folgen für das, was derzeit (noch) unter Zuhause, Privatheit und Sterben verstanden wird.

22.2 Wohnen und Bauen – eine anthropologische Skizze

»Mensch sein heißt: als Sterblicher auf der Erde sein, heißt: wohnen« (Heidegger, 1951, S. 141). Mit Heidegger ist man gefordert, »das, was man die Existenz des Menschen nennt, aus dem Wesen des Wohnens zu denken« (Heidegger, 1951, S. 183). Er verortet damit den Menschen in einer grundlegenden Weise: »Der Bezug des Menschen zu Orten und durch Orte zu Räumen beruht im Wohnen« (Heidegger, 1962). Wohnen ist so gesehen ein fundamentaler menschlicher Lebensakt, »die Weise, nach der wir Menschen auf der Erde *sind*« (Heidegger, 1951, S. 141). Wohnen ist für den Menschen – anthropologisch betrachtet – nicht nur eine spezifische Tätigkeit wie vielleicht Jagen, Fischen oder Kochen. Vielmehr setzt das Wohnen bereits ein bestimmtes technisches Handeln, das Bauen, voraus, mit dem der Mensch sein unmittelbares und mittelbares Umfeld gestaltet und damit auch dem Zusammenleben in kleineren und größeren Gruppen oder Gesellschaften eine bestimmte Form gibt. Wohnen und Bauen stehen für ihn in einer engen Verwandtschaft und markieren jeweils die Weise, wie der Mensch sich in dieser Welt vorfindet und sich in ihr leiblich entwirft.

Mit dem gebauten Haus und seinen Wänden, Dächern, Böden werden Innen und Außen voneinander getrennt und durch Öffnungen (Türen, Fenster u. a.) aufeinander bezogen. Die Wohnung grenzt die eigene Sphäre, das Private,[58] vom Umfeld und von den anderen ab. Unsere Rechtsordnung sieht grundsätzlich vor, dass die (eigene) Wohnung unverletzlich sei (Art. 13 GG). Der Hausbau, der das Wohnen in einem heutigen Sinne erst ermöglicht, beruht auf der Sesshaftwerdung des Menschen vor rund 8.000 Jahren (Pievani & Zeitoun, 2020, S. 134 ff.). Damit etabliert sich eine bestimmte menschliche Lebensform, die das Selbst- und Weltverhältnis des Menschen bis heute für die allergrößte Mehrheit maßgeblich bestimmt.

---

58 Das Eigene kann mit dem Privaten einhergehen, muss aber nicht. Es bedarf eines solchen Raumes, einer »Intimsphäre«, um sich als private Person artikulieren zu können. Menschen brauchen einen äußeren Schutzraum, um ihr Inneres, was ihnen eigen und wesentlich ist, zu entwickeln und bewahren zu können. Die Grenzen des Privaten sind hierbei verschiebbar. Dass in unserer Gesellschaft Sterben in der Regel als privat gilt, wird auch an Praktiken im Krankenhaus erkennbar, wo Sterbende in eigene Zimmer verlegt werden, oder zumindest Paravents die Blicke der Fremden abschirmen sollen (zu Dimensionen des Privaten vgl. Stadelbacher, 2024; auf eine differenziertere Betrachtung zwischen dem Eigenen, dem Privaten und dem Intimen bzw. der Intimsphäre, vgl. z. B. Streisand, 2001; Sennett, 1996).

Dem Bauen eignet obendrein – folgt man Ernst Bloch – ein utopischer Charakter (Bloch, 1959, bes. Kap. 38, S. 819 ff.). Bauen geschieht im Hinblick auf *Heimat*; eine Heimat, in der noch niemand gewesen ist, die aber allen von Kindheit an als Sehnsuchtsort mitgegeben ist (Bloch, 1959, S. 1628). Der Wohnraum kann als in Ansätzen verwirklichte Utopie einer Heimat verstanden werden. Es ist ein Ort, an dem der Mensch zu sich selbst kommt und bei sich selbst bleiben kann und sein Dasein, das von ihm erstrebte Leben, weitgehend ungestört von den anderen erfahren kann.

Erkennbar markiert das Bauen einen *Ort* (Heidegger) und eine *Perspektive* (Bloch), die als Wohnraum Routinen aus sich heraussetzen und somit ein Vertrautwerden ermöglichen. Mit zunehmendem Alter oder bei Behinderung wird die Wohnung zum wesentlichen Aufenthaltsort und Bezugspunkt des Lebens. So erscheint es auf den ersten Blick plausibel, dass sie nun wieder vermehrt zum Ort des Sterbens werden soll. Ob und unter welchen Bedingungen sie sich als Sterbeort tatsächlich eignet, ist fraglich. Einerseits ist das Sterben etwas so Einmaliges und Unvertrautes, dass es nach einem vertrauten Ort verlangt, dass eine Heimat angesichts des Unvertrauten des Sterbens vielleicht ein guter Ort sein könnte, um die Unsicherheit und Belastung wenigstens etwas abzumildern. Andererseits ließe sich dem entgegenhalten, ob sich dafür der Wohnort eignet und ob er das aufnehmen und jenseits aller technischen und organisatorischen Fragen dafür Heimat sein kann und soll.

In der hier nur grob skizzierten Linie des Menschen als wohnendes Wesen ist jedenfalls bemerkenswert, dass in der neuerlichen Bewegung zur eigenen Wohnung als Sterbeort etwas aufscheint, was dem Menschen in zweierlei Hinsicht zu entsprechen scheint. Erstens geht es darum, dass der Mensch sich als Sterblicher erkennt und sein Leben entsprechend entwirft. Zweitens ist der Wohnraum – anders als andere Räume, die er zwischenzeitlich auch besucht – der Ort, der seinem Dasein Raum im physischen wie existenziellen Sinn und unter Umständen so etwas wie Heimat in einem physischen, aber auch metaphysischen Sinne vermittelt. Zuhause sterben wollen, kann als das Streben danach gewertet werden, das eigene Leben am Ende unter eigenen Bedingungen gestalten zu wollen und darin Heimat und Frieden zu finden.

22.3 Zuhause Sterben

Während die Menschen bis weit ins 20. Jahrhundert in der westlichen, industrialisierten Hemisphäre überwiegend zuhause starben, so ist seit etwa den 1950er Jahren eine breite Hospitalisierung zu verzeichnen: Der Tod im Krankenhaus wird so etwas wie die »Normalform« (Ariès, 1980, bes. S. 729 ff.). Ariès beschreibt anhand von zeitgenössischer Literatur sehr eindrücklich, wie sich das Wissen um den Körper und seine Krankheiten zusehends auf die Seite des Arztes oder der Ärztin verlagert und es so zu einer fortschreitenden Verwissenschaftlichung praktisch aller menschlichen

Lebensvollzüge einschließlich Geburt und Tod kommt. Das alles gerät damit in die Verfügung durch die medizinische Wissenschaft und ihre Organisationen (zur Medikalisierung vgl. Wehling et al., 2007; zur Verwissenschaftlichung vgl. Böhme, 1985, bes. S. 45–59).

Der Tod in den Kliniken gilt vielen als entfremdeter Tod. Möglicherweise ruht diese Einstellung auf einem Bild, wie es Rainer Maria Rilke stilgebend in seinen *Aufzeichnungen des Malte Laurids Brigge* bereits zu Beginn des 20. Jahrhunderts formuliert hat: Der Tod im Krankenhaus sei ein »fabrikmäßiger Tod«, die Chance seinen »eigenen Tod« zu sterben sei damit dem Menschen genommen. »Man stirbt, wie es gerade kommt; man stirbt den Tod, der zu der Krankheit gehört, die man hat (denn seit man alle Krankheiten kennt, weiß man auch, daß die verschiedenen letalen Abschlüsse zu den Krankheiten gehören und nicht zu den Menschen; und der Kranke hat sozusagen nichts zu tun)« (Rilke, 2004, S. 12).

Dagegen erzählt das auktoriale Ich von dem Tod seines Großvaters, des Kammerherren Christoph Detlev Brigge, der – so darf man es verstehen – noch einen eigenen, »gut ausgeführten Tod« starb, zuhause auf seinem Gut im Beisein der gesamten Familie einschließlich des Gesindes – und mit Auswirkungen auf das gesamte Dorf.

»Christoph Detlevs Tod lebte nun schon seit vielen, vielen Tagen auf Ulsgaard und redete mit allen und verlangte. Verlangte, getragen zu werden, verlangte das blaue Zimmer, verlangte den kleinen Salon, verlangte den Saal. Verlangte die Hunde, verlangte, daß man lache, spreche, spiele und still sei und alles zugleich. Verlangte Freunde zu sehen, Frauen und Verstorbene, und verlangte selber zu sterben: verlangte. Verlangte und schrie. […] Das war nicht der Tod irgendeines Wassersüchtigen, das war der böse, fürstliche Tod, den der Kammerherr sein ganzes Leben in sich getragen und aus sich genährt hatte. Alles Übermaß an Stolz, Willen und Herrenkraft, das er selbst in seinen ruhigen Tagen nicht hatte verbrauchen können, war in seinen Tod eingegangen, in den Tod, der nun auf Ulsgaard saß und vergeudete. Wie hätte der Kammerherr den angesehen, der von ihm verlangt hätte, einen anderen Tod zu sterben als diesen. Er starb seinen schweren Tod.« (Rilke, 2004, S. 17, 19)

Für den nach Erinnerungen (und einer verlorenen Zeit) suchenden Brigge trifft das nicht nur auf seinen Großvater zu, sondern auf die ganze Generation: »Und wenn ich an die anderen denke, die ich gesehen oder von denen ich gehört habe: Es ist immer dasselbe. Sie alle haben einen eigenen Tod gehabt. Diese Männer, die ihn in der Rüstung trugen, innen, wie einen Gefangenen, diese Frauen, die sehr alt und klein wurden und dann auf einem ungeheuren Bett, wie auf einer Schaubühne, vor der ganzen Familie, dem Gesinde und den Hunden diskret und herrschaftlich hinübergingen. Ja die Kinder, sogar die Kinder hatten nicht irgendeinen Kindertod, sie nahmen sich zusammen und starben das, was sie schon waren, und das, was sie geworden wären« (Rilke, 2004, S. 19). *Den eigenen Tod zu sterben,* das scheint die Maxime zu sein, so wie es gilt, dass »eigene Leben« zu leben (Beck & Erdmann Ziegler, 1997).

22.4 Institutionalisiertes Sterben

»Das Zimmer des Sterbenden hat den Ort gewechselt und ist aus dem eigenen Heim ins Krankenhaus verlagert worden. Aus technisch-medizinischen Erwägungen ist diese Verlagerung von den Familien gebilligt und durch ihre Mittäterschaft erleichtert und verallgemeinert worden« (Ariès, 1980, S. 730). Wie aber konnte es dazu kommen, dass das Sterben zuhause in den Hintergrund rückte, dass insbesondere Krankenhäuser zum Sterbeort wurden (George et al., 2013)? Bereits Rilke deutete an, dass Sterben nicht mit der Person, sondern mit der jeweiligen Krankheit korrespondiert. Für Krankheiten aber sind nicht die sterbenden Personen zuständig, sondern die Professionellen aus Medizin und Pflege. Die Angehörigen der Sterbenden, wenn sie nicht selbst zu diesen Professionellen zählen, müssen zusehends ihre Unkenntnis und Hilflosigkeit angesichts der Anforderungen der an Krankheiten versterbenden Menschen erkennen. Mehr noch: »Je weiter das 20. Jahrhundert vorrückte, desto lästiger wurde die Anwesenheit des Kranken im Hause. Das rasche Wachstum in Sachen Komfort, Intimität und persönlicher Hygiene hat uns alle empfindlicher gemacht: ohne daß wir etwas dafür können, ertragen unsere Sinne nicht mehr die Anblicke und Gerüche, die im Verein mit dem Leiden und der Krankheit, zu Beginn des 20. Jahrhunderts noch Bestandteil der Alltagswirklichkeit waren« (Ariès, 1980, S. 729 f.). Die Angehörigen beantworten diese Entwicklung mit Rückzug; die soziale Dimension des Sterbens erodiert unter diesen Bedingungen. »Der Sterbende wird vereinzelt und auch die Sorge, die ihm als Sterbenden zuteilwird, ist bestenfalls individuelle Sterbehilfe, das Sterben kein sozialer Vorgang mehr. Wie aus dem sozialen Zusammenhang herausgelöst, so ist das Sterben auch vom biografischen Zusammenhang des Sterbenden abgetrennt. Es findet an einem anderen Ort, in anderen Lebenszusammenhängen und meistens mit anderen Bezugspersonen statt. Die Subsumption des Todes unter den Bereich der wissenschaftlichen Medizin bedeutet zugleich eine Pathologisierung des Todes. Der Tod ist nur die verschiebbare Grenze des Lebens, gegen die die Medizin bis zum Letzten anrennt. Das Sterben selbst wird unter der Perspektive der Thanatotherapie als ein pathologischer Vorgang aufgefaßt« (Böhme, 1985, S. 55 f.). Doch auch diejenigen, die das Sterben nicht als Krankheit, sondern als Teil des Lebens begreifen und es professionell begleiten wollen, wie die Professionellen und vielen Ehrenamtlichen im ambulanten Bereich, in Altenheimen und Hospizen, müssen das Sterben ihrer organisationalen Logik und ihrem professionellen Anspruch unterziehen (Stolberg, 2013, bes. S. 233 ff.). So engagieren sich die Professionellen in den Alten- und Pflegeheimen für eine neue Kultur in den Organisationen (Kittelberger & Dinges, 2011; Dörner, 2007; Heimerl et al., 2005). Ambulante Hospizdienste und SAPV tragen wesentlich dazu bei, dass alle Versicherten einen Rechtsanspruch auf eine Versorgung und Betreuung zuhause wahrnehmen können – auch bei aufwändigerem Versorgungsbedarf wie bei Schwerstkranken und im Sterben (DHPV, 2023). Die Hospizbewegung korrigiert damit in Ansätzen die Medikalisierung des Sterbens, sie mobilisiert viele Ehrenamtliche und liefert neue, wichtige Perspektiven auf das Sterben und die Sterbenden. Es ist zu einem wesentlichen Anteil dieser Bewegung zu verdanken, dass das Sterben zuhause als Option erneut in den Blick gerät –

und das keinesfalls als *quantité négligeable*.[59] Sind mit diesem Arrangement aber tatsächlich neue Freiheitsgrade und Formen der Selbstbestimmung verbunden, oder läuft es auf eine weitere Schließung im Sinne einer totalen Institution (gemäß Goffman) hinaus, in der das »eigene Sterben« doch nur in »neuen Fabriken« fremdbestimmt hergestellt wird. Diese Frage lässt sich nicht a priori und fern der Empirie entscheiden. Gleichwohl gibt es Aspekte und Kriterien, die bei einer weiteren Gestaltung des häuslichen Sterbens berücksichtigt werden sollten.

22.5 Re-Domestizierung des Sterbens

Vergegenwärtigt man sich diese Geschichte der Sterbeorte und der Bemühungen um ein »gutes Sterben«, so erscheint die aktuelle Tendenz, das Sterben in die jeweilige Häuslichkeit zu verlegen, als Versuch, einander widerstrebende Tendenzen zu vereinen. Das Sterben soll seinen eigenen, möglichst vertrauten Ort haben. Es soll professionell begleitet werden und mit geringeren Kosten verbunden sein als die stationäre Versorgung. Es soll außerdem den sterbenden Menschen und ihren Angehörigen wieder stärker ein Gefühl der Selbstbestimmung und Kontrolle vermitteln – wohl auch im Sinne eines eigenen »gut ausgeführten Todes«.

Dafür scheint das eigene Haus, die eigene Wohnung, ob als Besitz oder zur Miete, der geeignete Ort zu sein. Es ist der Ort des Privaten, an dem die Chance zu bestehen scheint, so etwas wie einen »eigenen Tod«, etwas höchst Privates, realisieren zu können (Schneider, 2014; Gronemeyer, 2007; Stadelbacher, 2024). Betrachtet man das Verständnis, das das Bundesverwaltungsgericht der Wohnung beigelegt hat, so zeigen sich hier starke Hinweise: »Der Begriff des Wohnens ist durch eine auf Dauer angelegte Häuslichkeit, Eigengestaltung der Haushaltsführung und des häuslichen Wirkungskreises sowie Freiwilligkeit des Aufenthalts gekennzeichnet« (BVerwG, 25.03.1996 – BVerwG 4 B 302/95). Freilich ist das ein sehr auf die Individualität in einer bürgerlichen Gesellschaft zugeschnittenes Verständnis, das wenig von der sozialen Dimension des Bauens und Wohnens erkennen lässt (vgl. hierzu sehr grundlegend Conrads, 1969). Außerdem berücksichtigt es zu wenig die soziale Dimension der am Sterben in der eigenen Wohnung Beteiligten, die Akteure und Mittel, die heute das Sterben im Eigenen mitbestimmen. Das Zuhause als Ort des Sterbens ist vermutlich nicht das Private, wie es imaginiert wird, als der Ort, an dem Selbstbestimmung, Kontrolle und Vertrautheit in der eigenen Hand bleiben (Stadelbacher, 2024). Das Zuhause wird zu einem Ort des »Sterben-Machen[s] als soziale Praxis« (Schneider, 2014, bes. S. 62; und in Aufnahme Stadelbacher, 2024). Jedoch

---

59 Kritisch dazu fragen Gronemeyer und Heller, ob es um eine »Ambulantisierung des Sterbens« gehe oder um »die Auslagerung der medizinisch-pflegerischen Versorgung in den privaten Bereich. Das Krankenhaus kommt zu dir! Damit vollendet sich der allgemeine Prozess der Institutionalisierung – und speziell der des Sterbens« (Gronemeyer & Heller, 2014, S. 206).

ist diese soziale Praxis – mit allen sie rahmenden und orientierenden Ordnungen – nicht mehr beschränkt auf den engen Kreis der Familie – oder auch auf den erweiterten Kreis eines Gutshofes mit allen darin und darum Lebenden, wie er von Rilke vorgestellt wird. Die »soziale Praxis des Sterben-Machen«[60] ist zunehmend bestimmt vom Zusammenwirken der begleitenden Organisationen wie dem Pflegedienst, dem SAPV-Team, den Ehrenamtlichen eines Hospizdienstes, eines Hausarztes oder einer Hausärztin, der sozialen Dynamik im Familien- und Nachbarschaftssystem und nicht zuletzt von den An- und Aufforderungen, die die technischen Unterstützungssysteme mit sich bringen.

22.6 Technik am Sterbeort

Dem Anspruch nach mehr Kontrolle und Selbstbestimmung könnte auch durch die Technik entsprochen werden, die den sterbenden Menschen und seine Angehörigen zuhause unterstützen. Unter Umständen sind entsprechende technische Endgeräte (Handys, Tablets, Wearables etc.) und Infrastrukturen (wie Internetanschluss, WLAN oder Smart-Home-Anwendungen) schon Teil der persönlichen Nutzung und werden aus der bisherigen Praxis mit Kontrolle und Selbstbestimmung verbunden. Aber auch andere Medizintechnik, die durch technische Miniaturisierung nun im häuslichen Bereich eingesetzt werden kann (Dössel, 2008), kann durch ihre Verwendung im häuslichen Bereich und die alltägliche Bedienung durch den Sterbenden oder die Angehörigen (wie etwa eine Schmerzpumpe, ein Beatmungsgerät oder eine Ernährungssonde) die Abhängigkeit von Professionellen – vielleicht auch nur gefühlt – verringern und die Fremdheit mindern, die im klinischen Kontext mit der »Apparatemedizin« zumeist verbunden wird (Manzeschke, 2024; 2021b). Es ist eine empirisch noch zu explorierende Frage, ob die eigenständige Bedienung von Technik in diesem Zusammenhang das Gefühl der Kontrolle und Selbstbestimmung bestätigt.[61]

Es ist ein anderes Zuhause, in das das Sterben zurückgeholt wird, als das Zuhause, aus dem das Sterben einst in die Kliniken und Institutionen ausgezogen ist. Und das war über weite Strecken ein anderes als das, was von Rilke, Gorris und anderen als Ideal vorgestellt wird. Worüber heute zu sprechen ist, ist ein soziales Umfeld, in dem

---

60 Die gegenwärtige Diskurslage macht den Hinweis notwendig, dass es sich bei diesem »Sterben-Machen« nicht um Suizidassistenz handelt, wie sie derzeit auch diskutiert wird! Vielmehr handelt es sich darum, Sterben als einen sozialen Prozess, eine Performanz verschiedener Akteure zu begreifen. Allerdings ist in Zukunft noch sehr viel mehr über den Zusammenhang zwischen dem Sterben zuhause, der Technik und einer Suizidassistenz nachzudenken.
61 Das Absaugen einer Trachealkanüle oder das Bedienen der Schmerzpumpe können auch mit großen Unsicherheiten einhergehen und ein Gefühl der Überforderung – technisch und moralisch – hervorrufen; vgl. hierzu die Vignette bei Gronemeyer (2007, S. 29 f.): »Wir hatten keinerlei Erfahrung mit dem Absaugen und dem Rest der Maschinen«.

Großfamilien kaum existieren, und auch Kleinfamilien leben geografisch eher verstreut als an einem Ort. Das Sterben im »trauten Kreis der Familie« ist heute – wenn überhaupt – zumeist nur mit einem großen logistischen Aufwand für diesen Familienkreis möglich. Ein »trautes Heim« ist der Sterbeort dann allenfalls für einige wenige; die meisten werden sich fremd an diesem Ort fühlen, auch wenn es z. B. die Wohnung der Eltern ist.[62] Zugleich bietet aktuelle Informations- und Kommunikationstechnik die Möglichkeit, diese Ferne und Fremde teilweise zu kompensieren und anwesend zu sein bei physischer Absenz. Was während der Coronapandemie für viele Betroffene der einzige Weg der Kommunikation und des Abschiednehmens war, könnte nun zu einer allgemeinen Option werden. Sie böte den »Vorteil«, dass über diese Kommunikationskanäle Gerüche gar nicht, Ansichten begrenzt und Emotionen kontrolliert übertragen werden könnten, was einer sich dem Tod gegenüber distanziert verhaltenden und in Riten unkundigen und ungeübten Gesellschaft (Ariès, 1980, bes. S. 736 ff.) entgegenkäme.

22.7 Sterben zuhause – die Technik macht es möglich

Die Rückverlegung von sterbenden Menschen aus dem Krankenhaus in die Häuslichkeit ist nicht in allen Fällen möglich und sinnvoll. Dort, wo es möglich und gewünscht ist, wird der häusliche Sterbeort ein anderer durch die Technik, die mit dem Sterbenden in die eigenen vier Wände »einzieht«. Ein großer Teil medizintechnischer Geräte, die bis dato nur in Kliniken oder Heimen zum Einsatz kommen konnten, ist mittlerweile kompatibel mit einem Einsatz in der Häuslichkeit, weil sie a) in den Kosten sehr viel niedriger sind, b) in ihren Abmessungen in Wohnungen untergebracht werden können und c) von der Bedienung verständlicher und zugänglicher geworden sind. Dazu gehören z. B. Pflegebetten, Monitoringsysteme für die Vitalparameter, Beatmungsmaschinen, Schmerzpumpen, Videosysteme für fern lebende Angehörige oder für das Gespräch mit einem betreuenden Dienst. Das stellt gewisse Anforderungen an den Ort, der dem oder der Sterbenden ein Zuhause sein soll. Die in der Häuslichkeit angestrebte Normalität wird unter diesen Bedingungen immer wieder unterlaufen. Stadelbacher spricht von »Normalitätsbrüchen« und sagt: »Ein Bereich, der hier [sc. bei den Normalitätsbrüchen im Privaten] besonders relevant ist, sind die *fremden Pflegedinge*, die dabei ins Haus kommen und die private Raum-Ding-Ordnung ändern« (Stadelbacher, 2024, S. 11). Ein Pflegebett mit ent-

---

62 Auch wenn der Sterbeort einmal gemeinsamer Wohnort von der aktuell sterbenden Person und den Angehörigen gewesen sein mag, so verändert sich dieser durch die Pflege- bzw. Sterbesituation unter Umständen massiv, sodass eben diese gesuchte Vertrautheit nicht angetroffen wird. Durch Umbauten für ein Pflegebett oder einen Rollstuhl, durch die Lagerung von Pflegeutensilien oder den Einsatz von Pflegetechnik haben die Räume ihren früher vertrauten Charakter unter Umständen verloren. Das kann sich auf einen einzigen Raum beschränken; es kann aber auch mehr Räume betreffen, z. B. durch den Einzug einer Live-In-Kraft.

sprechender Höhe und Verstellmöglichkeiten muss an gut zugänglicher Stelle aufgestellt werden. Gegebenenfalls sind noch Überwachungsgeräte, Infusoren o. a. um das Bett herum aufzustellen; eine technische Infrastruktur (Telefon, WLAN etc.) muss gewährleistet werden, um die Kommunikation mit professionellen Pflegenden, dem SAPV-Team, dem Hospizteam oder Palliativärztinnen bzw. Palliativärzten sicherzustellen und – wo nötig – das Monitoring von Vitaldaten oder Medikamentendosierungen ermöglichen. Das zieht unter Umständen erhebliche Veränderungen im Privaten nach sich. Zugleich soll der Ort nicht nur funktional sein, sondern auch den Bedürfnissen des oder der Sterbenden entsprechen, mit Aussichtsmöglichkeiten, Zugriffsmöglichkeiten auf das alltäglich Nötige und einer Atmosphäre, in der private Begegnungen mit nahestehenden Personen geschützt stattfinden können. Insgesamt aber wird der private Sterbeort funktional überlagert und mindestens teilweise entprivatisiert.[63] Das gilt auch auf einer datenbezogenen Ebene: Die private Wohnung wird »teilöffentlich«, denn mit der Kommunikationstechnik erodiert gleichsam die Abgeschlossenheit und Unverletzlichkeit der Wohnung (Art 13 GG). Die »technische Überwachung« der Wohnung und der dort Wohnenden (z. B. durch ein Kamera- oder Sensorsystem zur Vitalparametermessung) bedarf in diesem Fall keiner richterlichen Genehmigung, sondern allenfalls der Zustimmung der Wohnenden in den Allgemeinen Geschäftsbedingungen der Anbieter digitaler Dienste.

22.8 Technik als Mittel und als Medium

Technik wird von Menschen zumeist als Mittel verstanden, mit dem man etwas tun kann. Es sind »Dinge, um zu«. Die »fremden Pflegedinge« sind vordergründig Objekte, die dazu dienen, das Sterben eines Menschen im häuslichen Bereich zu ermöglichen bzw. leichter oder sicherer zu machen. Die neuere Technikphilosophie hat diese allzu einfache Vorstellung von der Technik um den Aspekt der *Medialität* (Hubig, 2013) erweitert. Technik ist demnach ein Medium, in dem wir uns bewegen, das uns bestimmte Dinge sehen lässt und andere nicht, und das uns bestimmte Handlungen eröffnet und andere verschließt. In diesem Sinne ist Technik nicht nur ein Mittel in der Hand des Menschen, mit dem dieser seine Ziele verwirklicht. Sie ist im gleichen Maße ein Modus, über den der Mensch sein Verhältnis zu sich selbst und der Welt versteht und gestaltet. Der Einsatz von Technik als Pflegedingen im Zuhause trägt also ganz entscheidend dazu bei, wie das Sterben-Machen verstanden

---

63 Das Sterben zuhause unterläuft die binäre Ordnung von öffentlich und privat; unterstellt ist dabei eine klare Trennbarkeit dieser Sphären, was faktisch noch weitgehend zutrifft. Nach der Coronapandemie und dem hier etablierten Homeoffice wird diese Trennung jedoch noch von ganz anderer Seite unterlaufen und wirft für die Zukunft Fragen nach der Ausgestaltung eines Wohn-Arbeits-Sterbeortes auf der Ebene der Personen, der (nicht nur) technischen Dinge, der sozialen Praktiken und ihrer symbolischen Ordnung auf.

wird und was wie unter diesen Bedingungen getan werden kann. Das gilt in einem verstärkten Maße für technische Geräte, die interaktiv genutzt werden und sich so einem schlichten Instrumentierungsverständnis per se entziehen, z. B. Chatbots, Avatare oder Roboter. Auch wenn manches davon noch nach »Zukunftsmusik« klingt bzw. in den Anfängen steckt, so ist doch davon auszugehen, dass diese Technik mehr und mehr zur Alltagstechnik wird und auf diese Weise als »Pflegeding« bzw. neben anderen »Pflegedingen« zum Einsatz kommt und Wahrnehmung, Urteil und Handlung bestimmt. Es ist zu erwarten, dass sowohl das Verständnis von Sterben und Tod als auch die Weise sie zu begleiten und zu gestalten durch die Medialität der Technik mitbestimmt werden.

Auf einer grundlegenderen Ebene tritt Technik nicht erst mit Werkzeugen, Geräten oder Automaten auf, sondern bezeichnet eine Weise des In-der-Welt-Seins von Menschen; sie sind nicht nur Technik verwendende, sondern technisch handelnde Wesen. Technik ist die Weise, wie Menschen über sich, andere und Dinge der Welt disponieren – z. B. im Wohnungsbau oder in Pflegeangelegenheiten. Jedoch nicht alles in der Welt ist disponibel. Sterben und Tod gehören gerade nicht zu den Dingen, über die verfügt werden könnte. Damit bahnt sich hier ein Konflikt an, der, wenn er undurchschaut bleibt, in einem Paradox mündet: *Über den Tod qua Technik verfügen zu wollen.* Das jedoch nicht in einem trivialen Sinne, dass mit Technik Sterben und Tod beherrschbar, womöglich aufhebbar würden – wenngleich es auch diese Position gibt[64] –, sondern in einem Sinne, dass technisches Können (immer mehr und weiter machen können)[65], Denken, Urteilen und Handeln in einer Weise spurt, dass Grenzen und Unverfügbares nicht (an-)erkannt und in der Folge verletzt und übergangen werden. Dieses eher theoretische *Caveat* lässt sich nicht einfach in Handlungsanweisungen umsetzen, sondern erfordert vielmehr eine gebildete Aufmerksamkeit aller Beteiligten auf der konkreten Handlungsebene sowie eine breite Debatte darüber, wie »Sterben-Machen« in einer pluralen Gesellschaft verstanden und gehandhabt werden kann. So ist von einem normativen Standpunkt aus zu fragen, ob es erstrebenswert ist, wenn wir durch technisches Handeln die Möglichkeiten zur physischen und emotionalen Distanzierung voneinander erweitern und darüber Praktiken der Sorge oder Fähigkeiten wie Mitgefühl in einer Weise »verlernen«, dass der Charakter einer humanen und zivilen Gesellschaft zu erodieren droht.[66]

Das Problem der Indisponibilität taucht nicht nur auf der Ebene der Lebenswelt auf, sondern ist in die Technik selbst ebenfalls eingeschrieben. Technik ist ab einem

---

64 Vgl. hierzu Kaplan et al. (2009); Kurzweil (2005); Kirkwood (1977); kritisch hierzu Knell (2015).
65 Technik eröffnet nicht nur einzelne Handlungsmöglichkeiten, sondern legt eine Handlungsfolge nahe. Wenn mit einem technischen Ansatz nicht der gewünschte Erfolg erzielt werden konnte, wird eine technische Alternative erprobt. Es findet sich – gerade angesichts kritischer Situationen – zumeist immer noch eine weitere technische Option. Menschlich schwer ist es, diese nicht noch zu ergreifen und sich womöglich den Vorwurf machen zu müssen, nicht alles versucht zu haben.
66 Ich bin mir bewusst, dass diese These, verbunden mit einem pauschalen »Wir« leichthin bestritten werden kann. Es soll weiteren Publikationen vorbehalten sein, diese These auszuführen; erste Ansätze dazu habe ich unternommen in Manzeschke (2021a).

bestimmten Grad für bestimmte Menschen nicht mehr verfügbar, weil sie nicht mehr durchschaut und beherrscht wird.[67] Darüber hinaus haben wir es bei digitaler Technik mit ihrem hohen Vernetzungsgrad, den zahllosen Rückkoppelungsschleifen und enormen Datenmengen mit einer prinzipiell nicht durchschaubaren Technik zu tun. In dem Maße, in dem digital vernetzte Technik Unterstützungsleistungen im Zuhause der Sterbenden erbringt, wird dies nur im komplexen Zusammenspiel vieler Unternehmen und Institutionen, technischer Subsysteme und Individuen möglich sein. Fehlbedienungen und/oder Fehlfunktionen von solchen technischen Systemen sind unter dem Aspekt der Verantwortung schwerer zu bestimmen; vor allem erwächst den Sterbenden bzw. ihren Angehörigen ein erhöhtes Maß an Verantwortung (Manzeschke & Oehmichen, 2010).

22.9 Fazit und Ausblick

Die hier geschilderte Entwicklung des Sterbens und seiner Orte lässt es berechtigt erscheinen, von einer *Re-Domestizierung des Sterbens* zu sprechen, d. h. *das Sterben wird in das eigene Zuhause zurückgeholt.* Das entspricht erstens dem Wunsch vieler Menschen, zweitens liegt es aufgrund der Ambulantisierung der Versorgung nahe, diesen Ort zu nutzen. Drittens sprechen ökonomische Gründe für diese Variante, und viertens wird es durch die Miniaturisierung vieler technischer Apparaturen, die lange Zeit nur im Krankenhaus oder vielleicht noch in einem Pflegeheim vorgehalten werden konnten, möglich, eine Versorgung »bis zuletzt« im häuslichen Umfeld zu gewährleisten.

Da es beim »Sterben zuhause« in einem fundamentalen Sinne einerseits um individuelle Wünsche und Erwartungen, und andererseits um gesellschaftliche Möglichkeiten und Ziele geht, arrangieren sich diese entlang einer Achse von metaphysisch-weltanschaulichen Aspekten: Was ist ein würdiges Sterben? Ist das Sterben ein Übergang in eine endgültige Heimat oder ist es das Ende aller Beheimatung? Ist das Sterben der Moment, in dem der Mensch ganz zu sich selbst kommt, indem er sich ganz verliert? Und welchen Beitrag zur Beantwortung dieser Fragen liefert die Gestaltung des Zuhauses, wie sehr ist das eine Frage »individueller Façon« und wie sehr eine sozialpolitischer Rahmenbedingungen, etwa einer Wohnungsbaupolitik?

Die gesellschaftliche Dimension des Sterbens reicht noch weiter: Welche Anteilnahme gewähren wir uns gegenseitig? Wie sehr ist der Tod eines Menschen eine familiäre und wie sehr eine gesellschaftliche Angelegenheit? Wie weit lassen wir die

---

67 Vgl. grundsätzlich Hubig (2008). Man könnte eine Indisponibilität, die besteht, weil Personen mit der Technik nicht vertraut oder nicht hinreichend eingewiesen worden sind oder sich den Umgang mit ihr nicht zutrauen bzw. ihn verweigern, von einer prinzipiellen Indisponibilität unterscheiden, bei der selbst die Konstrukteure einer Technik aufgrund ihrer Komplexität (z. B. Netzwerkeffekte) bzw. ihrer Generativität (Künstliche Intelligenz auf der Grundlage von Large Language Models) nicht mehr in der Lage sind, die Effekte und vor allem Nebeneffekte zu berechnen (Lakemeyer, 2020).

Irritation – oder den Skandal – des Todes zu? Wie steht es um Levinas' Mahnung, den anderen im Sterben nicht allein zu lassen (Levinas, 1991, S. 133 f.)? Und welche Bedingungen und Maßnahmen sind erforderlich, um diese humanitäre Forderung umsetzen zu können? Alle Technik ist ambivalent in ihrer Nutzung und ihrem Nutzen. Lassen wir uns durch technische Mittel dazu verführen, die leibliche und emotionale Distanzierung – eins geht mit dem anderen einher – zu vergrößern? Wie müssten das Verständnis und die Haltung beschaffen sein, die uns befähigen, mit Technik einfühlsam und mitmenschlich bei den Sterbenden zu sein?

Das Zuhause mag unter bestimmten Bedingungen ein geeigneter Ort für das Sterben sein. Technik mag ein geeignetes Mittel sein, um das Sterben an diesem Ort zu ermöglichen und zu erleichtern. Allerdings wäre vor einer Romantisierung dieses Sterbens zuhause zu warnen. Zugleich werden wir die Frage nach einer guten Praxis nicht ablösen können von sehr fundamentalen Fragen unseres Menschseins nach Woher und Wohin und dem »Bedachtsein«. Die Frage nach dem Verständnis von Bauen und Wohnen – sollte es neben dem altersgerechten Bauen und Wohnen nun auch ein sterbensgerechtes Bauen und Wohnen geben? – wird wesentlich mit darüber entscheiden, ob und welche Formen des »guten Sterbens« es geben wird. Hierfür bräuchte es neben aller anderen Technik eine »konkrete Baukunst […] in dem Sinne, dass sie befreiten Lebensvorgängen nicht nur Raum gibt, sondern die Prozesse der Ich-Leistungen und die Entwicklungen des sozialen Lebens schon in dem Entwurf der Wohnungen, der Bauten, der Siedlungen und Städte mit hineinnimmt in einen Produktionsversuch menschlicher Heimat« (Conrads, 1969, S. 163). Damit das Zuhause als Sterbensort nicht zu einem Transitraum der Versorgung wird, wird es darauf ankommen, »aus dem Wohnen [zu] bauen und für das Wohnen [zu] denken« (Conrads, 1969, S. 148 mit Verweis auf Heidegger). Mit Bloch ist an Folgendes zu erinnern: »Architektur insgesamt ist und bleibt ein Produktionsversuch menschlicher Heimat, – vom gesetzten Wohnzweck bis zur Erscheinung einer schöneren Welt in Proportion und Ornament« (Bloch, 1959, S. 871).

Literatur

Ariès, P. (1980). *Geschichte des Todes.* Carl Hanser.
Beck, U., & Erdmann Ziegler, U. (1997). *Eigenes Leben. Ausflüge in die unbekannte Gesellschaft, in der wir leben.* C. H. Beck.
Böhme, G. (1985). *Anthropologie in pragmatischer Hinsicht.* Suhrkamp.
Conrads, U. (1969). Städtebau zwischen Unvernunft und Hoffnung. In A. Mitscherlich (Hrsg.), *Das beschädigte Leben. Diagnose und Therapie in einer Welt unabsehbarer Veränderungen* (S. 143–164). Hoffmann-La Roche AG.
DHPV (Deutscher Hospiz- und Palliativverein) (2022). *Was die Deutschen über das Sterben denken.* https://www.dhpv.de/presseinformation/wie-deutsche-ueber-das-sterben-denken.html
DHPV (Deutscher Hospiz- und Palliativverein) (2023). *Zahlen zur Hospiz- und Palliativarbeit.* https://www.dhpv.de/zahlen_daten_fakten.html

Dörner, K. (2007). *Leben und Sterben, wo ich hingehöre. Dritter Sozialraum und neues Hilfesystem.* 4. Aufl. Paranus.
Dössel, O. (2008). Medizintechnik 2025 – Trends und Visionen. In: W. Niederlag, H. U. Lemke, E. Nagel, O. Dössel (Hrsg.). *Gesundheitswesen 2025. Implikationen, Konzepte, Visionen*, Bd. 12 (S. 115–126). Dresden Health Academy.
George, W., Dommer, E. & Szymczak V. R. (2013). *Sterben im Krankenhaus.* Psychosozial-Verlag.
Gorris M. (1995). *Antonias Welt* [Kinofilm]. Niederlande/Belgien/Vereinigtes Königreich.
Gronemeyer, R. & Heller, A. (2007). Stirbt die Hospizbewegung am eigenen Erfolg? Ein Zwischenruf. In A. Heller, K. Heimerl & S. Husebø (Hrsg.), *Wenn nichts mehr zu machen ist, ist noch viel zu tun. Wie alte Menschen würdig sterben können* (3. akt. u. erw. Aufl., S. 576–586). Lambertus.
Gronemeyer, R. & Heller, A. (2014). *In Ruhe sterben. Was wir uns wünschen und was die moderne Medizin nicht leisten kann.* Pattloch.
Gronemeyer, R. (2007). *Sterben in Deutschland. Wie wir dem Tod wieder einen Platz in unserem Leben einräumen können.* S. Fischer.
Heidegger, M. (1962). *Die Technik und die Kehre.* Neske.
Heidegger, M. (2000 [1951]). Bauen, Wohnen, Denken. In Ders., *Aufsätze und Vorträge*, Gesamtausgabe Bd. 7 (S. 146–164). Vittorio Klostermann.
Heimerl, K, Heller, A. & Kittelberger, F (2005). *Daheim sterben. Palliative Kultur im Pflegeheim.* Lambertus.
Heller, A., Heimerl, K. & Stein, H. (2007). *Wenn nichts mehr zu machen ist, ist noch viel zu tun. Wie alte Menschen würdig sterben können* (3. akt. u. erw. Aufl.). Lambertus.
Hubig, C. (2008). Mensch-Maschine-Interaktion in hybriden Systemen. In C. Hubig & P. Koslowski (Hrsg.), *Maschinen, die unsere Brüder werden. Mensch-Maschine-Interaktion in hybriden Systemen* (S. 9–17). Wilhelm Fink.
Hubig, C. (2013). Technik als Medium. In A. Grunwald (Hrsg.), *Handbuch Technikethik* (S. 118–123). J. B. Metzler.
Kaplan, H., Gurven, M. & Winking, J. (2009). An Evolutionary Theory of Human Span: Embodied Capital and the Human Adaptive Complex. In: V. L. Bengtson, D. Gans, N. M. Putney & M. Silverstein (Hrsg.), *Handbook of Theories of Aging* (S. 39–60). Springer.
Kirkwood, T. (1977): Understanding the odd science of aging. *Cell, 120*(2), 437–447.
Kittelberger, F. & Dinges, S. (2011). *Zurechtkommen. Ethikkultur in der Altenhilfe.* Diakonie Bayern.
Knell, S. (2015). *Die Eroberung der Zeit. Grundzüge einer Philosophie verlängerter Lebensspannen.* Suhrkamp.
Kurzweil, R. (2005). *The Singularity is near: When Humans transcend Biology.* Viking.
Lakemeyer, G. (2020). Künstliche Intelligenz 4.0. In W. Frenz (Hrsg.), *Handbuch Industrie 4.0. Recht, Technik, Gesellschaft* (S. 823–836). Springer.
Lévinas, E. (1991). Philosophie, Gerechtigkeit und Liebe. In *Zwischen uns. Versuche über das Denken an den Anderen* (S. 132–153). Carl Hanser.
Manzeschke, A. (2021a). Digitalisierung und Organisationsethik. Ethische und technikphilosophische Skizzen. *Ethik in der Medizin, 33*(2), 219–232.
Manzeschke, A. (2021b). Technische Assistenzsysteme. In M. Fuchs (Hrsg.), *Handbuch Alter und Altern. Anthropologie – Kultur – Ethik* (S. 414–422). J. B. Metzler.
Manzeschke, A. (2024). Apparatemedizin / Biomedizinische Technik. In M. Gutmann, B. Rathgeber & K. Wiegerling (Hrsg.), *Handbuch Technikphilosophie* (S. 403–411). J. B. Metzler.
Pievani, T. & Zeitoun, V. (2020). *Homo Sapiens. Der große Atlas der Menschheit.* Wissenschaftliche Buchgesellschaft.
Rilke, R. M. (2004 [1910]). *Die Aufzeichnungen des Malte Laurids Brigge.* Büchergilde Gutenberg.
Schneider, W. (2014). Sterbewelten: Ethnographische (und dispositivanalytische) Forschung zum Lebensende. In M. W. Schnell, W. Schneider & H. Kolbe (Hrsg.), *Sterbewelten. Eine Ethnographie* (S. 51–138). Springer VS.
Sennett, R. (1996). *Verfall und Ende des öffentlichen Lebens. Die Tyrannei der Intimität.* S. Fischer.

Stadelbacher, S. (2024): »... und daheim ist halt daheim«. Was das Sterben zu Hause über das Private verrät. In T. Benkel. E. Coenen, Matthias Meitzler et al. (Hrsg.), *Lebensende. Einblicke in die Gesellschaft*, Schriftenreihe »Thanatologische Studien«. Nomos. S. 129–152.

Streisand, M. (2001). Intimität/intim. In K. Barck, M Fontius, D. Schlenstedt, B. Steinwachs & F. Wolfzettel (Hrsg.), *Ästhetische Grundbegriffe. Bd. III* (S. 175–195). J. B. Metzler.

Wehling, Peter, Viehöver, W., Keller, D. et al. (2007). Zwischen Biologisierung des Sozialen und neuer Biosozialität: Dynamiken der biopolitischen Grenzüberschreitung. *Berliner Journal für Soziologie*, 17(4), 547–567.

23 Perspektiven für eine hospizlich-palliative Versorgungslandschaft von morgen

Katja Goudinoudis und Josef Hell

23.1 Einleitung

Umfragen zufolge wollen die meisten Menschen zuhause, in ihrer vertrauten Umgebung, in den »eigenen vier Wänden« selbstbestimmt sterben. »Das symbolisiert für uns das gute Sterben« (Schneider et al., 2011), verstärkt durch das von der Hospizbewegung offerierte Ideal eines »schmerzfreien, friedlichen, seelisch verarbeiteten, durch zugewandte Menschen begleiteten, subjektgesteuerten und bei Bedarf religiös gerahmten Vorgang, dessen Sinn in der Vollendung des (diesseitigen) Lebens liegt« (Schneider et al., 2009, S. 17). Die Realität aber hat gerade im Angesicht einer schweren Erkrankung oftmals auch mit Schmerzen und anderem Leid jeglicher Natur, mit Belastung und Verantwortung gerade für pflegende Angehörige sowie mit vielen ganz pragmatischen, oft unbeantworteten Fragen und ungelösten Problemen zu tun (Goudinoudis, 2011, S. 10).

23.2 Bisherige Strukturen

Zwar ist mit Einführung der spezialisierten ambulanten Palliativversorgung (SAPV) im Jahr 2007 eine deutliche Verbesserung zu verzeichnen, doch diese Teams können nur einen geringen Teil der betroffenen Menschen zuhause versorgen. Die Indikation für die SAPV liegt bei komplexem Symptomgeschehen und aufwändiger Versorgung, doch auch Menschen mit weniger komplexen Symptomen und aufwändigen Versorgungen und ihre An- und Zugehörigen haben zahlreiche Bedürfnisse und Fragen im Angesicht des baldigen Versterbens. Diese Fragen in der gesamten Dimension können meist nur im Netzwerk beantwortet werden, denn die (allgemeine) ambulante Hospiz- und Palliativversorgung ist eine fragmentierte Versorgungslandschaft aus unterschiedlichen Akteuren, deren Angebote jeweils auf eigenen Finanzierungs- und Handlungsgrundlagen basieren. Mehrere voneinander unabhängige Gesetze bilden die Grundlage für das ambulante Angebot (Simon, 2011); die jeweiligen Budgets sind eng reglementiert. Die Übersicht und Kontrolle, aber auch die Abstimmung der einzelnen Angebote sind für Gesetzgeber und Kostenträger schwierig (Schneider et al., 2005, S. XII), und daran hat sich bis heute wenig geändert.

Dem Bedürfnis der Betroffenen und ihrer An- und Zugehörigen zuhause zu sterben nachzukommen, stellt die beteiligten Menschen und Organisationen vor eine große Herausforderung (Wegleitner & Reitinger, 2003). Neben einer hohen fachlichen Kompetenz der einzelnen Mitarbeiter:innen ist in dieser Versorgung auch ihr hohes Maß an Engagement gefragt (Wegleitner & Reitinger, 2003). Doch Qualifizierung auf individueller Ebene in multi- und interprofessioneller Hinsicht allein, wird für die Nachhaltigkeit einer qualitativ hochwertigen und institutions- und sektorenübergreifenden Versorgung und Betreuung von Sterbenden nicht ausreichend sein. Für einen möglichst durchgehenden Versorgungsstrang ist gerade eine enge Abstimmung und Koordination der verschiedenen Angebote untereinander entscheidend und stellt gleichzeitig eine große Herausforderung dar (Schönhofer-Nellessen, 2011). Wie sich immer wieder zeigt, ist gerade die Schnittstellenproblematik als eines der großen Spannungsfelder zu identifizieren. Die Gefahr besteht in der fehlenden Bereitschaft für verbindliche interorganisationale Absprachen, solange dieser grundlegende Perspektivenwechsel in den einzelnen Organisationen nicht gelingt. Es geht darum, den Mehrwert der kollektiven Autonomie für einen Prozess der gemeinsamen Entscheidungen und für das gemeinsame Ziel, die radikale Betroffenenperspektive (Heller & Knipping, 2006), zu erkennen. Das bedeutet, dass evtl. das eigene Unternehmensziel hinter kollektiv im Netzwerk abgesprochene Entscheidungen zurücktreten muss, um mittel-/langfristig einen Mehrwert auch für das eigene Unternehmen erreichen zu können. Die kollektive Autonomie muss als Handlungsmaxime in die eigene Organisation integriert werden, damit institutionsübergreifend gedacht und vernetzt gearbeitet werden kann (Krobath & Heller, 2010).

Zusätzlich erschwert wird dieses Beziehungsgeflecht durch eine strukturell, organisatorisch und qualitativ sehr heterogen fundierte und entwickelte Versorgungslandschaft sowie die Tatsache, dass sektorenübergreifende und interdisziplinäre Zusammenarbeit bisher den Berufsalltag der Akteure nicht begleitet hat (Schönhofer-Nellessen, 2011). Die große Herausforderung besteht in der Zusammenführung der unterschiedlichen Organisationsperspektiven, die eben diesen Paradigmenwechsel von der individuellen zur kollektiven Autonomie erfordert (Krobath & Heller, 2010; Heller & Krobath, 2011). Dies ist noch weitgehend ungewohnt und gestaltet sich deshalb oft schwierig (Schönhofer-Nellessen, 2011).

Menschen am Ende ihres Lebens stellen mit ihren Angehörigen eine sehr vulnerable Gruppe dar, deren adäquate Betreuung zuhause neben hoher fachlicher Kompetenz auch ein hohes Maß an Kommunikation sowie interprofessionell abgestimmte Konzepte und Prozesse benötigt (Ewers, 2006). Dies hat auch der Gesetzgeber erkannt und im Jahr 2019 die Förderung der Koordination hospizlich-palliativer Netzwerke eingeführt. Die Netzwerkkoordination hat die Aufgabe, die Akteure der regionalen Versorgung zusammenzuführen und die Kommunikation untereinander und somit das Versorgungsgeschehen zu unterstützen und zu verbessern (GKV-Spitzenverband, 2022).

Auf individueller Ebene ist dabei von Bedeutung, dass sich die Akteure untereinander gut kennen, und vom anderen das jeweilige Aufgabenspektrum kennen. Jeder im Netzwerk muss auf andere Partner verweisen können, damit sich möglichst alle Lücken füllen lassen. Anzuerkennen, dass man selbst nicht unbedingt der entscheidende Akteur ist, ist eine weitere bedeutende Aufgabe in der Netzwerkarbeit. Durch ein gutes Case Management können Synergieeffekte geschaffen und somit die einzelnen Handelnden entlastet werden. Dabei sollte darauf geachtet werden, welche Angebote aus dem bunten Blumenstrauß der Möglichkeiten in der Hospiz- und Palliativversorgung gebraucht und benötigt werden, um die Effizienz der Versorgung zu erhöhen. Bildlich gesprochen ist Netzwerkarbeit ein »Tanz« um die betroffenen Menschen, mit unterschiedlichen Schrittkombinationen, wechselnden Partner:innen und zu unterschiedlicher Musik bei unterschiedlichen Tempi.

Festzustellen ist, dass die SAPV mit dem »neuen« Bundesrahmenvertrag (GKV-Spitzenverband, 2022) im Grunde gut aufgestellt ist und nachhaltig und qualitativ hochwertig arbeiten kann. Die allgemeine ambulante Palliativversorgung mit ihren vielen »Mosaiksteinen« jedoch ist weiterhin nicht ausreichend organisiert und finanziert. Erschwert wird die Arbeit der Einrichtungen und Institutionen durch den zunehmenden Fachkräftemangel, der sowohl die allgemeine wie auch die spezialisierte Hospiz- und Palliativversorgung betrifft. Gleichzeitig steigt mit dem demografischen Wandel die Zahl der Betroffenen. Längst stehen nicht nur mehr Tumorkranke im Fokus, sondern alle unheilbar kranken Menschen. Dies führt zu der Frage, wie man die weniger werdenden Ressourcen gerechter auf mehr Menschen verteilen kann.

23.3 Weitere Entwicklung

Welche weiteren Schritte können für die weitere Entwicklung in der hospizlich-palliativen Versorgungslandschaft sinnvoll sein, damit sie den Erfordernissen der Betroffenen standhält und mit den vorhandenen Ressourcen auskommt?

Die Rolle der Hospiz- und Palliativnetzwerke (HPN)[68] sollte gestärkt werden, weil sie im besten Fall unabhängig agieren und die Anliegen von stationärem und ambulanten Sektor verbinden können. Ebenso geht es um eine Verbindung zwischen kommunalen Einrichtungen, Gesundheits- und Pflegeeinrichtungen und Hospiz- und Palliativeinrichtungen im engeren Sinne.

Im Bereich der Gesundheits- und Pflegeeinrichtungen wäre es sinnvoll, feste Ansprechpartner:innen für Fragen der Hospiz- und Palliativversorgung zu haben, die gute Palliativkenntnisse haben und gleichzeitig in ihrer Einrichtung gut verankert sind. Die Notwendigkeit solcher sog. »Palliativbeauftragten« müsste im Sozi-

---

68 Übersicht über die Netzwerke in der Hospiz- und Palliativversorgung in Bayern: https://www.stmgp.bayern.de/gesundheitsversorgung/sterbebegleitung/netzwerke-in-der-hospiz-und-palliativversorgung/uebersicht-der-netzwerke-in-bayern/ (zuletzt abgerufen am 24.02.2024) und https://www.gkv-spitzenverband.de/krankenversicherung/hospiz_und_palliativversorgung/netzwerkkoordination/foerderung_der_netzwerkkoordination.jsp (zuletzt abgerufen am 24.02.2024)

algesetzbuch verankert werden, damit eine Regelfinanzierung gewährleistet werden kann.

Im Projekt »ZiB« (Zeitintensive Betreuung im Pflegeheim)[69] wurde u. a. die Rolle von Palliativkoordinatoren im Pflegeheim untersucht.[70] Zwei Palliativfachkräfte pro Einrichtung sind Hauptansprechpartner:innen für die Versorgung von Bewohner:innen am Lebensende. Sie halten Kontakt zu den externen Leistungserbringer:innen, z. B. Hausärzt:innen oder Wundversorger:innen, und sorgen nach innen für bestmögliche Transparenz und Verständnis von Anordnungen und Krisenplänen. Es kann dadurch auch eine konkrete patientenbezogene Anleitung von Hilfskräften erfolgen, z. B. wie können Schmerzen oder Atemnot erkannt werden und welche unmittelbaren Handlungsempfehlungen sollten dann befolgt werden? Bei zunehmenden Fachkräftemangel ist dies für eine gute Versorgungsqualität der Bewohner:innen von großer Bedeutung. Im Rahmen des ZiB-Projektes konnte auch gezeigt werden, dass 93 % der Bewohner:innen in der Einrichtung versterben können, anstelle von nur 67 % ohne ZiB-Betreuung.

In vielen Kliniken, die keine Palliativstation haben, sind bereits palliativmedizinische Dienste eingerichtet, die ebenfalls einen wichtigen Ansprechpartner für das Netzwerk darstellen. Allerdings gibt es auch hier noch keine Regelversorgung.

Ein weiterer Schritt ist die Einbindung von Beratungs- und Versorgungsangeboten für Senior:innen in das Netzwerk. Dabei ist eine große Herausforderung, in den lokal unterschiedlichen Angeboten die richtigen Ansprechpartner zu finden. Es gibt Kommunen mit Nachbarschaftshilfen unterschiedlicher Ausprägung bis hin zu Caring Communities. In Großstädten wie München sind flächendeckend Alten- und Servicezentren etabliert. Im Bereich der Krankenkassen gibt es Pflegeberater:innen, die vorgehalten werden müssen und ein wichtiger Baustein im Netzwerk sein können.

Im Jahr 2018 konnte sich eine Gruppe bayerischer Vertreter:innen von Hospiz- und Palliativeinrichtungen in London einen Überblick über die örtlichen Entwicklungen verschaffen.[71] Historisch gesehen sind die Entwicklungen in Großbritannien denen in Deutschland voraus. Auch dort gibt es eine deutliche Ressourcenknappheit, weshalb dort verschiedene Lösungsstrategien entwickelt wurden.

Es wird so oft wie möglich versucht, Betroffene in die Hospizzentren einzuladen und Gruppenveranstaltungen anzubieten, anstatt mehrere Hausbesuche mit identischem Beratungsinhalt durchzuführen, was einen deutlich höheren Zeitaufwand bedeuten würde. Zu diesen Angeboten von »Komm-Strukturen« gehören auch die bei uns sich erst noch regelhaft etablierenden Tagesangebote und Tageshospize.

Ein wichtiger Versorgungsbaustein ist in London die Einbindung von ehrenamtlichem Engagement, nicht nur im Bereich der Sterbebegleitung im engeren Sinn. Zum Beispiel wird dem hohen Bedarf an Physiotherapie dadurch Rechnung getragen, dass ein geeigneter Ehrenamtlicher angeleitet wird, mit einer oder einem

---

69 https://www.pkv-stiftung.de/projekte/zeitintensive-betreuung-im-pflegeheim.html (zuletzt abgerufen am 05. 02. 2024)

70 https://www.iges.com/kunden/gesundheit/forschungsergebnisse/2023/palliativpflege-im-pflegeheim/index_ger.html (zuletzt abgerufen am 05. 02. 2024)

71 Josef Hell hat die Reisegruppe begleitet und berichtet von den persönlichen Erfahrungen.

Patient:in die physiotherapeutischen Übungen durchzuführen. Die Therapeut:innen kommen dann nur bei jedem dritten bis fünften Kontakt dazu, um den Fortschritt zu überprüfen. Einschränkend muss hinzugefügt werden, dass in Großbritannien eine höhere Bereitschaft für ehrenamtliches Engagement besteht. Dementsprechend müssten auch in Deutschland vermehrt Anreize für ehrenamtliches Engagement geschaffen werden.

Wie kann die Versorgung von allein lebenden Patient:innen am Lebensende gelingen? Die bisherigen Versorgungsstrukturen mit Pflegediensten, Hausärzt:innen, Hospizdiensten und ggf. SAPV-Teams kommt immer häufiger an die Grenzen. Hier könnte ein »Pflegegrad Palliativ« helfen mit zusätzlichem Budget für weitere pflegerische Hausbesuche und einem pflegerischen Notrufmanagement, z. B. inkl. Videotelefonie (Einsatz von digitalen Möglichkeiten). Aktuell werden in diesen Situationen kostenintensive Notfall- und Notarzteinsätze mit anschließendem Klinikaufenthalt generiert.

Wenn die Hospiz- und Palliativversorgungsnetzwerke (HPVNs) tatsächlich eine Vernetzung der bestehenden hospizlich und palliativen Versorgungseinrichtungen sicherstellen und vor allem der radikalen Betroffenenperspektive Rechnung tragen, sollten sie in absehbarer Zeit um Verteilungsstellen der knapper werdenden Hospiz- und Palliativressourcen erweitert werden, analog zu den Leitstellen im Rettungsdienst. Sie könnten im Blick behalten, für welche Betroffenen ein aufsuchendes Angebot, ein Inhouse-Angebot oder ein Onlineangebot in Frage käme, und entsprechende Ressourcen zuteilen. Es ist zu prüfen, ob sich durch Hospiz- und Palliativ-Leitstellen zusätzlich der Aufwand für Rufbereitschaftsdienste von Palliativstationen und SAPV-Teams durch Synergieeffekte minimieren ließe.

Eine große Herausforderung bei all diesen Überlegungen ist die Finanzierung.

23.4 Finanzierung

Aktuell ist die Finanzierung der allgemeinen ambulanten Hospiz- und Palliativversorgung (AAPV) auf unterschiedliche, selten miteinander harmonierende »Säulen« gestellt. Das macht den zuvor beschriebenen »Tanz« um den betroffenen Menschen und seine Zugehörigen besonders herausfordernd. Die Finanzierungsgrundlagen der einzelnen Einrichtungen und Institutionen, aus vielen unterschiedlichen Paragrafen und Gesetzbüchern, stellen eine gemeinsame bedarfsgerechte Betreuung und Versorgung von schwerstkranken und sterbenden Menschen und ihren Zugehörigen vor große Herausforderungen. Manche Leistungen der unterschiedlichen Versorgungsstufen (SAPV und AAPV) schließen gar einander aus, wie z. B. die Nr. 24a (Symptomkontrolle bei Palliativpatientinnen oder Palliativpatienten) der HKP[72]-Richtlinie (GKV-Spitzenverband, o. J.) sowie die

---

72 HKP steht für »Häusliche Krankenpflege«.

BQKPMV[73] (KBV & GKV-Spitzenverband, 2016) und manche Versorgungsstufen der SAPV, anstatt sich einander sinnvoll zu ergänzen.

Für eine verbesserte und qualitativ hochwertigere Versorgung in der AAPV ist eine leistungsgerechte Honorierung der sprechenden Medizin und Palliativversorgung im hausärztlichen Bereich sowie eine Anerkennung einer kommunikationsgestärkten Versorgung im pflegerischen Bereich unerlässlich. Noch immer wird die Leistungsvergütung hauptsächlich an den handwerklich-manuellen Tätigkeiten orientiert, die stützende Kommunikation, die nachweislich zu einem Sicherheitsgefühl der Betroffenen und ihren Zugehörigen führt (Schneider et al., 2011), findet sich in den Leistungskatalogen nur unzureichend wieder.

Auch die Finanzierung der gesundheitlichen Versorgungsplanung im ambulanten Bereich[74] würde zu einer verbesserten und zielgerichteten Versorgung beitragen und eine meist kostspielige Über- oder Fehlversorgung in vielen Fällen vermeiden.

Die Anerkennung, dass die palliativ-pflegerische und psychosoziale Beratung durch Hospizdienste unabhängig von den Einsätzen der ehrenamtlichen Hospizbegleiter:innen auch zur Sterbebegleitung gehört und gefördert werden muss, wäre ein weiterer Schritt in eine verbesserte Hospiz- und Palliativversorgung. Diese unabhängige Beratung, die derzeit von den Hospizdiensten durch Spenden und Eigenmittel finanziert wird, kann den schmalen Zeitressourcen und begrenzten palliativ-fachlichen Kompetenzen bei Pflegediensten, Hausärzt:innen und anderen Leistungserbringern eine nachhaltige Ergänzung und Unterstützung sein.

Nicht nur die Kostenträger sind hier gefragt, nach innovativen Finanzierungskonzepten und -möglichkeiten zu suchen, sondern die gesamte Gesellschaft, von den Politiker:innen bis hin zu den einzelnen Bürger:innen, muss hier Verantwortung übernehmen. Letztendlich muss erkannt werden, dass eine momentane Zeit- und Kosteninvestition, um das Sterben zuhause zu verbessern, mittelfristig Kosten einsparen wird, da die häusliche Versorgung immer noch kostengünstiger ist als das Sterben in Institutionen wie Krankenhäusern und Altenheimen. Zudem hilft sie dabei, wie schon erwähnt, Über- und Fehlbehandlungen zu vermeiden. Zur weiteren Entlastung der Budgets sind das Einsparpotenzial durch die ZiB-Betreuung[75] sowie die Weiterentwicklung der Hospiz- und Palliativnetzwerke um eine »Palliativ«-Leitstelle zu bedenken.

---

73 BQKPMV steht für »Besonders qualifizierte und koordinierte palliativ-medizinische Versorgung«.
74 Derzeit erfährt die gesundheitliche Versorgungsplanung gem. § 132 g SGB V nur in der vollstationären Altenhilfe und in der Eingliederungshilfe finanzielle Förderung durch die Krankenkassen.
75 https://www.iges.com/kunden/gesundheit/forschungsergebnisse/2023/palliativpflege-im-pflegeheim/index_ger.html (zuletzt abgerufen am 05.02.2024)

23.5 Resümee – Orchestrieren des Lebensendes

Die ambulante Hospiz- und Palliativversorgung der Zukunft hängt maßgeblich von den Ressourcen und der Qualität aller Mitspieler:innen ab. Es ist daher wenig sinnvoll, sich isoliert innerhalb der einzelnen Angebote Gedanken zur Weiterentwicklung der ambulanten Hospiz- und Palliativversorgung zu machen, ohne das große Ganze und die Mitspieler:innen im Blickfeld zu haben. Es ist eine gesamtgesellschaftliche Aufgabe, dafür Verantwortung zu tragen. Gefragt ist hier kommunikatives Handeln und dies lässt sich dabei am besten in Abgrenzung zum strategischen Handeln darstellen. »Strategisches Handeln ist, simpel gezeichnet, der Versuch der egozentrischen Durchsetzung von eigenen Interessen ohne Berücksichtigung anderer Positionen im Rahmen von gegebenen Mitteln« (Goudinoudis, 2012, S. 35). »Die Grundlage von kommunikativ handelnden Subjekten liegt in der gemeinsamen Situationsdefinition, die entweder durch fraglose Akzeptanz gleicher lebensweltlicher Hintergrundkonsense ohnehin gilt, oder aber im Diskurs erarbeitet werden muss« (Goudinoudis, 2012, S. 35). Zusammengefasst bedeutet dies, dass kommunikatives Handeln »die Handlungspläne der beteiligten Aktoren nicht über egozentrische Erfolgskalküle, sondern über Akte der Verständigung« koordiniert (Habermas, 1991). Dies beschreibt die Notwendigkeit bei der Herbeiführung von nachhaltigen Veränderungsprozessen, an denen viele verschiedene Personen, Einrichtungen und Institutionen beteiligt sind, dass nicht nur die einerseits gestellten Fragen gemeinsam beantwortet werden müssen, sondern schon die Fragen sollen gemeinsam identifiziert und formuliert werden.

Zuhause sterben kann also dann gut gelingen, wenn Einrichtungen und Institutionen, Kostenträger und Kommunen und die darin arbeitenden Menschen sich je als ein Teil eines großen »Orchesters« (Loewy, 2000) verstehen und ihre ganze Wirkung darin entfalten. Das »Lebensende orchestrieren« (Loewy, 2000) meint, dass die Partitur vom Lebensende, geschrieben von den Betroffenen und ihren Zugehörigen, von einem oder einer Dirigent:in, der oder die die Fäden in den Händen hält und alles koordiniert, mit allen Instrumenten des Orchesters diskutiert, verstanden und interpretiert werden muss. Dabei muss jedes einzelne Instrument seinen Part beständig üben, weiterentwickeln und exzellent beherrschen, aber auch seine Einsätze und Pausen kennen; zudem sollten die lauten Instrumente nicht versuchen, die leisen zu übertönen. Nur wenn das gelingt, können die niedergeschriebenen Noten miteinander orchestral zum Erklingen gebracht werden und das Lebensende zuhause so gestaltet werden, wie die Betroffenen es sich vorstellen.

Literatur

Ewers, M. (2006). *Palliative Praxis: Sichtweisen und Unterstützungsbedürfnisse von Mitarbeitern der ambulanten und stationären Altenhilfe und Altenpflege.* https://www.uni-bielefeld.de/fakultaeten/gesundheitswissenschaften/ag/ipw/downloads/ipw-132.pdf

GKV-Spitzenverband. (2022). *Richtlinie des GKV-Spitzenverbandes zur Förderung der Koordination der Aktivitäten in regionalen Hospiz-und Palliativnetzwerkes.* https://gkv-spitzenverband.de/media/dokumente/krankenversicherung_1/hospiz_palliativversorgung/2022-04-01_HP-Netzwerke_Foerderrichtlinie_39d_SGB_V.pdf

GKV-Spitzenverband. (o.J.). *Häusliche Krankenpflege.* https://www.gkv-spitzenverband.de/krankenversicherung/ambulante_leistungen/haeusliche_krankenpflege/haeusliche_krankenpflege_1.jsp

Goudinoudis, A. (2012). *Umweltmediation als Verfahren – eine Chance kommunikativen Handelns?* München (unveröffentlicht).

Goudinoudis, K. (2011). *Die spezialisierte ambulante Palliativversorgung in Deutschland.* Wien (unveröffentlicht).

Habermas, J. (1991). *Theorie des kommunikativen Handelns.* Suhrkamp.

Heller, A. & Knipping, C. (2006). Palliative Care – Haltungen und Orientierung. In C. Knipping (Hrsg.), *Lehrbuch Palliative Care* (S. 39–47). Huber.

Heller, A. & Krobath, T. (2011). Das ethische Gespräch und die organisationsethische Entscheidungsfindung in der Sozialen Arbeit. In V. Begemann & S. Rietmann (Hrsg.), *Soziale Praxis gestalten: Orientierung für eine gelingendes Handeln* (S. 179–192). Kohlhammer.

KBV & GKV-Spitzenverband. (2016). *Vereinbarung nach § 87 Abs. 1b SGB V zur besonders qualifizierten und koordinierten palliativ-medizinischen Versorgung.* https://www.kbv.de/media/sp/Anlage_30_Palliativversorgung.pdf

Krobath, T. & Heller, A. (2010). Ethik Organisieren: Einleitung zur Praxis und Theorie. In T. Krobath & A. Heller (Hrsg.), *Palliative Care und Organisationsethik* (S. 13–42). Lambertus.

Loewy, E. (2000). Orchestrieren oder Töten. In E. H. Loewy & R. Gronemeyer (Hrsg.), *Hospizbewegung im internationalen Vergleich: Dokumentation des ersten Gießener Symposiums* (S. 7–17). Universität Gießen.

Schneider, N., Amelung, V. & Buser, K. (2005). *Neue Wege in der Palliativversorgung: Analyse der gegenwärtigen Situation und Optimierungskonzepte am Beispiel des Landes Brandenburg.* Medizinisch wissenschaftliche Verlagsgesellschaft.

Schneider, W., Eschenbruch, N., Thoms, U. & Stadelbacher, S. (2011). *SAPV-Begleitstudie 1: Wirksamkeit & Qualitätssicherung in der SAPV-Praxis.* Universität Augsburg. https://www.uni-augsburg.de/de/fakultaet/philsoz/fakultat/soziologie-sozialkunde/forschung/ab/sapv-begleitstudie-1-wirksamkeit-qualitatssicherung-der-sapv-pra/

Schneider, W., von Hajek, J. & Pfeffer, C. (2009). *Sterben dort, wo man zuhause ist.* Universität Augsburg. https://www.uni-augsburg.de/de/fakultaet/philsoz/fakultat/soziologie-sozialkunde/forschung/ab/sterbebegleitung-der-ambulanten-hospiz-und-palliativarbei/

Schönhofer-Nellessen, V. (2011). Netzwerke in Palliative Care: Auf Transparenz, Qualität und wertschätzende Kommunikation kommt es an. In F. Nauck & T. Sitte (Hrsg.), *Ambulante Palliativversorgung: Ein Ratgeber* (S. 28–31). Deutscher Palliativverlag.

Simon, M. (2011). *Das Gesundheitssystem in Deutschland: Eine Einführung in Struktur und Funktionsweise.* Huber.

Wegleitner, K. & Reitinger, E. (2003). *Ambulante Palliative Versorgung: Analysen und Perspektiven zur Qualitätsentwicklung.* Universität Klagenfurt, IFF Wien.

24 Zur Finanzierbarkeit des Sterbens zuhause

Rochus Allert

24.1 Qualitative Vorteile eines Verbleibens zuhause bis zum Lebensende

Ein Verbleiben in der eigenen Wohnung oder vertrauten Umgebung bis zum Lebensende trotz schwerer Krankheit hat mit Blick auf die von den Betroffenen wahrgenommene Lebensqualität ebenso wie hinsichtlich der Versorgungsqualität in der Regel viele Vorteile und wird explizit von der Mehrheit der Bevölkerung gewünscht.

Doch qualitativ hochwertige und gewünschte Leistungen müssen auch für die Gesellschaft, und hier überwiegend für das System der sozialen Sicherung, finanzierbar sein. Umgekehrt würden die besten Ideen und Wünsche nichts nützen, wenn sie wegen fehlender Finanzierbarkeit nicht realisiert werden könnten oder die Umsetzung an Voraussetzungen gebunden wäre, die nicht gegeben sind und die nicht geschaffen werden können.

Deshalb wird im Folgenden zumindest näherungsweise überprüft, ob trotz schwerer Krankheit bis zum Lebensende das Verbleiben in der eigenen Wohnung oder vertrauten Umgebung bei qualitativ hochwertiger ambulanter Versorgung von einer größeren Personenzahl durch die Sozialversicherungsträger finanzierbar ist. Vor allem wird dabei Bezug genommen auf die oberste Zielsetzung, ein Verbleiben in der eigenen Wohnung zu sichern, auch wenn zu Recht darauf hingewiesen wird, dass »zuhause« selbstverständlich auch eine Behinderteneinrichtung, eine Gefängniszelle, eine stationäre Altenpflegeeinrichtung u. a. sein kann (z. B., Heller, 2020, S. 1).

24.2 Von der Schwierigkeit einer exakten Kostenvergleichsrechnung von stationärer Versorgung im Krankenhaus und ambulanter Versorgung in der eigenen Wohnung

Zur Ermittlung der Finanzierbarkeit einer Versorgung am Lebensende in der eigenen Wohnung wäre eine exakte Kostenvergleichsrechnung als Vollkostenrechnung mit, über Verrechnungsschlüssel möglichst verursachungsgerechter, Zuordnung von Gemeinkosten wünschenswert. Es wäre also ein Vergleich anzustellen: Was kostet die Versorgung einer bestimmten Person oder Personengruppe mit einer bestimmten Erkrankung am Lebensende im Krankenhaus und was kostet alternativ die Versorgung der gleichen Person oder Personengruppe in der eigenen Wohnung?

Vorwiegend geht es dabei um die Kosten für das System der sozialen Sicherung, hier hauptsächlich der Krankenkassen, aber auch der Pflegekassen, der staatlichen Haushalte oder der Leistungserbringer selbst zur Finanzierung der alternativen Versorgungsformen. Weniger gefragt wird somit nach den internen Kosten eines Krankenhauses oder eines SAPV-Teams (Spezialisierte Ambulante PalliativVersorgung). Die einzelnen Leistungserbringer können bei der Versorgung bestimmter Patientengruppen in unterschiedlicher Höhe je nach interner Kostenstruktur Gewinn oder Verlust machen; Gewinnerzielung dürfte allerdings bei qualitativ hochwertiger medizinisch/pflegerischer Betreuung von Patient:innen am Lebensende nur in den seltensten Fällen möglich sein.

Die exakte Ermittlung der Daten für eine Kostenvergleichsrechnung als Vollkostenrechnung, und diese muss es sein, ist jedoch mit einer Fülle kaum lösbarer oder nur mit einem unvertretbar hohen Aufwand zu erbringender Aufgaben verbunden.

So müsste zunächst unter medizinischen Gesichtspunkten ermittelt werden, welche Personengruppen heute noch bis zuletzt im Krankenhaus verbleiben, jedoch aus medizinisch/pflegerischer Sicht – und dann unter welchen Voraussetzungen – in der eigenen Wohnung verbleiben und auch dort gut versorgt werden könnten. Erst danach könnte teilweise ermittelt werden, wie hoch die Gesamtkosten der Betreuung dieser Personengruppe im Krankenhaus sind und wie hoch die Kosten der gleichen Personen bei Versorgung in der eigenen Wohnung wären.

Doch schon die laufenden Betriebskosten, hier als Krankenhauserlöse gemäß aG-DRG (Deutscher Katalog 2023, diagnosebezogener Fallgruppenpauschalen mit ausgegliederten Pflegepersonalkosten)[76] gerechnet, können je nach Krankenhaus und Abteilung zum Teil erheblich variieren. Der oder die gleiche Patient:in kann auf der Normalstation, z. B. Innere Medizin oder Gynäkologie, liegen und unter Berücksichtigung der Grenzverweildauern abgerechnet werden mit einschlägiger DRGs (Diagnosis Related Groups) gemäß Haupteinweisungsgrund, Schweregrad und eventuellem Zusatzentgelt. Manche Krankenhäuser haben aber auch einen

---

[76] Katalog zu finden unter https://www.g-drg.de/ag-drg-system-2023/fallpauschalen-katalog/fallpauschalen-katalog-20232 (zuletzt abgerufen am 30.11.2023)

eigenen internen Palliativdienst; dieser kann finanziell zusätzlich mit seinen Leistungen geltend gemacht werden als multimodale spezialisierte palliativmedizinische Komplexbehandlung durch einen Palliativdienst. Ein Teil der Krankenhäuser (ca. 20%) verfügt über eine eigene Palliativstation; hier können Leistungen ebenfalls gesondert vergütet werden. Und sollte die Palliativstation als besondere Einrichtung abrechnen, lassen sich für den oder die gleiche:n Patient:in eventuell nochmals höhere Erlöse erzielen. Zusätzlich wäre zu ermitteln, welche Anteile des gesonderten Pflegebudgets verursachungsgerecht diesem oder dieser Patient:in zugerechnet werden können. Andere Abrechnungssätze und Voraussetzungen gelten auch auf onkologischen Stationen. Des Weiteren ist es möglich, dass der oder die Patient:in im Krankenhaus von einem ambulanten Hospizdienst betreut wird, der wieder gesondert, und vom Krankenhaus nicht erfasst, abrechnen kann.

Um ungefähre Größenordnungen für die laufenden Betriebskosten zu benennen, werden folgend als Momentaufnahme punktuelle Angaben mit den im Jahr 2023 zur Verfügung stehenden Daten gemacht; die Ergebnisse dürften jedoch auch auf andere Zeiträume übertragbar sein, da sich tendenziell die Kostenrelationen stationär/ambulant parallel verschieben oder ambulant statt stationär sogar kostengünstiger werden:

- Hat der oder die Patient:in das Relativgewicht »1«[77], also nahezu durchschnittliche Kosten für die Krankenversicherung und Erlöse für das Krankenhaus, liegt als Fallpauschale für den gesamten Krankenhausaufenthalt von der Aufnahme bis zur Entlassung die Vergütung über den Landesbasisfallwert im Jahr 2023 ohne die Pflegepersonalkosten bei ca. 4.000 €, in Rheinland-Pfalz (höchster Wert) bei 4.096,61 €, in Thüringen und Sachsen-Anhalt (niedrigster Wert) bei 3.992,34 €. Die Beträge gelten jeweils ohne Ausgleiche; Ausgleiche z.B. wegen der Abweichung der tatsächlich eingetretenen Situation von der ursprünglichen Erwartung der Rahmenbedingungen bei der Vereinbarung des Landesbasisfallwertes.[78]
- Der zusätzlich abrechenbare Pflegeentgeltwert liegt, sofern kein eigenes Pflegebudget vereinbart wurde, pro Tag Verweildauer bei 230,– €.[79]
- Das Zusatzentgelt für die Komplexbehandlung palliativ durch einen internen Palliativdienst reicht von 216,30 € bei einem Zeitaufwand von unter zwei Stunden (ZE2023–133.01) bis zu 3.382,52 € bei 55 und mehr Stunden Zeitaufwand (ZE2023–133.12).[80] Der interne Palliativdienst des Krankenhauses muss, um dies abrechnen zu können, aus ärztlichem Dienst, pflegerischem Dienst und min-

---

77 Derzeit gibt es knapp 1.300 sogenannte DRGs; darin enthalten sind bis zu neun Schweregrade. Die Relativgewichte reichen von 0,164 (niedrigster Wert) bis zu 43,342 (höchster Wert). Dazu können noch definierte oder nicht definierte Zusatzentgelte kommen (vgl. DRG-Katalog, s. Fn 1).
78 Landesbasisfallwerte mit und ohne Ausgleiche zu finden unter https://www.vdek.com/vertragspartner/Krankenhaeuser/landesbasisfallwerte/_jcr_content/par/download_18 0935136/file.res/LBFW_2023.pdf (zuletzt abgerufen am 30.11.2023)
79 https://www.google.com/search?q=Pflegeentgeltwert+2023&rlz=1C1GCEA_enDE1041 DE1041&ei=gSmgZMrHAdP87_UP-OqDoAU&ved=0ahUKEwiKjLSKzu3_AhVT (zuletzt abgerufen am 30.11.2023)
80 Vgl. DRG-Katalog 2023 (s. Fn 1)

destens einem oder einer Vertreter:in eines weiteren Bereiches wie Sozialarbeit und Sozialpädagogik, Psychologie, Psychotherapie, Physiotherapie oder Ergotherapie bestehen (OPS-Code 8.98 h). Nicht refinanziert über die Krankenkassen werden interne Palliativbeauftragte des Krankenhauses.
- Bei Selbstzahler:innen, sogenannten Privatpatient:innen, würden zudem bei gleicher Erkrankung nochmals in Abhängigkeit zum Komfortunterschied zu sogenannten Kassenpatient:innen krankenhausindividuell weitere Kosten für die Wahlleistung »Unterbringung im Einbettzimmer oder Zweibettzimmer« und die Wahlleistung »Chefarztbehandlung bzw. freie Arztwahl« entstehen.

Weiterhin wäre zu prüfen, welche Investitionskosten, die vom Land und nicht von der Krankenkasse finanziert werden, verursachungsgerecht dieser bestimmten Person oder Personengruppe zugerechnet werden können. Dies bezieht sich anteilig, je nach Regelung im einzelnen Bundesland, auf die sogenannte Baupauschale oder Einzelförderung, etwa für die Errichtung von Gebäuden nach § 9.1 Krankenhausfinanzierungsgesetz (KHG), wie auf die Pauschalförderung, z. B. für Apparate (§ 9.3 KHG). Der bundesdeutsche Durchschnitt der Investitionsfinanzierung von Krankenhäusern durch die Bundesländer liegt bei 194,70 € pro Casemixpunkt. Insgesamt wurden von den Bundesländern im Jahr 2021 ca. 3,286 Mrd. € als Fördermittel für Investitionen zur Verfügung gestellt (Deutsche Krankenhausgesellschaft, 2022, S. 84, 97).

Eine verursachungsgerechte Zuordnung des Investitionsanteils von Palliativpatient:innen am gesamten Investitionsvolumen ist jedoch kaum leistbar. Außerdem sind dabei die Zahlungen der Länder an die Krankenhäuser für Forschung und Lehre nicht berücksichtigt.

Faktisch läuft die Investitionsfinanzierung angesichts unzulänglicher Leistung durch die Länder aber auch zu einem nicht unerheblichen Teil über Eigenmittel des Krankenhausträgers über die sogenannte Quersubventionierung durch Überschüsse aus Abrechnungen für Privatpatient:innen und die Leistungen der gesetzlichen Krankenversicherung, die jedoch gemäß Systematik der Krankenhausfinanzierung eigentlich zur Finanzierung der laufenden Betriebskosten und nicht für die Investitionsfinanzierung gedacht sind.

Und nicht zuletzt wäre den Palliativpatient:innen finanziell eine nahezu unendliche Fülle weiterer vorübergehender oder dauerhafter Zuschläge zuzuordnen. Exemplarisch seien hier einige der Daten der Charité genannt wie der Qualitätssicherungszuschlag (0,91 € pro Fall), der Systemzuschlag für den gemeinsamen Bundesausschuss und das Institut für Qualität und Wirtschaftlichkeit in der Medizin (2,96 € pro Fall), der DRG-Systemzuschlag für das InEK (Institut für die Entwicklung der Entgelte im Krankenhausbereich) (1,54 € pro Fall) sowie der Zuschlag für Ausbildungsstätten und Ausbildungsvergütung (87,35 € und 142,75 € pro Fall) (Charité, 2024).

Nicht genannt sind dabei Sonderfinanzierungen aus Konjunkturprogrammen, Strukturfondmittel, Hygieneförderprogrammen, verschiedene Coronahilfen (Schutzkleidung, Testung, Beatmungsplätze u. a. m.), Unterstützung wegen Energiepreissteigerung oder die Förderung nach dem Krankenhauszukunftsgesetz (KHZG) zum Ausbau der Digitalisierung mit 3 Mrd. € vom Bund und zusätzlichen

Mitteln der Länder in Höhe von 1,3 Mrd. €, also insgesamt 4,3 Mrd. € (Holzbrecher-Morys & Beyer, 2023).

Bei diesem hier nur auszugsweise skizzierten Krankenhausfinanzierungssystem ist angesichts der Komplexität und Kompliziertheit, wie erwähnt, eine exakte Quantifizierung der Krankenhauskosten für Palliativpatient:innen kaum leistbar. Und dabei zeichnen sich schon wieder neue Veränderungen und Reformen der Krankenhausfinanzierung ab mit stärkerer Orientierung an den Vorhaltekosten (Rüter & Kotlorz, 2023).

Die Ermittlung der ambulanten Kosten stellt sich angesichts unterschiedlicher Abrechnungswege und Abrechnungssysteme (Pflegekasse, Krankenkasse, kassenärztliche Vereinigung, separat für niedergelassene Haus- und Fachärzt:innen, Sozialstationen, Medikamente, Heil- und Hilfsmittel, ambulante Hospizliche Betreuung, SAPV usw.) nicht viel einfacher dar. Die Daten unterschiedlicher unmittelbarer Kostenträger sind kaum personenbezogen zusammenführbar.

Wenn also, wie eigentlich wünschenswert, sinnvoll keine exakte Kostenvergleichsrechnung angestellt werden kann, muss zumindest über Hinweise und Plausibilität begründet werden, dass eine zusätzliche ambulante Betreuung anstelle der stationären machbar und finanzierbar ist. Für die Begründung der Finanzierbarkeit ist in einem ersten Schritt quantitativ das ungefähre Potenzial an Patient:innen zu ermitteln, die zusätzlich zu den bisherigen Patient:innen ambulant versorgt werden könnten.

24.3 Mögliches Zusatzpotenzial zur Betreuung Schwerstkranker und Sterbender in der eigenen Wohnung

Ein Sterbeortregister für die Bundesrepublik Deutschland existiert bislang nicht. Bekannt ist lediglich die Zahl der Gesamtverstorbenen und die Zahl der Verstorbenen im Krankenhaus (»Entlassungsgrund: Tod«). Insofern müssen auch hier einige der Daten näherungsweise ermittelt bzw. möglichst realitätsnah geschätzt oder hochgerechnet werden.

»Im Jahr 2022 gab es in Deutschland nach vorläufigen Ergebnissen 1.066.317 Sterbefälle (ohne tot Geborene, nachträglich beurkundete Kriegssterbefälle und gerichtliche Todeserklärungen)«.[81] Dabei war das Kalenderjahr 2022 noch durch eine coronabedingte Übersterblichkeit geprägt. Andererseits ist auch zu berücksichtigen, dass in den kommenden Jahren in der Bundesrepublik Deutschland demografiebedingt die jährliche Zahl der Verstorbenen weiter ansteigen wird. Für die

---

81 https://de.statista.com/statistik/daten/studie/156902/umfrage/sterbefaelle-in-deutschland/ (zuletzt abgerufen am 30.11.2023)

Gegenwart kann somit näherungsweise von rund 1 Million Sterbefälle pro Jahr ausgegangen werden.

Gemäß einer Hochrechnung aus dem Jahr 2015 verteilen sich die Sterbefälle auf die folgend genannten Sterbeorte (George & Herrmann, 2016, S. 1095).[82] Die prozentuale Verteilung wurde hier übernommen, auch wenn zwischenzeitlich leichte Verschiebungen möglich sind; die absoluten Zahlen wurden jeweils hochgerechnet auf 1 Million Verstorbene. Die untergliederten Prozentzahlen beziehen sich jeweils auf die volle Grundgesamtheit, also auf alle Sterbefälle in Deutschland.

- Ca. 43,7% bzw. 437.000 Personen versterben pro Jahr im Krankenhaus, davon rund 1/3 = 14,7% bzw. 147.000 Personen auf Allgemeinstationen, 14,7% bzw. 147.000 Personen auf onkologischen oder Palliativstationen und 14,7% bzw. 147.000 Personen auf Intensivstationen.
- Ca. 36,8% bzw. 368.000 Personen versterben in der stationären Pflege einschl. Hospiz (2,7% bzw. 27.000 Personen).
- Ca. 19,5% bzw. 195.000 Personen versterben im häuslichen Umfeld einschl. Betreuung durch einen ambulanten Hospizdienst (8,6% bzw. 86.000 Personen).

Zusätzliches Potenzial für die Betreuung in der eigenen Wohnung kann weniger im Bereich der stationären Pflege (einschl. stationärem Hospiz) als vielmehr im Krankenhausbereich gesehen werden. Und hier dürfte es einen großen Teil der zuletzt auf Allgemeinstationen liegenden Personen betreffen. Bei den auf einer Intensivstation verstorbenen Personen wird vielfach das Kriterium »austherapiert« noch nicht gegeben sein und bei den auf einer onkologischen oder Palliativstation verstorbenen Personen kann gewöhnlich davon ausgegangen werden, dass diese auch im Krankenhaus bedarfsgerecht und ganzheitlich versorgt werden. Quantitativ bedeutet dies, wenn alle, sicher unrealistisch überzogen, 147.000 Personen von Allgemeinstationen in die häusliche Umgebung verlegt würden, eine Gesamtbetreuung in der eigenen Wohnung von maximal 342.000 Personen oder 34,2% statt bislang 195.000 Personen oder 19,5% zu erfolgen hätte. Dies wäre eine Steigerung um 75,4%.

Eine zahlenmäßig stärkere Betreuung in der eigenen Wohnung ist auch praktisch umsetzbar. Denn häufig werden Patient:innen in den letzten Lebenstagen zum Sterben von der eigenen Wohnung in das Krankenhaus verlegt, ohne dass dies medizinisch/pflegerisch notwendig wäre. Insbesondere diese Zahl unnötiger Verlegungen bzw. Krankenhauseinweisungen lässt sich deutlich reduzieren, wie eine diesbezügliche, vom gemeinsamen Bundesausschuss im Rahmen der Versorgungsforschung und Innovationsförderung finanzierte Studie in eindrucksvoller Weise gezeigt hat. Teilweise ist dies auch sofort bei Berücksichtigung verschiedener Empfehlungen und Leitlinien umsetzbar.[83] Denn häufig geht es dabei um die Vermeidung von Übertherapie und Überdiagnostik (Thöns & Sitte, 2019). Allein schon

---

82 Von mitunter abweichenden Sterbeorten gehen Moeller-Bruker und Klie (2020) aus, hier sind jedoch teilweise Verstorbene doppelt gezählt.
83 Vgl. hierzu https://www.transmit.de/geschaeftsbereiche/zentren/details/?z_id=144 (zuletzt abgerufen am 30.11.2023)

eine qualifizierte Patientenverfügung auf der Basis einer gesundheitlichen Versorgungsplanung gemäß § 132 g SGB V könnte vieles verbessern.

Somit ist eine stärkere Versorgung in der eigenen Wohnung am Lebensende nicht nur Postulat, sondern auch praktisch machbar, und es lassen sich näherungsweise Kosten ermitteln und ggf. die Finanzierbarkeit belegen.

24.4 Hinweise zur Finanzierbarkeit vorrangig ambulanter Versorgung am Lebensende

Wenn auch nicht durch eine exakte Kostenvergleichsrechnung, lässt sich dennoch die Finanzierbarkeit der ambulanten Versorgung einer größeren Zahl von Patient:innen am Lebensende durch die bisherigen Erfahrungswerte, die aktuellen Systemreserven, die relativ geringe Größenordnung und die möglichen Einsparungen im Krankenhausbereich hinreichend belegen.

24.4.1 Hinweise aus allgemeinen Erfahrungswerten

Zunächst sprechen allgemeine Erfahrungswerte im Gesundheitswesen mit der Zielsetzung »ambulant vor stationär« für eine für die Sozialversicherung kostengünstigere Versorgung. Es entfallen z. B. stets die Kosten für Unterkunft und Verpflegung.

24.4.2 Hinweise aus den aggregierten Daten der Systemreserven von Gesundheitsfond und gesetzlicher Krankenversicherung

Weitere Hinweise zur Finanzierbarkeit leiten sich aus den aktuellen Systemreserven über die aggregierten Daten von Gesundheitsfond und Krankenkassenstatistik ab.

So lagen die Finanzreserven der gesetzlichen Krankenversicherung Ende 2022 bei 10,4 Mrd. €. Dies entspricht rund 0,4 Monatsausgaben und beträgt somit das Doppelte der gesetzlich vorgesehenen Mindestreserve gemäß der vorläufigen Rechnungsergebnisse der Krankenkassen. Der Überschuss der gesetzlichen Krankenversicherung lag im Jahr 2022 bei 385 Mio. €.[84]

---

[84] https://www.bundesgesundheitsministerium.de/presse/pressemitteilungen/vorlaeufige-finanzergebnisse-der-gkv-fuer-das-jahr-2022-10-03-2022.html#:~:tex (zuletzt abgerufen am 30.11.2023) und https://www.bundesgesundheitsministerium.de/presse/pressemitteilungen/finanzentwicklung-gkv-q1-2023.html (zuletzt abgerufen am 30.11.2023)

Der Gesundheitsfonds als risiko- und morbiditätsjustierende Umverteilungsstelle zwischen den gesetzlichen Krankenversicherungen hat im Kalenderjahr 2022 einen Überschuss von 4,3 Mrd. € erzielt; die Liquiditätsreserve liegt bei 12 Mrd. €.[85]

Werden die Ergebnisse von Gesundheitsfonds und gesetzlicher Krankenversicherung addiert, denn beides dient der Finanzierung der Patientenversorgung, so sind im Gesamtsystem Reserven von rund 22 Mrd. € enthalten, die zumindest zu einem Teil für die aktuelle Patientenversorgung zur Verfügung gestellt werden könnten.

24.4.3 Hinweise aus der ambulanten Palliativversorgung

Im Jahr 2022 wurden gemäß der endgültigen Rechnungsergebnisse der gesetzlichen Krankenversicherung vom 26. Juni 2023 speziell für die besonders aufwendige Versorgung Schwerstkranker am Lebensende im ambulanten Bereich folgende Beträge ausgegeben:[86]

Spezialisierte ambulante Palliativversorgung	693,3 Mio. €
Arzneimittel im Rahmen der spezialisierten ambulanten Palliativversorgung	111,5 Mio. €
Hilfsmittel im Rahmen der spezialisierten ambulanten Palliativversorgung	32,6 Mio. €
Heilmittel im Rahmen der spezialisierten ambulanten Palliativversorgung	9,6 Mio. €
Förderung ambulanter Hospize	113,0 Mio. €
Förderung der Koordinatoren	0,1 Mio. €
Summe	960,1 Mio. €

Wird nunmehr als Modellrechnung, und sicher überhöht, davon ausgegangen, dass all die Personen, die bislang im Krankenhaus auf einer allgemeinen Station versterben (ca. 147.000 Personen) zusätzlich zu den bisherigen Personen (195.000 Personen) bis zuletzt in der eigenen Wohnung verbleiben und qualitativ hochwertig versorgt werden, so bedeutet dies eine Steigerung der Personenzahl um rund 75,4 % auf 342.000 Personen. Die Kosten könnten dann analog steigen von 960,1 Mio. € um 723,9 Mio. € auf 1.684,0 € (= +75,4 %).

---

85 https://www.bundesgesundheitsministerium.de/presse/pressemitteilungen/vorlaeufige-fi nanzergebnisse-der-gkv-fuer-das-jahr-2022-10-03-2022.html#:~:tex (zuletzt abgerufen am 30.11.2023)

86 https://www.bundesgesundheitsministerium.de/fileadmin/Dateien/3_Downloads/Statisti ken/GKV/Finanzergebnisse/KV45_1_4_Quartal_2022_o_F.pdf (zuletzt abgerufen am 24.02.2024)

Die zusätzlichen 723,9 Mio. € sind in den Dimensionen der gesetzlichen Krankenversicherung eine vernachlässigbare Größenordnung; sie liegen im absoluten Promillebereich der Gesamtausgaben angesichts von z. B.:[87]

- 288.864 Mio. € Gesamtausgaben der gesetzlichen Krankenversicherung,
- 87.475 Mio. € Ausgaben für die Krankenhausbehandlung,
- 12.557 Mio. € Ausgaben für die Nettoverwaltungskosten der gesetzlichen Krankenversicherung,
- 277 Mio. € Zuschüsse für stationäre Hospize.[88]

Die Gesamtausgaben der gesetzlichen Krankenversicherung würden dementsprechend durch die genannten Positionen zur Versorgung zuhause nur um 0,25 % steigen. Auch wenn dies keine exakte und vollständige Kostenrechnung ist, weist es doch auf die relativ geringe finanzielle Größenordnung dieser ambulanten Versorgung hin.

24.4.4 Hinweise durch zu erwartende Einsparungen im Krankenhaus

Wenn Personen in der eigenen Wohnung und nicht mehr im Krankenhaus versorgt werden, ergeben sich für die gesetzliche Krankenversicherung entsprechende Einsparungen im Krankenhausbereich; hierzu vereinfacht eine exemplarische Modellrechnung.

Wenn die ca. 147.000 Personen, die derzeit auf Allgemeinstationen versterben, nicht mehr in ein Krankenhaus kämen und ein durchschnittliches Relativgewicht von »1« mit einem Landesbasisfallwert von 4.000 € und kein Über- oder Unterschreiten der Grenzverweildauern hätten, sondern die durchschnittliche Krankenhausverweildauer (einschl. Psychiatrie) von 7,2 Tagen[89] sowie keine Zusatzentgelte, so würden sich näherungsweise folgende Einsparungen ergeben:

Tab. 24.1: Kalkulatorische Einsparungen im Krankenhaussektor

Abrechnungs- und Finanzierungsbestandteile	Beträge
147.000 (Personen) × 4.000,– € (Basisfallwert)	588.000.000 €
147.000 (Personen) × 230,– € (Pflegebudget pro Tag) × 7,2 (Tage durchschnittliche Verweildauer im Krankenhaus einschließlich Psychiatrie)	243.432.000 €

---

87 https://www.bundesgesundheitsministerium.de/presse/pressemitteilungen/vorlaeufige-finanzergebnisse-der-gkv-fuer-das-jahr-2022-10-03-2022.html#:~:tex (zuletzt abgerufen am 24.02.2024)
88 https://www.bundesgesundheitsministerium.de/fileadmin/Dateien/3_Downloads/Statistiken/GKV/Finanzergebnisse/KV45_1_4_Quartal_2022_o_F.pdf (zuletzt abgerufen am 24.02.2024)
89 https://www.dkgev.de/fileadmin/default/Mediapool/3_Service/3.2._Zahlen-Fakten/Eckdaten_Krankenhausstatistik.pdf (zuletzt abgerufen am 30.11.2023).

Tab. 24.1: Kalkulatorische Einsparungen im Krankenhaussektor – Fortsetzung

Abrechnungs- und Finanzierungsbestandteile	Beträge
147.000 (Personen) × 1 (Relativgewicht) × 194,70 € (Investitionsfinanzierung pro Casemixpunkt)	28.621.000 €
Summe	860.053.000 €

Nicht berücksichtigt sind dabei diverse Zuschläge pro Fall oder prozentual pro DRG, weil diese bei der Einsparung hier gemäß der Systematik der Krankenhausfinanzierung in Zukunft die Zuschläge bei den verbliebenen Patient:innen erhöhen würden, wie etwa bei der Ausbildungsfinanzierung der Pflege, dem DRG-Systemzuschlag usw.

Selbst bei diesen vereinfachten Annahmen und einem keineswegs vollständigen Vergleich ergeben sich schon Einsparungen von über 136 Mio. € bei ambulanter statt stationärer Versorgung am Lebensende. Tatsächlich ist jedoch im Krankenhaus von einem höheren durchschnittlichen Relativgewicht, einer längeren durchschnittlichen Verweildauer sowie Zusatzentgelten auszugehen. Ebenso würden sich nochmals höhere Einsparungen bei einer größeren Zahl von Personen ergeben, die am Lebensende anstatt im Krankenhaus in der eigenen Wohnung betreut würden. Noch größere Einsparungen pro Person sind bei Privatpatient:innen zu erzielen, da die hohen Zuschläge für Einzelzimmer oder Chefarztbehandlung komplett entfallen.

Weitere deutliche Einsparpotenziale insgesamt pro Person vermutet zwar z. B. Klie bei ambulanter statt stationärer Versorgung, hier kann jedoch nicht davon ausgegangen werden, dass Patientengruppen mit jeweils vergleichbarer ökonomischer wie medizinisch/pflegerischer Schwere der Krankheit gegenübergestellt sind (Klie, 2016, S. 9f.). So sind bei der Ermittlung der Durchschnittskosten im Krankenhaus auch die Personen miteingeschlossen, die auf einer Intensivstation versterben. Diese verursachen naturgemäß deutlich höhere Kosten, dürften jedoch gewöhnlich für eine Verlegung in die eigene Wohnung aus medizinisch/pflegerischen Gründen nicht infrage kommen.

24.5 Weiterer sachlicher Vorteil: höhere Krisenfestigkeit

Nicht nur unmittelbar finanzielle oder qualitative Vorteile wie die bessere Berücksichtigung von Patientenwünschen sprechen für eine umfassendere Betreuung am Lebensende in der eigenen Wohnung statt einer Versorgung im Krankenhaus. Ebenso ist die höhere Krisenfestigkeit ein relevanter Vorteil, auch wenn dies hier nicht weiter vertieft werden kann. Coronapandemie und Energiekrise haben dies in bedrückender Weise gezeigt.

Krankenhäuser hatten gerade in der Anfangsphase z. B. größte Schwierigkeiten, den Erfordernissen der Isolation und Hygiene gerecht zu werden; beim Verbleib in der eigenen Wohnung könnten viele dieser Schwierigkeiten gar nicht erst auftreten. Auch die Kostenexplosion bei Energie und Lebensmitteln als Kriegsfolge lässt sich in vielen privaten Haushalten kurzfristig leichter auffangen als in Krankenhäusern bei starren und gedeckelten Budgets, die teilweise im Vorjahr über Casemix und Landesbasisfallwert ohne Kenntnis späterer Entwicklungen und ohne jede finanzielle Reserve vom Krankenhaus mit den Krankenkassen vereinbart worden waren.

24.6 Fazit

Somit lässt sich zusammenfassend feststellen, dass eine Versorgung in der eigenen Wohnung auch in der letzten Lebensphase vielfach medizinisch/pflegerisch machbar ist. Sie ist nicht nur unter qualitativen Gesichtspunkten oder aufgrund der höheren Krisenfestigkeit vorteilhafter, sondern auch finanzierbar. Wahrscheinlich ist sie sogar kostengünstiger als die alternative Versorgung im Krankenhaus. Dies lässt sich auch ohne exakte Kostenvergleichsrechnung hinreichend belegen durch allgemeine Erfahrungswerte (»ambulant vor stationär«), die immer noch vorhandenen Systemreserven bei Krankenkassen und Gesundheitsfonds, die für die Krankenversicherung relativ geringe Größenordnung und die zu erwartenden Einsparungen im Krankenhausbereich. Keinesfalls ist eine Gefährdung der gesetzlich vorgegebenen Beitragssatzstabilität (SGB V § 71) für die gesetzliche Krankenversicherung zu befürchten. Es ist vielmehr eine im Gesundheitswesen nur selten anzutreffende Konstellation zu erwarten, dass qualitative Verbesserungen mit Kosteneinsparungen statt mit Kostensteigerungen verbunden sind. Insofern gilt es, an der Realisierung der Zielsetzung »Sterben zuhause immer häufiger zu ermöglichen« auch aus ökonomischer Sicht unmittelbar und immer umfassender zu arbeiten.

Literatur

Charité. (2024). *Entgelttarif für Krankenhäuser im Anwendungsbereich des Krankenhausentgeltgesetzes (KHEntgG) und der Bundespflegesatzverordnung (BPflV) sowie Unterrichtung der Patientinnen und Patienten gemäß § 8 KHEntgG / § 8 BPflV*. https://www.charite.de/fileadmin/user_upload/portal/klinikum/behandlung_stationaer/Entgelttarif.pdf

Deutsche Krankenhausgesellschaft. (2022). *Bestandsaufnahme zur Krankenhausplanung und Investitionsfinanzierung in den Bundesländern 2022*. https://www.dkgev.de/fileadmin/default/

Mediapool/2_Themen/2.3_Versorgung-Struktur/2.3.1_Planung/2022_DKG_Bestandsaufnahme_KH-Planung_und_Investitionsfinanzierung.pdf

George, W. & Herrmann, J. J. (2016). Einflussfaktoren auf die Verlegung Sterbender. *Das Krankenhaus, 12*, 1095–1102.

Heller, A. (2020). Sterbewunsch: Zu Hause. *Praxis Palliative Care, 49*, 1.

Holzbrecher-Morys, M. & Beyer, A. (2023). 2 Jahre KHZG – Wie nachhaltig sind die Fördermittel investiert? *Das Krankenhaus, 4*, 306–308.

Klie, T. (2016). *Pflegereport 2016. Palliativversorgung: Wunsch, Wirklichkeit und Perspektiven.* DAK Gesundheit. medhochzwei Verlag.

Moeller-Bruker, C. & Klie, T. (2020). Sterben in Deutschland zwischen »DaHeim«, Klinik und Hospiz. *Praxis Palliative Care, 49*, 18–21.

Rüter, K. & Kotlorz, T. (2023). Krankenhausreform: Irritation statt Orientierung. *Das Krankenhaus, 6/2023*, 489–492.

Thöns, M. & Sitte, T. (2019). Übertherapie am Lebensende. *intensiv, 27*, 208–214.

D Zum Abschluss

Ausblick

Josef Raischl, Gregor Sattelberger und Werner Schneider

Der vorliegende Band hat zum Ziel, verschiedene Aspekte der häuslichen Begleitung und Versorgung von Schwerkranken und Strebenden sowohl wissenschaftlich fundiert als auch »erfahrungsgesättigt« bis hin zu praxisrelevanten Zukunftsperspektiven zu beleuchten und zu reflektieren. Die im hospizlich-palliativen Kontext geleisteten Begleitungen und Versorgungen verfolgen in ihrer Programmatik und praktischen Orientierung den Grundgedanken der gleichsam einzigartigen und unhintergehbaren »Individualität« jedes einzelnen Falls, der eben nicht »als Fall« zu verstehen sei, sondern als Zusammenspiel des oder der Betroffenen, seiner oder ihrer ggf. vorhandenen An- und Zugehörigen und aller weiterer Beteiligten. Dieses Zusammenspiel – so die in diesem Feld immer wieder artikulierte Idealvorstellung – ist folgerichtig vom Wunsch nach Würde und Selbstbestimmung für den oder die Betroffene:n geprägt. Deshalb gilt als normative Vorgabe im Selbstverständnis der Begleiter:innen und Versorger:innen, ob ehrenamtlich tätig oder in professioneller Rolle, sich der Lebenswelt der Betroffenen und ihrer An- und Zugehörigen in der Praxis so gut es geht anzupassen. Sie bezeichnen sich selbst daher oft als »Gäste« – auch wenn sich in der Praxis zeigt, dass diese »Schablone« ihre Aufgabe nur unzutreffend beschreibt und eher mangels Alternative für die Rolle im Zuhause herangezogen wird. Ein Blick in den stationären Bereich hilft hier auch nicht weiter, denn die Helfensbeziehung im ambulanten Bereich unterscheidet sich grundlegend von der im Krankenhaus oder im stationären Hospiz.

Was es bedeutet, dass gerade beim Sterben zuhause für Praktiker:innen jeder Fall als einzigartig erscheint bzw. den Anspruch erhebt, als einzigartig wahrgenommen zu werden, zeigt sich in den komplexen Hinwendungen zu den Betroffenen. So kann bspw. die Beachtung des scheinbar (aus Ehrenamtlichen- oder Professionellensicht) Unwesentlichen, der Blick auf vermeintliche »Nebenschauplätze« im Zuhause des oder der Betroffenen für diese eine wesentliche Bedeutung haben und für das Gelingen der Begleitung und Versorgung entscheidend sein. In der Praxis können sich die Helfenden dabei auf manches einstellen, anderes ist neu und unerwartet. Die Arbeit im ambulanten Feld stellt somit hohe Anforderungen an Empathie, Beobachtungsgabe, Anpassungsfähigkeit, Offenheit, Flexibilität und Kreativität. Dinge so hinzunehmen, wie sie sind, evtl. auch gegen die eigenen fachlichen und persönlichen Überzeugungen, kann eine schwierige Aufgabe darstellen und mitunter herausfordernde Aushandlungsprozesse mit sich bringen. Und auch das passende bzw. genauer: das verfügbare und als passend »für wahr genommene« Wissen spielt hier eine wichtige Rolle. Je nach Funktion sind hier verschiedene Wissenselemente unterschiedlich bedeutsam, z. B. professionelles Wissen und Kommunikationswissen als spezifische Kompetenzen bis hin zu Wissen über den oder die Sterbende:n, die für ihn oder sie relevanten Bezugspersonen, die Regeln in seinem oder ihrem Zuhause usw. Da das Sterben in den »eigenen vier Wänden« immer nur im Zusammenspiel zwischen Profis, Ehrenamtlichen und den Betroffenen als Laien bzw. »Laienexpert:innen« funktionieren kann, fordert es auch von den Patient:innen und deren Umfeld, Verantwortung und Eigeninitiative zu übernehmen sowie eine gewisse Offenheit für die Begleiter:innen und Versorger:innen mit ihrer speziellen Aufgabe zu zeigen. Gerade diese z. T. sehr komplexen Herausforderungen für alle Beteiligten sind es, die den Einsatz für ein Sterben zuhause so besonders machen können.

Herausforderungen für die nächsten Jahre

Die demografische Entwicklung wird einerseits einen höheren Bedarf an hospizlicher Begleitung und palliativer Versorgung bei den sog. »Babyboomern« mit sich bringen. Gleichzeitig wird ihr Ausstieg aus dem Berufsleben den bereits bestehenden Fachkräftemangel im pflegerischen und medizinischen Arbeitssektor verstärken. Um auch künftig genug (Fach-)Kräfte für den Bereich zu gewinnen – und halten zu können –, sind bekanntlich viele Faktoren wichtig (Arbeitszeit, Entlohnung, Anerkennung etc.). Ein hierbei wesentlicher Aspekt, der die Arbeit attraktiver machen könnte, wäre die offenere und flexiblere Ausgestaltung der Tätigkeitsprofile – sei es in Richtung einer mehr ganzheitlich ausgerichteten medizinischen und pflegerischen Versorgung durch Professionelle oder insgesamt mehr Flexibilität und Diversität im Rahmen eines ehrenamtlichen Engagements. Die Anreize der Finanzierung durch das Gesundheitssystem fördern aktuell aber eine Zersplitterung der Versorgung und ihrer Leistungen, eine Verrichtung entlang des Kriteriums der Refinanzierbarkeit sowie die künstliche Trennung einer sehr komplexen Lebenswelt in spezialisierte und allgemeine Versorgung.

Neben der demografischen Entwicklung sind auch Folgen eines sich beschleunigenden soziokulturellen Wandels für die Versorgung und Begleitung zuhause relevant. Die kulturelle und soziale Pluralisierung der Lebenswelten der Menschen in sich weiter modernisierenden modernen Gesellschaften durch eine fortschreitende Ausdifferenzierung von Denk- und Lebensweisen verstärken Tendenzen der Auflösung klassischer Familienkonstellationen und der Entbettung von Gemeinschaften vor Ort (z. B. Nachbarschaft). Damit werden zugleich Verantwortlichkeiten und Verbindlichkeiten prekär, Beziehungen immer flexibler, dynamischer und gegenwartsbezogener bzw. »kurzzeitiger«. Diese Entwicklung betrifft nicht nur die Möglichkeiten und Grenzen eines Sterbens zuhause für die Betroffenen, wenn bspw. keine Familie oder kein tragfähiges soziales Netzwerk vor Ort verfügbar ist, um die Versorgung und Begleitung zu gewährleisten. Sie betrifft auch das Fundament der Hospizbewegung selbst, das ehrenamtliche Engagement, das dadurch seine Verlässlichkeit und Stabilität einzubüßen droht. Eine weitere Herausforderung liegt in der Heterogenisierung der Gesellschaft durch Migrationsbewegungen, wodurch vielfältige kulturelle Vorstellungen und mitunter divergierende Praktiken rund um das Lebensende Platz greifen, die sowohl im stationären als auch im ambulanten Kontext Berücksichtigung finden wollen. Die Individualisierung und Pluralisierung von Lebensweisen mit ihren sozialen Folgen sowie die kulturelle Diversifizierung der Gesellschaft bringen unterschiedliche und z. T. neue Bedürfnisse und Erwartungen für die hospizliche Begleitung und palliative Versorgung mit sich. Professionelle und Ehrenamtliche, die nach dem Prinzip der »radikalen Subjektorientierung« handeln, können sich angesichts dieser Erwartungen überfordert fühlen. Die Wertsetzungen, die Palliative Care kennzeichnen, sollen einerseits bewahrt, andererseits in ihren praktischen Umsetzungen an die neuen gesellschaftlichen Gegebenheiten angepasst werden. Nötig ist eine Ambiguitätstoleranz, also die Fähigkeit, Vieldeutigkeit und Unsicherheit nicht nur ertragen, sondern mit ihr umgehen zu können, damit Prozesse der Transformation sowohl den eigenen Ansprüchen als auch den neuen Herausforderungen gerecht werden und dabei die Mitarbeitenden nicht erschöpfen. Der Geist des Anfanges, dem laut Hermann Hesse ein gewisser Zauber innewohnt, sollte nicht verloren gehen, zumal in einer sich ständig wandelnden Gesellschaft immer wieder Neues gewagt werden muss.

Angesichts der skizzierten gesellschaftlichen Entwicklungen gilt es zu realisieren, dass eine bedarfs- und bedürfnisgerechte palliative Versorgung und hospizliche Begleitung vieler mit wenigen Ressourcen nicht im gewünschten Maß sichergestellt werden kann. Die Verantwortung für die Verfügbarkeit hinreichender Ressourcen zur Erfüllung von gesellschaftlich gesetzten Erwartungen und Ansprüchen muss als gesellschaftliche Kollektivaufgabe betrachtet und geteilt werden, d. h. es braucht eine breite Verantwortung, in der sich eine zivilgesellschaftlich getragene, alltagspraktisch verlässlich wirksame Sorgekultur entwickeln kann, die auf politischer Ebene gefördert (oder zumindest nicht durch noch mehr Bürokratie u. a. behindert) wird. Ein Beispiel für die Umsetzung einer solcherart gesellschaftlich konzipierten Sorgekultur sind die »Sorgenden Gemeinschaften«, die eine Vernetzung von kommunalen, professionellen, ehrenamtlichen und privaten Care-Aufgaben zum Ziel haben. Damit soll die Vielfalt von Lebensformen, sozialer Einbettung und Bedürfnissen aufgefangen und praktisch in ein – nach kollektiv geteilten Kriterien verstandenes – »gutes Sterben« zuhause (in den »eigenen vier Wänden«, in der vertrauten Umgebung im Quartier) umgesetzt werden. Regionale Netzwerke der Palliativversorgung können hierbei zielgerichtet und bedarfsgerecht unterstützen, ebenso werden Konzepte der Befähigung und Unterstützung in vielfältigster Weise zukünftig eine größere Rolle spielen, sodass sich Hospizvereine und Palliativteams voraussichtlich – neben vorausschauender und frühzeitiger Planung von und Beratung zu praktischer Unterstützung – auch mehr Zeit für Bildungsarbeit werden nehmen müssen. Dies alles steht und fällt aber mit der zivilgesellschaftlichen und privaten Bereitschaft zur Verantwortungsübernahme für das Kollektiv hier und den ggf. fremden Anderen dort, womöglich auf der Basis einer abstrakten neuen, gar weltgesellschaftlich bzw. »planetar« gedachten »Menschheits-Solidarität« oder – wohl realistischer – einer eher kleinteiligeren, überschaubareren, lebensweltbezogenen und wechselseitig ausgerichteten »Gabenkultur«.

Neben den sozialen und kulturellen Pluralisierungsprozessen und den Herausforderungen für deren praktische Bewältigung ist noch ein weiterer Bereich zu nennen, der die Hospiz- und Palliativarbeit künftig beschäftigen wird: die technische Entwicklung. Nach wie vor wird die Beziehung zu den Patient:innen und deren sozialem Umfeld als zentrales Element in der Versorgung und Begleitung definiert. Doch in den letzten Jahrzehnten haben technische Errungenschaften den Alltag grundlegend verändert, und damit auch die Art, wie wir in Beziehung zu anderen treten, wie wir kommunizieren. Das kann für die Hospiz- und Palliativarbeit Herausforderung und Chance zugleich sein. Als wichtig erscheint insbesondere in der professionellen Versorgung, die derzeit primär mit technischen Innovationen in Berührung kommt, auf eine Ausgewogenheit von menschlicher Nah-Beziehung von Angesicht zu Angesicht, also Begegnung vor Ort, und dem Einsatz von Technik zu achten. Wenn technisch gestützte Kommunikation und Interaktion nicht als Störfaktor, sondern – unter Beachtung von Folgen bis hin zu deren nichtintendierten Nebenfolgen – von den Beteiligten als adäquate, praktisch hilfreiche Ergänzung wahrgenommen wird, können damit (insbesondere zeitliche) Ressourcen gespart bzw. anderweitig eingesetzt werden. Ein solcher Technikeinsatz wird in Zukunft aller Voraussicht nach nicht nur die professionelle Arbeit, sondern ebenso die ehrenamtliche Begleitung am Lebensende verstärkt beeinflussen.

Zusammenfassend ist zu fragen, wie hospizlich-palliative Begleitung künftig in einer konstruktiven Kombination von privater Sorge, sozialer Vernetzung, öffentlichem Sorgenetzwerk und allgemeiner Gesundheitsversorgung aussehen kann, und das im größeren Rahmen einer pluralistischen, individualistischen und heterogenen Gesellschaft, in der in einem nächsten Schritt zunächst (wieder) »zusammengebracht« werden müsste, was für ein Sterben zuhause »zusammengehört«. Und weil Komplexität komplexe Antworten braucht, die idealerweise im Effekt Komplexität reduzieren (sollen), gehört dazu auch innovatives Denken und Handeln, das die Strukturen, die in den letzten 30 Jahren gewachsen und verankert worden sind, beständig und pragmatisch weiterentwickelt. Daran anschließend liegen die Herausforderungen einer grundlegenden Transformation nach unserer Einschätzung insbesondere darin, Palliative Care in die Fläche zu tragen, d. h.:

- weniger Gewicht auf die vollständige Spezialisierung als vielmehr auf die Verankerung im Allgemeinen zu legen, also mehr hospizlich-palliative Kompetenz in Hausarztpraxen, ambulanten Pflegediensten, stationären Pflegeeinrichtungen, gemeindlichen Strukturen wie Nachbarschaftshilfen o. Ä. zu fördern,
- Hospizvereine als bürgerschaftliche Gruppen zu erhalten und zu fördern, damit sie als Träger von Bildungs- und Kulturarbeit auch jenseits von Patientenversorgung ihre gesellschaftliche Aufgabe weiterführen und so das Thema noch breiter in die Bevölkerung tragen,
- die Bevölkerung zu befähigen, sich mit Sterben und Tod auseinanderzusetzen, sich der Möglichkeiten und Bedingungen, aber auch der Grenzen der Gestaltung des Lebensendes gewahr zu werden und die Voraussetzungen dafür – nach eigenen Möglichkeiten – zu schaffen,
- bei den Professionellen kulturelle, spirituelle und soziale Kompetenzen parallel zu medizinisch-pflegerischen Kompetenzen zu stärken und voranzutreiben, sowie

- die Zugangsgerechtigkeit nicht aus dem Blick zu verlieren und so auch den Menschen eine Stütze zu sein, die sonst leicht vergessen werden.

Zusätzlich ist ein weiterer Aspekt zu nennen, mit dem die Hospiz- und Palliativarbeit heute und künftig vermehrt konfrontiert ist bzw. sein wird: ethische Fragen des Machbaren im Versorgungs- und Begleitungsalltag. Ein Beispiel ist hier die Frage, wer wem wie zum Tod verhelfen darf oder soll (Stichwort Suizidassistenz) oder welchen Stellenwert die palliative Sedierung bei der Herstellung eines möglichst »leidbefreiten« Sterbens haben soll. Auch existenzielle Sinnfragen (von der »Selbstsorge«, über Resilienz bis hin zu Spiritualität usw.) wären hier zu nennen. Ethische Fragestellungen rund um das Lebensende reichen von solchen Großfragen bis hin zu vielen kleinen ethischen Fragen des Alltags, die mit einem selbstbestimmten und zugleich begleiteten Sterben einhergehen. Der vorliegende Band knüpft hier an, adressiert viele Fragen und schlägt manche Antworten vor, ohne normative Vorgaben setzen zu wollen i. S. eines »Sollens« oder »Müssens«. Vielmehr geht es um einen kritischen, realistischen Blick auf das Können, auf all das, was möglich ist und vielleicht möglich gemacht werden kann – auch und gerade im Bedenken dessen, was nicht »gekonnt« werden kann.